主编 · Antonella Tosti　Daniel Asz-Sigall　Rodrigo Pirmez

主译 · 吴文育　林尽染

实用毛发与
头皮疾病治疗

HAIR AND SCALP TREATMENTS
A PRACTICAL GUIDE

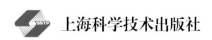

上海科学技术出版社

图书在版编目（ＣＩＰ）数据

实用毛发与头皮疾病治疗 / （美）安东内拉·托斯蒂
（Antonella Tosti），（墨）丹尼尔·阿斯-西格尔
（Daniel Asz. Sigall），（巴西）罗德里戈·皮尔梅兹
（Rodrigo Pirmez）主编 ； 吴文育，林尽染主译. -- 上
海 ： 上海科学技术出版社，2022.1（2023.5重印）
  书名原文：Hair and Scalp Treatments : A
Practical Guide
  ISBN 978-7-5478-5448-8

  Ⅰ．①实… Ⅱ．①安… ②丹… ③罗… ④吴… ⑤林
… Ⅲ．①毛发疾病－治疗②头皮－疾病－治疗 Ⅳ.
①R758.710.5

  中国版本图书馆CIP数据核字(2021)第179529号

First published in English under the title
Hair and Scalp Treatments: A Practical Guide
edited by Antonella Tosti, Daniel Asz-Sigall and Rodrigo Pirmez
Copyright © Springer Nature Switzerland AG, 2020
This edition has been translated and published under licence from
Springer Nature Switzerland AG.

上海市版权局著作权合同登记号　图字：09-2020-504号

实用毛发与头皮疾病治疗

主编　Antonella Tosti　Daniel Asz-Sigall　Rodrigo Pirmez
主译　吴文育　林尽染

上海世纪出版(集团)有限公司
上海科学技术出版社　出版、发行
（上海市闵行区号景路159弄A座9F-10F）
邮政编码201101　www.sstp.cn
上海雅昌艺术印刷有限公司印刷
开本 787×1092　1/16　印张 17.25
字数 340千字
2022年1月第1版　2023年5月第3次印刷
ISBN 978-7-5478-5448-8 / R·2358
定价：180.00元

本书如有缺页、错装或坏损等严重质量问题，请向印刷厂联系调换

内容提要

本书是一部全面阐述毛发与头皮疾病诊疗的专著。书中讨论了毛发与头皮疾病的临床诊断与皮肤镜诊断；详述各种常见和少见类型脱发的临床表现及治疗；叙述了各种经典的用于治疗脱发的方法和步骤；介绍了一些已在临床应用的超适应证治疗手段（例如局部免疫疗法、富血小板血浆及微针治疗等）；展示了目前正在开展的有关脱发治疗临床试验的最新药物；同时还涉及如何给患者提供正确的毛发移植咨询，如何指导脱发患者选用营养补充剂，如何选用合适的洗发水和护发素，以及染发剂和直发剂的争议、各种补发设备等。

本书的读者对象为从事毛发与头皮疾病诊疗的皮肤科、整形科、医疗美容科医护人员。

献　辞

仅以此书献给我的挚爱，Mauricio，Diego，Andrea，Sebastian，以及即将在2019年11月出生的Nicolas，我甚至还不清楚会是Nicole还是Eric。他们是我的一切。

感谢我的父母、兄弟、其他家庭成员及朋友们。

感谢我的皮肤科导师们，Roberto Arenas，Ma.Elisa Vega-Memije与Atalo Alanis，他们教导我热爱我的事业。

致我所有的毛发疾病患者，他们激励我每天去学习更多关于毛发疾病的知识。

最后我要把此书献给我的导师，同时也是我最好的朋友Antonella Tosti。我爱您，并非常敬佩您。

Daniel Asz-Sigall，MD

我要感谢我的家人，尤其是感谢我的伴侣一直以来给予我的支持。

另外，我要感谢我的朋友和本书的共同作者。

Antonella拥有无尽的力量、无限的灵感以及无穷的动力。

许多毛发疾病专家为本书做出了贡献，我非常感谢他们为此付出的心血。

我感到受宠若惊，因为读者相信我们的作品是知识的来源，我很高兴这本书将激发大家对毛发疾病产生更多的兴趣。

最后，我必须感谢我的患者，我每天都在向他们学习。

Rodrigo Pirmez，MD

译者名单

主 译

吴文育　林尽染

副主译

倪春雅　杨 凯

译 者

（按姓氏拼音排序）

白妍双　陈琴怡　陈荪奕　胡瑞铭　李百川　李 政

林尽染　缪 盈　倪春雅　齐思思　盛友渔　王季安

王旭超　吴文育　杨 凯　叶亚琦　张雪文君

张 悦　赵 颖　周迎慧　朱逸飞

编者名单

主编

Antonella Tosti, MD
Fredric Brandt Endowed Professor of
Dermatology, Dr. Phillip Frost Department
of Dermatology and Cutaneous Surgery,
University of Miami Miller School of
Medicine, Miami, FL, USA

Daniel Asz-Sigall, MD
National University of Mexico, Department
of Oncodermatology and Trichology Clinic,
Mexico City, Mexico

Rodrigo Pirmez, MD
Department of Dermatology Santa Casa da
Misericordia, Rio De Janeiro, Brazil

编者

Azhar Abbas Ahmed, MD
King Fahad General Hospital, Dermatology
and Laser Department, Madinah, Saudi
Arabia

Hind M. Almohanna, MD
Prince Sultan Military Medical City,
Department of Dermatology and
Dermatologic Surgery, Riyadh, Saudi Arabia

Roberto Arenas, MD
"Dr. Manuel Gea Gonzalez" General
Hospital, Mexico City, Mexico

Daniel Asz-Sigall, MD
National University of Mexico, Department
of Onco-dermatology and Trichology Clinic,
Mexico City, Mexico

Brandon Burroway, BS
Dr. Phillip Frost Department of Dermatology
and Cutaneous Surgery, University of Miami,
Leonard M. Miller School of Medicine,
Miami, FL, USA

Hudson Dutra, MD
Center for Dermatology and Hair
Diseases Professor Trüeb, Department of
Dermatology, Zurich, Switzerland

Rachel Fayne, BA
Dr. Phillip Frost Department of Dermatology and Cutaneous Surgery, University of Miami Miller School of Medicine, Miami, FL, USA

Jacob Griggs, BA
Dr. Phillip Frost Department of Dermatology and Cutaneous Surgery, University of Miami, Leonard M. Miller School of Medicine, Miami, FL, USA

Yanna Kelly, MD
Dermatologist, Private Clinic, Sao Paulo, Brazil

Benedetta Marisaldi
Dermatology, Private Hospital Nigrisoli, Bologna, Italy

Maria Abril Martinez-Velasco, MD
National University of Mexico, Department of Onco-dermatology and Trichology Clinic, Mexico City, Mexico

Rodrigo Pirmez, MD
Department of Dermatology Santa Casa da Misericordia, Rio De Janeiro, Brazil

Maria Fernanda Reis Gavazzoni Dias, MSc, PhD
Antonio Pedro University Hospital, Department of Dermatology, Rio de Janeiro, Brazil

David Saceda-Corralo, MD, PhD
Ramón y Cajal University Hospital, Department of Dermatology, Madrid, Spain

Corina Isabel Salas-Callo, MD
Instituto de Dermatologia Professor Rubem David Azulay, Santa Casa da Misericórdia do Rio de Janeiro, Department of Dermatology, Rio de Janeiro, Brazil

Nelson Sanchez, BS
Dr. Phillip Frost Department of Dermatology and Cutaneous Surgery, University of Miami Miller School of Medicine, Miami, FL, USA

Antonella Tosti, MD
Fredric Brandt Endowed Professor of Dermatology, Dr. Phillip Frost Department of Dermatology and Cutaneous Surgery, University of Miami Miller School of Medicine, Miami, FL, USA

Robin Unger, MD
Mount Sinai School of Medicine, Department of Dermatology, New York, NY, USA

Sergio Vañó-Galván, MD, PhD
Ramon y Cajal Hospital, Trichology Unit, Dermatology Department, Madrid, Spain

Norma Elizabeth Vazquez-Herrera, MD
Tecnológico de Monterrey, Hospital San José, Monterrey, Nuevo León, Mexico

Colombina Vincenzi, MD
Dermatology, Private Hospital Nigrisoli, Bologna, Italy

主编简介

安东内拉-托斯蒂（Antonella Tosti）：迈阿密大学（University of Miami）米勒医学院（Miller School of Medicine）菲利普-弗罗斯特博士（Dr. Phillip Frost）皮肤病学和皮肤外科部门的弗雷德里克-布兰特基金会（Fredric Brandt）资助教授。

Tosti教授是国际公认的毛发疾病专家。1982年在博洛尼亚大学（University of Bologna）开设世界上第一个专门治疗毛发疾病的诊所，当时很少有人对毛发问题感兴趣。她是欧洲毛发研究协会的主席和创始成员，现任美国毛发研究协会主席。国际毛发镜学会的创始成员和主席。她受邀在全世界演讲，且在美国皮肤病学年会（AAD）、欧洲皮肤病与性病学会年会（EADV）和世界皮肤病学大会上主持毛发会议和座谈会已经超过15年。她是700多篇同行评审论文的作者，主编和参编30本书，其中包括9部关于毛发疾病诊断和治疗的出版图书。她还是 Skin Appendage Disorders 杂志的主编。曾培训来自世界各地的数百名皮肤科医生，其中包括多位毛发疾病领域令她引以为傲的当今著名专家。

丹尼尔·阿斯-西格尔（Daniel Asz-Sigall）：墨西哥皮肤科医生，拥有西班牙阿尔卡拉大学（Alcala University）毛发学硕士学位。墨西哥国立大学（National University of Mexico）毛发学诊所教授，墨西哥毛发学学会主席，国际毛发镜学会的创始成员和财务主管，国际会议上毛发问题的受邀讲者。

罗德里戈-皮尔梅兹（Rodrigo Pirmez）：巴西里约热内卢仁慈堂（Santa Casa da Misericórdia）医院皮肤科教授和毛发疾病诊所负责人。目前负责巴西皮肤病学会里约热内卢分会毛发疾病学组。同时是国际毛发镜协会的创始成员和现任副主席。常受邀在世界各地发表关于毛发疾病的演讲。

中文版序一

　　喜读吴文育教授、林尽染教授等翻译的《实用毛发与头皮疾病治疗》一书，深感其内容全面、系统、新颖，相信这本书将为我国从事毛发与头皮疾病专业的医师更好地开展脱发与头皮疾病临床诊疗提供非常有价值的参考。此书有很多高质量的彩色照片及精心制作的图表，通过这些照片和图表，读者可系统学习各种常见与少见毛发与头皮疾病的诊断与评估、治疗方法、疗效评价以及最新进展。

　　目前正值我国毛发医疗市场飞速发展的时期，这既为毛发医学发展提供了机遇，同时对从事毛发与头皮疾病专业的医师也是一个很大的挑战。治疗脱发需要在掌握各种脱发疾病诊断的前提下，通过各种非手术治疗与外科治疗相结合，从而提高疗效和患者满意度。为此，我们急需培养更多优秀的脱发专病医师以满足患者的需求。相信，此次《实用毛发与头皮疾病治疗》的出版，一定会为广大对毛发与头皮疾病感兴趣的医师提供大量实用的临床及技术信息，并将其运用到临床实践中，从而提高我国毛发与头皮疾病医师的诊疗水平，造福广大患者。

　　预祝此书中文版的出版产生良好的社会效益，成为一本不可或缺的毛发疾病经典参考书。

北京大学人民医院　教授

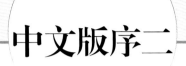

中文版序二

　　我非常荣幸且欣喜地看到我的新书 *Hair and Scalp Treatments:A Practical Guide* 即将出版发行中文版。中文译本由两位来自中国的毛发医学与毛发移植专家吴文育主任医师和林尽染副主任医师共同负责翻译及审校。我由衷地感谢他们为此所做的出色工作！

　　我希望读者会喜欢这本书，它提供了治疗毛发疾病的各种实用方法。读者可以从中找到有关脱发治疗想要了解的一切讯息，包括已经获批和超适应证的治疗方法、常用的毛发疾病治疗操作、不同激光（包括 LLLT 设备）的功效和适应证、营养补充剂的作用，以及为患者提供毛发移植咨询的相关信息。

　　祝各位医生读者在神奇的"毛发疾病领域"事业有成！

Fredric Brandt Endowed Professor of Dermatology

Dr. Phillip Frost Department of Dermatology and Cutaneous Surgery

University of Miami Miller School of Medicine

President American Hair Research Society (AHRS)

中文版前言

　　近年来脱发问题的年轻化以及快速增长的脱发人群，已让头发问题成为了"头等大事"。复旦大学附属华山医院皮肤科已连续数年举办了"毛发疾病"与"毛发移植新进展"国家级继续教育学习班，在国内毛发医学界具有重要地位，培养了一大批从事毛发疾病诊疗的脱发专病医生以及开展毛发移植的皮肤科和整形外科医师。随着众多公立医疗机构及民营医疗机构的医生开展脱发相关诊疗的热情日益高涨，接踵而来的矛盾之一是国内关于毛发与头皮疾病系统诊疗的教科书相对较少，远远无法满足大家的学习需求。因此，我们希望通过《实用毛发与头皮疾病治疗》的翻译出版，帮助广大有志于不断提高毛发诊疗技术的医师，系统地学习针对各种不同脱发及头皮疾病的治疗理念与方法，将扎实的理论应用于实践，造福广大脱发患者，使我们国家的毛发诊疗水平更规范、更先进。

　　《实用毛发与头皮疾病治疗》由国际著名的毛发疾病专家 Antonella Tosti 主编，是一部系统地介绍各种常见及少见毛发与头皮疾病诊疗的专著。本书不仅详细阐述了毛发与头皮疾病的传统药物治疗，而且详细讲述了各种常用治疗操作技术，包括皮损内注射糖皮质激素、局部免疫疗法、富血小板血浆和微针治疗、毛发移植技术要领等。同时，这一版还介绍了口服补充剂在脱发的应用、头皮洗护产品的合理选择，以及部分目前尚未正式获批但有应用前景的秃发治疗新药，内容全面且新颖。

　　我们由衷地感谢参与本书翻译的复旦大学附属华山医院脱发专病与毛发移植中心全体成员，没有大家的热情与奉献，就没有这部毛发疾病诊疗经典著作中文版的面世。特别感谢 Antonella Tosti 教授与张建中教授为中文版作序。同时感谢上海科学技术出版社的编辑和工作人员，他们为此次中文版的出版付出了大量的精力。

　　由于国内毛发疾病诊疗水平仍处于发展阶段，许多专业名词的翻译尚未完全统一，加之译者水平有局限，本译著难免存在纰漏，恳请各位读者、专家指正。

　　最后，希望本书的出版能为中国毛发医学的前行贡献一份力量！

吴文育　林尽染

英文版前言

　　本书是一本非常实用的头皮与毛发疾病治疗指南。同时，本书也是年轻医生的随身工作手册和经验丰富医生的参考工具书。本书强调了临床诊断的实际特点，讨论了针对所有常见和不常见类型秃发疾病已批准的和部分超适应证的治疗方法。

　　本书还介绍了如何进行最常用的毛发疾病治疗的操作方法，如皮损内注射糖皮质激素、富血小板血浆和微针治疗。其他章节还涵盖了不同激光治疗（包括低能量激光治疗设备）的功效和适应证，营养品的成分及其适应证，以及为患者提供有关毛发移植咨询的基本信息。

　　毛发疾病的大量问题，都能在本书中找到针对这些问题的答案。您将学习如何推荐适宜的洗发水和护发素，如何解释染发剂和直发剂的争议，哪种遮盖手段是最好的，甚至哪种美发设备可以帮助秃发患者。

　　希望您会喜欢本书并将其置于诊室，以始终为您的患者提供最优、最新的治疗方案。

　　我要感谢我的家人一如既往地支持我，给予我力量完成我所有的课题，并实现所有的目标。

Antonella Tosti, MD

Miami, FL, USA

目　录

第1章　治疗前如何正确诊断
How to Best Confirm Diagnosis Before Starting Treatment
001

第2章　皮损内注射糖皮质激素：注射时机和方法
Intralesional Steroids: When and How to Inject
011

第3章　局部免疫疗法
Topical Immunotherapy: Step by Step
018

第4章　毛发再生治疗：微针和富血小板血浆
Regenerative Treatments: Microneedling and PRP
025

第5章　脱发的激光治疗与光疗
Laser and Light-Based Therapies in the Treatment of Hair Loss
034

第6章　毛发移植要点
What You Need to Know About Hair Transplantation
048

第7章　口服营养补充剂的作用：何时以及如何选择
Role of Oral Supplements: When and How to Choose
058

第8章　雄激素性秃发：临床治疗
Androgenetic Alopecia: Clinical Treatment
069

第 9 章　斑秃：临床治疗
Alopecia Areata: Clinical Treatment
083

第10章　休止期脱发
Telogen Effluvium
096

第11章　瘢痕性秃发
Scarring Alopecias
106

第12章　脂溢性皮炎
Seborrheic Dermatitis
125

第13章　头皮银屑病
Scalp Psoriasis
137

第14章　真菌感染与虱病
Infections and Infestations
151

第15章　头皮瘙痒的治疗
Scalp Itch Treatment
165

第16章　儿童脱发的治疗
Treatment in Children
176

第17章　如何选择一款好的洗发水和护发素
How to Select a Good Shampoo and Conditioner
191

第18章　假发、接发和增发电子设备
Camouflage, Extensions, and Electrical Devices to Improve Hair Volume
200

第19章　毛发矫直和染发：事实和争议
Hair Straightening and Hair Dyes: Facts and Controversies
213

第20章　如何进行毛发疾病的疗效评价
How to Evaluate Treatment Response in Hair Diseases
218

第21章　患者常见问题及解答
Most Common Patient Hair Questions and Answers
241

第22章　治疗秃发的新药
New Drugs for Alopecias
251

第1章 治疗前如何正确诊断

How to Best Confirm Diagnosis Before Starting Treatment

Rodrigo Pirmez and Antonella Tosti

对于许多脱发患者，通过详细的病史和临床检查即可做出诊断（或者至少做出疑似诊断）。然而，对于某些不确定的病例，可能需要借助一些辅助诊断工具，如毛发镜或毛发图像分析帮助明确诊断，避免使用创伤性操作，如皮肤活检。当确定需要进行皮肤活检时，毛发镜检查也有助于选择最佳的活检部位。本章将介绍基础的毛发镜检查、毛发镜引导下的活检及毛发图像分析。

毛发镜检查

目前，许多专家认为对毛干和头皮进行皮肤镜检查是脱发患者门诊的重要组成部分。皮肤镜可观察到肉眼无法察觉的形态结构，包括毛囊周围和毛囊间的特征，以及毛干粗细和形状的变化[1]。2006年，提出了毛发镜这个名称，是指用于毛干和头皮疾病诊断的皮肤镜检查，现在该术语已被广泛采用[2]。

如何进行毛发镜检查？

设备

选择何种设备？每种类型的皮肤镜都有其优缺点，临床医师应选择最适合其工作状况的皮肤镜。以下是一些最常用皮肤镜设备类型的特点[3]：

- **手持式便携皮肤镜**：这种设备通常只能放大较低倍数（10倍），因此非常适用于日常诊疗实践，且这种设备往往性价比合理。此外，较低的放大倍数可更好地显示较大的头皮区域[4]。
- **数码视频皮肤镜**：影像皮肤镜的放大倍数更高（20～100倍甚至更高），可更好地显示细节，尤其是毛干缺损和头皮血管的变化。这类价格更高的设备具有另一个优

R. Pirmez (✉)
Department of Dermatology Santa Casa da Misericordia, Rio De Janeiro, Brazil

A. Tosti
Fredric Brandt Endowed Professor of Dermatology, Dr. Phillip Frost Department of Dermatology and Cutaneous Surgery, University of Miami Miller School of Medicine, Miami, FL, USA

© Springer Nature Switzerland AG 2020
A. Tosti et al. (eds.), *Hair and Scalp Treatments*, https://doi.org/10.1007/978-3-030-21555-2_1

势，即通常配备照片存储和图像分析软件。也有价格略低廉的视频皮肤镜，可以通过USB连接到任何一台计算机，这类设备的图像质量较低，但仍可用于诊断大多数常见的毛发疾病[5]。

- **移动式皮肤镜**：介于以上两者之间的实用设备，通常可放大10～20倍。

检查

首先，应确定脱发的分布类型：弥漫性脱发或局灶性脱发。

- **弥漫性脱发**：在这种情况下，重要的是分开毛发并检查至少三个不同的部位：前额、头皮中部和冠区（图1-1a）。较低的放大倍数（10～20×）可实现更大区域的可视化。更高的放大倍数有助于评估毛干直径，这是雄激素性秃发（androgenetic alopecia，AGA）的一个标志。非雄激素依赖性区域（枕部头皮）在AGA中通常不受累，可用于检查对比（图1-1b）。

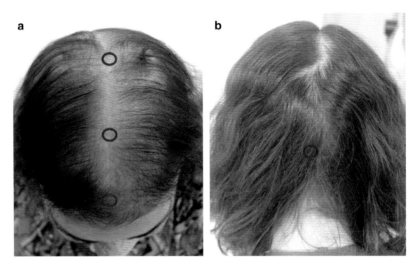

图 1-1　一例弥漫性秃发患者的检查

a. 前额、头皮中部与冠区。b. 枕部（非雄激素依赖性）头皮检查用于对比

- **局灶性脱发**：在这些情况下，应同时检查受累区域与皮损周围。对于受累的头皮，最重要的是明确是否存在毛囊开口。毛囊开口的缺失有助于诊断是否为瘢痕性秃发。疾病活动的表现可能存在于秃发病变区和（或）周围（图1-2），具体取决于病因。因此，也应常规检查脱发皮损的周围。在边缘性秃发中，毳毛缺失是前额纤维化性秃发的典型表现。

技巧

我们将解答有关脱发检查的一些常见问题，并介绍常见的毛发镜检查中的陷阱。

- **偏振光与非偏振光**：两者均可用于毛发镜检查，但非偏振设备可能需要使用浸液才可抵消角质层的反射光。
- **浸液**：通常，我们先使用干式皮肤镜检查。若有必要再使用浸液。以下为一些要点：

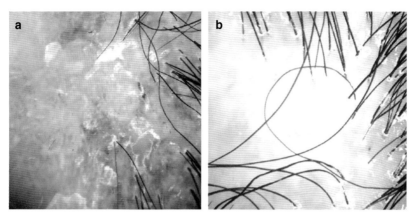

图1-2 皮损中央和（或）其周围可能存在疾病活动的表现

a. 盘状狼疮患者皮损中央明显的红斑和鳞屑。b. 在这例毛发扁平苔藓病例中，病变的中央表现为无毛囊开口的乳白色区域，提示为瘢痕。皮损周围的毛周鳞屑提示疾病处于活动期

- 若使用浸液，则必须使用接触式皮肤镜进行检查。
- 浸液会使鳞屑、毳毛和白发的可视化变差（因为在使用液体时，它们会"消失"）。
- 有时需要使用浸液"清除"鳞屑，因为过多的鳞屑会干扰真实毛发镜特征的可视化（图1-3）。

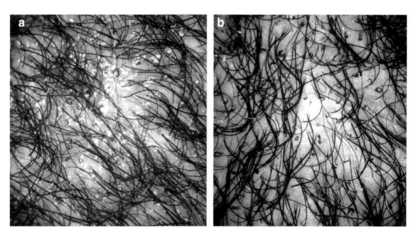

图1-3 头癣的毛发镜检查

a. 不使用浸液。b. 使用浸液。使用浸液后鳞屑"消失"，诸如逗号状和开瓶器状毛发的特异性诊断特点显现

- **接触式与非接触式**：当研究毛干与头皮时，必须使用接触式；否则，毛干会在不同水平上呈现且无法对焦。研究血管模式是一个例外，因为过高的压力会阻碍血管的可视化。
- **陷阱**：某些人工制品可能会模拟毛发疾病并导致误诊，因此，须仔细识别。最常见的陷阱为继发于头皮沉积物（如模拟斑秃黑点征的污垢点）（图1-4a）、头皮染色

（模拟皮肤色素沉着的毛发染色，或沉积在毛囊中的斑点）（图1-4b）以及毛干沉积物（继发于干性洗发水或毛发定型产品，可能看似虱子或毛发管型）。

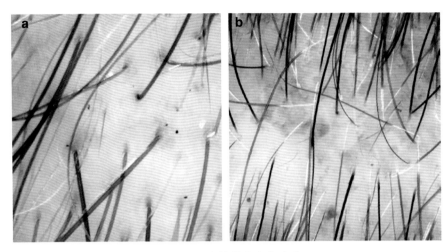

图1-4　毛发镜检查中的陷阱

a. 污点、外源性颗粒物或纤维可能模拟毛发镜结构。b. 染发剂。这个病例中，毛囊间和毛囊区域都可见染色

毛发镜引导下的活检

已有数篇文献证实了毛发镜引导下的头皮活检的益处。医师可选取并标记用作病理学检查的最佳活检部位，这已被证明可以提高瘢痕性秃发病理诊断的准确性，这种情况下，毛发镜引导下活检得到的病理诊断的特异性可达95%[6-8]。我们将汇总与病理学诊断最密切相关的毛发镜特征（表1-1）。有关特定类型秃发的更多详细信息，请参阅本书和推荐教材。

表1-1　每种疾病的最佳活检部位

瘢痕性秃发	
毛发扁平苔藓（图1-5）[6,7]	毛周管型。若不明显，可选取毛周管型包绕的小簇状发
前额纤维化性秃发（图1-6）[6,7,9]	白色同心性鳞屑或毛周管型包绕的终毛
呈模式性分布的纤维性秃发（图1-7）[10]	伴有毛周鳞屑的小簇状发及毛干直径异常区域的红斑
盘状红斑狼疮（图1-8）[11,12]	角栓与红点
中央离心性瘢痕性秃发（图1-9）[13]	毛周白色或灰色晕伴或不伴断发
秃发性毛囊炎（图1-10）[6,7]	白色或淡黄色鳞屑包绕的大簇状发（5根以上毛发）
分割性蜂窝织炎（图1-11）[6]	断发、大的黄点征、角栓

（续表）

非瘢痕性秃发	
斑秃（图 1-12）[6,14]	急性：感叹号发、黑点征、营养不良发干或断发
	慢性：黄点征或环形猪尾
AGA（图 1-13）[15]	毛干直径变异
拔毛癖（图 1-14）[16-18]	黑点征、断发、火焰发
牵拉性秃发（图 1-15）[19]	有毛发的边缘见毛发管型

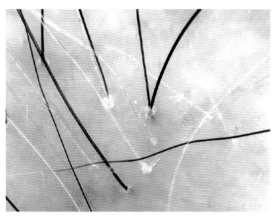

图 1-5　疑有毛发扁平苔藓的患者，活检部位应选取有毛周鳞屑或管型的毛发，或管型包绕的小簇状发

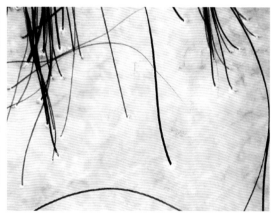

图 1-6　前额纤维化性秃发：伴有同心性鳞屑的终毛

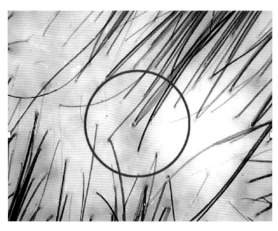

图 1-7　呈模式性分布的纤维性秃发：仔细寻找可发现具有同心性鳞屑的小簇状发，毛干直径异常区域可见红斑

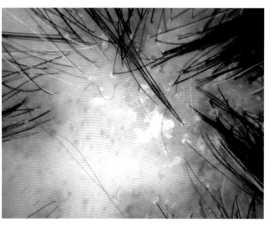

图 1-8　盘状红斑狼疮：选取具有角栓的区域伴或不伴红点征，如图所示

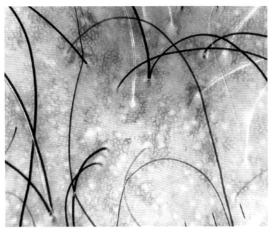
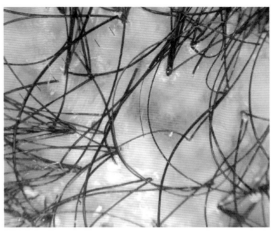

图 1-9　中央离心性瘢痕性秃发：选取可见白色或
　　　　灰色晕包绕的毛干，伴或不伴断发，如图
　　　　所示

图 1-10　秃发性毛囊炎：选取周围有鳞屑、含大簇
　　　　　状发的部位（5根以上毛发）

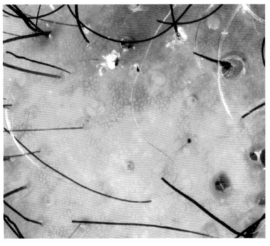
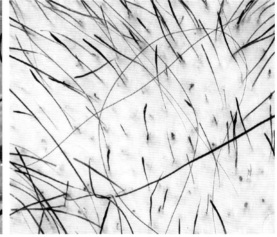

图 1-11　分割性蜂窝织炎：早期病变表现为红斑背
　　　　　景上的角栓、断发与黑点征。具有此特征
　　　　　的部位为最佳活检位置

图 1-12　急性斑秃患者的最优活检部位：感叹号
　　　　　发，断发，黑点征部位

毛发图像分析

毛发图像分析是一种简单、便宜且半侵入性的技术，可估测生长期、退行期与休止期毛发及营养不良毛发的百分比。因此，其主要用于评估患者的毛发周期比例[20]。此外，显微镜下毛干分析可显示独有的特征，有助于脱发类型的鉴别诊断（如瘢痕性秃发、非瘢痕性秃发、毛干疾病等）。但我们认为，大部分情况下毛发镜已经成功取代了这项技术。然而，毛发图像分析依然可作为辅助手段帮助弥漫性脱发的诊断，尤其是对休止期脱发与生长期毛发松动综合征的确诊，以及给出 AGA 的诊断建议[21]。

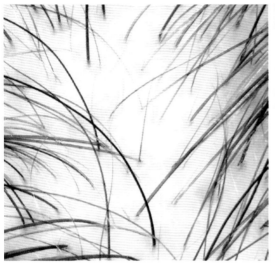 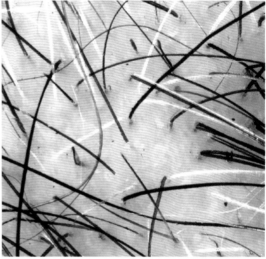

图1-13 AGA：活检部位为毛干直径差异大的部位

图1-14 拔毛癖：活检部位为具有断发与黑点征的部位。另可见此患者部分污垢点，在儿童和老年人中常见

如何开展毛发图像分析?

■ *检查前*

不同的作者建议患者在检查前的一段特定时间内（通常3～7天）不洗发[22-24]。在检查前洗发或频繁梳理毛发可能增加休止期毛发与营养不良的生长期毛发的比例，从而影响结果的判定[25]。

■ *进行毛发图像分析*

挑选一簇20～50根毛发，用橡胶臂血管钳拔取。应在头皮上方约0.5 cm处将毛发紧密钳夹固定并进行旋转（图1-16），然后垂直于头皮，沿着头发生长的方向，迅速用力地

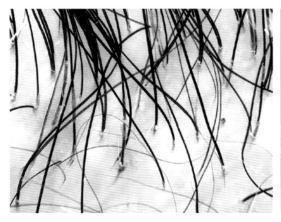 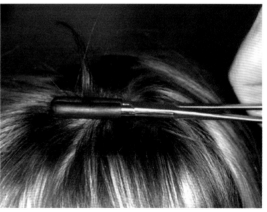

图1-15 牵拉性秃发：毛发管型提示活动性牵拉，此为活检部位。另外，黑点征与毛囊出血点也为毛囊外伤的特征

图1-16 使用血管钳固定住一小簇毛发

拔出毛发。在此操作步骤中稍有犹豫可能会导致毛干损伤及样本不足[23,24,26,27]。

■ 毛发分析

将毛囊立即放置于培养基包被的玻片上，以便后续进行显微镜下观察。用低倍显微镜检查毛根部分，用皮肤镜确定不同阶段生长周期的毛发比例（图1-17）。可使用组化染色区分生长期和休止期毛发。生长期毛囊的内根鞘在用4-二甲基氨基肉桂醛染色时显亮红色，而休止期毛囊则不显色。

■ 结果

根据不同生长周期毛发的比例，毛发图像分析可进行分类判定：正常、休止期或营养不良（图1-18）。退行期毛发不常见，往往被认作休止期毛发（表1-2）[22]。

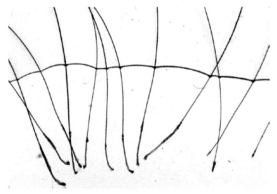

图1-17 显微镜下分析毛球：生长期毛发的毛球较大且色素完整，相较而言，休止期毛发则类似棉签外观

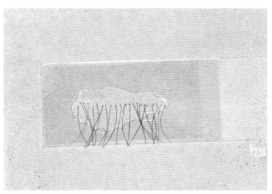

图1-18 并排安置毛球

表1-2 毛发图像分析结果

毛发图像分析	生长期毛发（%）	休止期毛发（%）	营养不良毛发（%）
正常	80～90	10～20	0～2
休止期	<80	>20	0～2

毛发图像分析显示休止期毛发比例增加可作为休止期脱发的特征表现。在AGA中也可见到这种情况（由于生长期比例减少），但AGA同时会有毛干直径的变化。休止期毛发的毛发图像分析表现也可见于短生长期综合征，即休止期毛发的长度通常短于5 cm。

发干营养不良发生率的异常增加见于接受化疗或头皮放疗的患者、斑秃患者或其他任何有生长期脱发的毛发疾病。

生长期毛发松动（loose anagen hair，LAH）综合征是由毛干与毛囊的锚固缺陷所致。LAH的生长期毛发缺乏毛鞘结构，毛球通常变形，且其近端部分常可见明显的毛小皮褶皱，类似皱袜子外观（图1-19）。LAH综合征的毛发图像分析显示70%～100%的LAH，

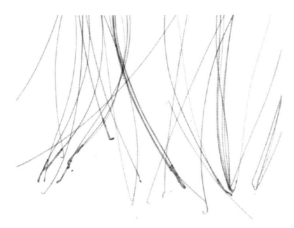

图 1-19　LAH综合征。毛发图像分析显示缺乏毛鞘
结构的生长期毛发比例，并注意毛小皮褶皱

且无休止期毛发[28]。

对毛球以外的毛干进行观察可发现多种表现，如皱缩、扭曲、多结节及其他表现。通过皮肤镜即可进行观察，并不需要拔除毛发。

（林尽染，李政　译，吴文育　校）

参考文献

[1]　Miteva M, Tosti A. Hair and scalp dermatoscopy. J Am Acad Dermatol. 2012; 67(5): 1040–8.

[2]　Olszewska M, Rudnicka L, Rakowska A, Kowalska-Oledzka E, Slowinska M. Trichoscopy. Arch Dermatol. 2008; 144(8): 1007. https: //doi.org/10.1001/archderm.144.8.1007.

[3]　Pirmez R, Tosti A. Trichoscopy tips. Dermatol Clin. 2018; 36(4): 413–20. https: //doi.org/10.1016/j.det.2018.05.008.

[4]　Rudnicka L, Rusek M, Borkowska B. Introduction. In: Rudnicka L, Olszewska M, Rakowska A, editors. Atlas of trichoscopy: dermoscopy in hair and scalp disease. 1st ed. London: Springer-Verlag; 2012. p. 3–8.

[5]　Verzì AE, Lacarrubba F, Micali G. Use of low-cost videomicroscopy versus standard videoder-matoscopy in trichoscopy: a controlled, blinded noninferiority trial. Skin Appendage Disord. 2016; 1(4): 172–4.

[6]　Tosti A. Dermoscopy guided biopsy. In: Tosti A, editor. Dermoscopy of the hair and nails. 2nd ed. Boca Raton: CRC Press; 2016. p. 136–41.

[7]　Miteva M, Tosti A. Dermoscopy guided scalp biopsy in cicatricial alopecia. J Eur Acad Dermatol Venereol. 2013; 27(10): 1299–303. https: //doi.org/10.1111/j.1468–3083.2012.04530.x.

[8]　Mubki T, Rudnicka L, Olszewska M, Shapiro J. Evaluation and diagnosis of the hair loss patient: part II. Trichoscopic and laboratory evaluations. J Am Acad Dermatol. 2014; 71(3): 431. e1–431.e11. https: //doi.org/10.1016/j.jaad.2014.05.008.

[9]　Martínez-Velasco MA, Vázquez-Herrera NE, Misciali C, Vincenzi C, Maddy AJ, Asz-Sigall D, et al. Frontal fibrosing alopecia severity index: a trichoscopic visual scale that correlates thickness of peripilar casts with severity of inflammatory changes at pathology. Skin Appendage Disord. 2018; 4(4): 277–80. https: //doi.org/10.1159/000487158.

[10]　Baquerizo Nole KL, Nusbaum B, Pinto GM, Miteva M. Lichen planopilaris in the androgenetic alopecia area: a pitfall for hair transplantation. Skin Appendage Disord. 2015; 1(1): 49–53. https: //doi.org/10.1159/000381588.

[11]　Lanuti-Lanuti E, Miteva M, Romanelli P, Tosti A. Trichoscopy and histopathology of follicular keratotic plugs in scalp discoid lupus erythematosus. Int J Trichology. 2012; 4(1): 36–8. https: //doi.org/10.4103/0974–7753.96087.

[12]　Tosti A, Torres F, Misciali C, Vincenzi C, Starace M, Miteva M, et al. Follicular red dots: a novel dermoscopic pattern observed in scalp discoid lupus erythematosus. Arch Dermatol. 2009; 145(12): 1406–9.

[13]　Miteva M, Tosti A. Dermatoscopic features of central centrifugal cicatricial alopecia. J Am Acad Dermatol. 2014; 71(3): 443–9.

[14]　Waśkiel A, Rakowska A, Sikora M, Olszewska M, Rudnicka L. Trichoscopy of alopecia areata: an update. J Dermatol.

2018; 45(6): 692−700. https://doi.org/10.1111/1346−8138.14283.

[15] de Lacharrière O, Deloche C, Misciali C, Piraccini BM, Vincenzi C, Bastien P, et al. Hair diameter diversity: a clinical sign reflecting the follicle miniaturization. Arch Dermatol. 2001; 137(5): 641−6.

[16] Miteva M, Tosti A. Flame hair. Skin Appendage Disord. 2015; 1(2): 105−9. https://doi. org/10.1159/000438995.

[17] Bergfeld W, Mulinari-Brenner F, McCarron K, Embi C. The combined utilization of clinical and histological findings in the diagnosis of trichotillomania. J Cutan Pathol. 2002; 29(4): 207−14.

[18] Miteva M, Romanelli P, Tosti A. Pigmented casts. Am J Dermatopathol. 2014; 36(1): 58−63. https://doi.org/10.1097/DAD.0b013e3182919ac7.

[19] Tosti A, Miteva M, Torres F, Vincenzi C, Romanelli P. Hair casts are a dermoscopic clue for the diagnosis of traction alopecia. Br J Dermatol. 2010; 163(6): 1353−5.

[20] Pereira JM, Pereira FCN, Pereira VCN, Pereira IJN. Abordagem do paciente com tricose. In: Pereira JM, Pereira FCN, Pereira VCN, Pereira IJN, editors. Tratado das doenças dos cabelos e couro cabeludo − tricologia. Rio de Janeiro: DiLivros; 2016. p. 21−86.

[21] Tosti A. Hair root evaluation. In: Tosti A, editor. Dermoscopy of the hair and nails. 2nd ed. Boca Raton: CRC Press; 2016. p. 133−5.

[22] Pereira JM. The trichogram−part II−results and interpretation. An Bras Dermatol. 1993; 68(4): 217−22.

[23] Aschieri M, Lopez E. Le trichogramme, aide au diagnostic et à la prise en charge des patients présentant une alopécie. Paris: MSD; 2003.

[24] Blume-Peytavi U, Hillmann K, Guarrera M. Hair growth assessment techniques. In: Blume-Peytavi U, Tosti A, Whiting D, Trüeb R, editors. Hair growth and disorders. Berlin Heidelberg: Springer Verlag; 2008. p. 124−57.

[25] Braun-Falco O, Fisher C. [On the effect of hair washing on the hair root pattern]. Arch Klin Expe Dermatol 1966; 226: 136−143 APUD Pereira JM, Pereira FCN, Pereira VCN, Pereira IJN. Abordagem do pciente com tricose. In: Pereira JM, Pereira FCN, Pereira VCN, Pereira IJN, editors. Tratado das doenças dos cabelos e couro cabeludo-tricologia. Rio de Janeiro: DiLivros; 2016. p. 21−86.

[26] Pereira JM. The trichogram−parte I−significance and method of performing. An Bras Dermatol. 1993; 68(3): 145−52.

[27] Serrano-Falcón C, Fernández-Pugnaire MA, Serrano-Ortega S. Hair and scalp evaluation: the trichogram. Actas Dermosifiliogr. 2013; 104(10): 867−76. https://doi.org/10.1016/j. ad.2013.03.004.

[28] Tosti A, Piraccini BM. Loose anagen hair syndrome and loose anagen hair. Arch Dermatol. 2002; 138(4): 521−2.

推荐阅读

1. Rudnicka L, Olszewska M, Rakowska A. Atlas of trichoscopy: dermoscopy in hair and scalp disease. 1st ed. London: Springer-Verlag; 2012.

2. Tosti A. Dermoscopy of the hair and nails. 2nd ed. Boca Raton: CRC Press; 2016.

第2章 皮损内注射糖皮质激素: 注射时机和方法

Intralesional Steroids: When and How to Inject

Rodrigo Pirmez

引言

皮损内注射糖皮质激素（intralesional steroid，IL-S）已被用于治疗各种皮肤性疾病和非皮肤性疾病。IL-S浸润是一种相对简单、有效和微创的方法。这种方法可以透过皮肤表皮屏障，将药物直接输送到疾病受累部位。此外，IL-S的"靶向"治疗可防止与系统性用药有关的不良反应的发生。在秃发的治疗中，IL-S是多种瘢痕性和非瘢痕性秃发类型的重要治疗方法[1,2]。例如，其通常被认为是成人斑片型斑秃的一线治疗方法[3]。本章将涵盖负责秃发治疗的医师日常实践的重要主题。

IL-S的药物选择

目前有数种糖皮质激素可用于皮肤病的皮损内注射。大多数研究报告了广泛用于治疗秃发的曲安奈德（triamcinolone acetonide，TA）的使用数据[2,4]。但是，也有研究报道了其他可注射使用的糖皮质激素，包括己曲安奈德（triamcinolone hexacetonide，TH）[5]、二丙酸倍他米松和倍他米松磷酸二钠的复合制剂[6]、醋酸倍他米松磷酸二钠[7]，以及醋酸地塞米松和地塞米松磷酸二钠的复合制剂[8]。

TH的可溶性较其他糖皮质激素（包括TA）低很多，增加了局部注射不良反应，如皮肤萎缩等的风险[9]。一些作者甚至认为TH由于半衰期较长不适合皮损内注射[1]。因此，在治疗皮损时应谨慎使用皮损内注射TH。

1974年，一项针对健康人的研究比较了注射40 mg/ml TA制剂与皮内注射醋酸倍他米松磷酸酯6 mg/ml混悬液的不良事件。与注射倍他米松相比，TA注射部位的色素减退、萎缩和毛细血管扩张更为明显和持久。但是，不同剂量的倍他米松均会抑制垂体–肾上腺轴，而注射高达20 mg剂量的TA仍对皮质醇水平没有影响[7]。

R. Pirmez (✉)
Department of Dermatology Santa Casa da Misericordia, Rio De Janeiro, Brazil

© Springer Nature Switzerland AG 2020
A. Tosti et al. (eds.), *Hair and Scalp Treatments*, https://doi.org/10.1007/978-3-030-21555-2_2

考虑到关于TA使用的更可靠数据和个人经验，笔者倾向首选TA治疗毛发疾病患者。

药物浓度的选择

在大多数文章和教科书中，用于治疗头皮斑片型斑秃的TA浓度通常在5 ~ 10 mg/ml[10,11]。对于涉及胡须、眉毛或头皮区域以外的其他任何部位的斑秃，通常建议使用较低浓度（最高浓度为2.5 mg/ml）的TA，尽管一些作者在这些部位也使用了与头皮相同的浓度（高达10 mg/ml）[10,12]。然而，最近的数据支持在斑秃患者中使用较低浓度的IL-TA。在一项双盲、安慰剂对照研究中，对于头皮局限的斑片型斑秃，注射2.5 mg/ml TA与注射5 mg/ml或10 mg/ml TA的效果一致。在笔者看来，使用最低的有效浓度可以最大限度地降低皮肤萎缩和毛细血管扩张局部不良反应的风险，并可能降低系统性肾上腺抑制的潜在风险。此外，利用较低浓度的TA也允许更大的注射剂量，从而增加最大治疗面积[13]。

对于临床表现具有皮肤萎缩的疾病，使用较低浓度的药物尤为重要。在前额纤维化性秃发（frontal fibrosing alopecia，FFA）中，发际线处的皮肤变得非常薄，药物浓度超过2.5 mg/ml会带来更大的局部不良反应风险。因此，建议在使用IL-S治疗FFA患者发际线部位的皮肤时要谨慎（图2-1）。一些作者认为非必要情况下避免在FFA患者中使用IL-S。

另一方面，高浓度糖皮质激素的致萎缩作用可用于治疗疾病。一些疾病，如秃发性毛囊炎、瘢痕疙瘩性痤疮（图2-2）和分割性蜂窝织炎，以强烈的纤维化过程为疾病特征。除了抗炎特性外，10 mg/ml或更高浓度的TA可以软化这种纤维化组织，有助于这些患者

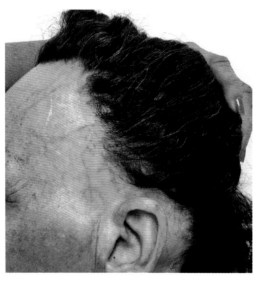
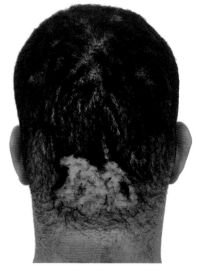

图2-1　FFA：新老发际线之间的皮肤萎缩　　图2-2　伴有明显纤维化组织的项部瘢痕疙瘩性痤疮

的临床治疗。

> 总体原则上，笔者在头皮部位使用5 mg/ml浓度的TA，在眉毛及其他面部区域使用2.5 mg/ml的浓度。当出现萎缩时，应考虑使用其他治疗方法。若使用IL-S，建议使用较低浓度的IL-S。当以产生萎缩为治疗目的时，如上述情况，可以使用10 mg/ml（或更高）浓度的TA。当使用液体浸润时可以更好地观察血管分布。

IL-S的最佳稀释方法

IL-S可以在局麻药或等渗盐水中稀释。稀释剂的选择一般取决于个人，但有些问题需要考虑到。

注射药物时，利多卡因的酸性pH会引起令人不适的烧灼感。IL-S是相对较快的治疗步骤。每次针刺的时间间隔可能不足以让利多卡因对邻近皮肤产生麻醉效果，患者每次针刺结束后都会有疼痛感。

在一些纤维化特别显著，如瘢痕疙瘩性痤疮或秃发性毛囊炎的特殊情况下，注射药物会对邻近组织施加较大的压力，患者可能会在注射结束后承受数分钟甚至是数小时的疼痛。在这种情况下将利多卡因作为稀释溶剂可适当缓解患者注射后的不适。

需要着重考虑的一点是，TH不应与稀释剂或含有防腐剂的局部麻醉剂（如对羟基苯甲酸酯或酚类化合物）混合，因为混合物可能导致糖皮质激素的沉淀，增加糖皮质激素在真皮中的沉积和组织萎缩的风险[5,14]。

> 笔者主要将等渗盐水溶液作为IL-S注射液的稀释剂。但有明显纤维化的病例除外，这些疾病首选利多卡因。

注射技巧

（1）首先，应将糖皮质激素稀释至所需的浓度。

（2）大多数糖皮质激素会形成悬浮液，并会沉积于注射器底部。因此，在注射前及注射过程中需要晃动注射器以保证注射液均匀。

（3）使用30 G针头插入头皮，与头皮形成30°～45°夹角（图2-3a），注射深度达真皮深部或皮下组织层面：注射间距为0.5～1 cm，注射剂量最高达0.1 ml。在注射眉毛时，将手指之间的皮肤捏起以形成皮肤隆起有助于注射（图2-3b）。

（4）注射可以形成皮丘，或者退针注射。后者应谨慎，避免注射层次过浅。

注射时机

在秃发的治疗中，IL-S可作为治疗方案的主要组分，或与其他药物联合使用以加速减

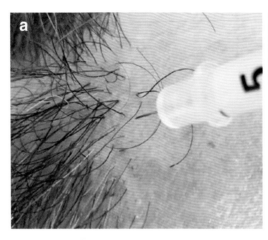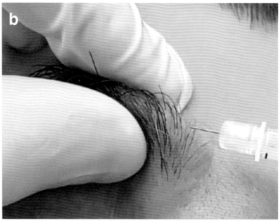

图2-3　a. 注射器针头插入皮肤，与头皮呈30°～45°夹角。b. 在眉部，将手指之间的皮肤捏起形成皮肤隆起有助于注射药物

少炎症反应，防止进一步秃发，并减少明显的纤维化。预期终点将根据情况的不同而有所不同。对于非瘢痕性秃发，如斑秃（图2-4），治疗目的是促进头发再生；对于瘢痕性秃发，IL-S被用来阻止疾病的进展。本文介绍了一些IL-S的适应证。表2-1中信息的主要目的是便于传授且基于笔者经验，因此，剂量和适应证可能与其他来源不同。

注射部位

糖皮质激素应该直接注射在有疾病活动迹象的部位，如炎症性瘢痕性秃发中的红斑和鳞屑处、斑秃中的感叹号发、黑点征和营养不良毛发部位。毛发镜检查可以更好地显示这

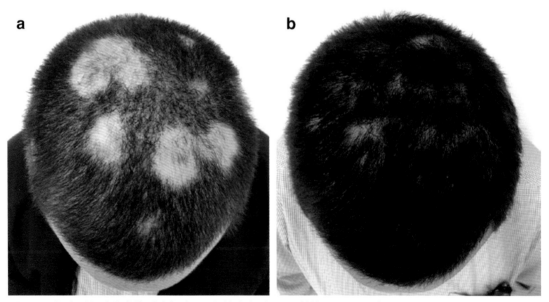

图2-4　斑片型斑秃患者接受皮损内TA注射治疗（a）注射前和（b）注射两个疗程后，斑秃部位几乎全部的毛发出现再生

表2-1 秃发患者皮损内注射TA的一些适应证

斑片型斑秃 　头皮：最高浓度 5 mg/ml 　眉毛和胡须：最高浓度 2.5 mg/ml
淋巴细胞性瘢痕性秃发 头皮盘状红斑狼疮，毛发扁平苔藓，中央离心性瘢痕性秃发。有关FFA，请参见下面的内容。 　最高浓度 5 mg/ml
FFA 　发际线：最高浓度 2.5 mg/ml 　眉毛：最高浓度 2.5 mg/ml
中性粒细胞性和混合性瘢痕性秃发 秃发性毛囊炎、分割性蜂窝织炎、项部瘢痕疙瘩性痤疮 　为减少炎症反应：最高浓度 5 mg/ml 　伴有过度纤维化的皮损：浓度为 10 mg/ml 或以上

些特征性改变，从而充分选定需要治疗的区域。此外，这些疾病活动特征性变化的消失和伴随毛发再生的表现将有助于决定停止治疗。

不良反应（以及如何避免）

局部不良反应

IL-S的主要不良反应是继发的皮肤萎缩。Narahari的研究显示，注射10 mg/ml TA治疗的斑秃患者中有10%（4/37）出现萎缩[15]。受累部位会出现凹陷，如果萎缩出现在表浅部位，覆盖的表皮可能会有类似卷烟纸的外观。可伴有毛细血管扩张和皮肤色素减退，糖皮质激素沉积可呈现为乳白色的区域（图2-5）[5]。萎缩通常是由于注射部位的注射剂量过大、注射间隔过于频繁或注射层次太浅所致[10]。通常认为萎缩是一过性的[4,16]，但长期存

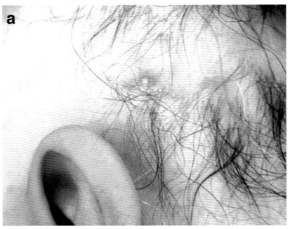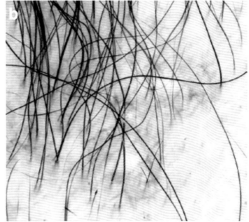

图2-5　a.匍行性斑秃患者表现为IL-S后继发皮肤萎缩。b.毛发镜检查显示乳白色区域，表明糖皮质激素沉积和毛细血管扩张

在的情况并不少见。

> 注意本章前面提到的要点，以及治疗间隔最少为3～4周，可以最大限度地降低皮肤萎缩的风险。

全身性不良反应

单次注射量高达75～100 mg的TA可能会导致血浆中皮质醇水平迅速下降并持续4天，但低于25 mg的剂量不会导致肾上腺抑制，因此相当安全。对于能够快速吸收的制剂，如倍他米松衍生物，对肾上腺的抑制作用更为突出。皮内注射6 mg等量倍他米松磷酸钠和醋酸倍他米松（相当于20 mg TA）可显著抑制血浆皮质醇水平长达4天[1,7]。

> 作为基本原则，笔者将每疗程的TA总注射剂量限制在20 mg以内。

（叶亚琦　译，林尽染　校）

参考文献

［1］ Firooz A, Tehranchi-Nia Z, Ahmed AR. Benefits and risks of intralesional corticosteroid injection in the treatment of dermatological diseases. Clin Exp Dermatol. 1995; 20(5): 363–70.

［2］ Melo DF, Dutra TBS, Baggieri VMAC, Tortelly VD. Intralesional betamethasone as a therapeutic option for alopecia areata. An Bras Dermatol. 2018; 93(2): 311–2. https: //doi.org/10.1590/abd1806–4841.20187423.

［3］ Strazzulla LC, Wang EHC, Avila L, Lo Sicco K, Brinster N, Christiano AM, et al. Alopecia areata: an appraisal of new treatment approaches and overview of current therapies. J Am Acad Dermatol. 2018; 78(1): 15–24. https: //doi.org/10.1016/j.jaad.2017.04.1142.

［4］ Richards RN. Update on intralesional steroid: focus on dermatoses. J Cutan Med Surg. 2010; 14(1): 19–23.

［5］ Pirmez R, Abraham LS, Duque-Estrada B, Damasco P, Farias DC, Kelly Y, et al. Trichoscopy of steroid-induced atrophy. Skin Appendage Disord. 2017; 3(4): 171–4. https: //doi.org/10.1159/000471771.

［6］ Ustuner P, Balevi A, Özdemir M. Best dilution of the best corticosteroid for intralesional injection in the treatment of localized alopecia areata in adults. J Dermatolog Treat. 2017; 28(8): 753–61. https: //doi.org/10.1080/09546634.2017.1329497.

［7］ Jarratt MT, Spark RF, Arndt KA. The effects of intradermal steroids on the pituitary-adrenal axis and the skin. J Invest Dermatol. 1974; 62(4): 463–6.

［8］ Pirmez R, Price VH, Cuzzi T, Trope BM. Acne keloidalis nuchae in renal transplant patients receiving tacrolimus and sirolimus. Australas J Dermatol. 2016; 57(2): 156–7. https: //doi.org/10.1111/ajd.12271.

［9］ Porter D, Burton JL. A comparison of intra-lesional triamcinolone hexacetonide and triam-cinolone acetonide in alopecia areata. Br J Dermatol. 1971; 85(3): 272–3.

［10］ Shapiro J, Price VH. Hair regrowth. Therapeutic agents. Dermatol Clin. 1998; 16(2): 341–56.

［11］ Kassim JM, Shipman AR, Szczecinska W, Siah TW, Lam M, Chalmers J, et al. How effective is intralesional injection of triamcinolone acetonide compared with topical treatments in inducing and maintaining hair growth in patients with alopecia areata? A critically appraised topic. Br J Dermatol. 2014; 170(4): 766–71. https: //doi.org/10.1111/bjd.12863.

［12］ Donovan JC, Samrao A, Ruben BS, Price VH. Eyebrow regrowth in patients with frontal fibrosing alopecia treated with intralesional triamcinolone acetonide. Br J Dermatol. 2010; 163(5): 1142–4. https: //doi.org/10.1111/j.1365–2133.2010.09994.x.

［13］ Chu TW, AlJasser M, Alharbi A, Abahussein O, McElwee K, Shapiro J. Benefit of different concentrations of intralesional triamcinolone acetonide in alopecia areata: an intrasubject pilot study. J Am Acad Dermatol. 2015; 73(2): 338−40. https: //doi.org/10.1016/j.jaad.2015.04.049.

[14] Triancil™ drug information: http: //www.anvisa.gov.br/datavisa/fila_bula/frmVisualizarBula. asp?pNuTransacao=100139 2014&pIdAnexo=1962779 (as on 25 Nov 2018).

[15] Narahari SR. Comparative efficacy of topical anthralin and intralesional triamcinolone in the treatment of alopecia areata. Indian J Dermatol Venereol Leprol. 1996; 62: 348−50. qtd in Kassim JM, Shipman AR, Szczecinska W, et al. How effective is intralesional injection of triamcinolone acetonide compared with topical treatments in inducing and maintaining hair growth in patients with alopecia areata? A Critically Appraised Topic. Br J Dermatol. 2014; 170(4): 766−71. https: //doi.org/10.1111/bjd.12863.

[16] Kumaresan M. Intralesional steroids for alopecia areata. Int J Trichology. 2010; 2(1): 63−5. https: //doi.org/10.4103/0974−7753.66920.

第3章 局部免疫疗法

Topical Immunotherapy: Step by Step

Colombina Vincenzi, Benedetta Marisaldi, and Antonella Tosti

引言

局部免疫疗法是一种治疗斑秃（alopecia areata，AA）非常有效的方法。但不建议用于AA活动期且头皮受累面积小于10%的患者，此类病例局部外用和/或皮内注射糖皮质激素可能是更好的选择（见第9章）。

局部免疫疗法通过局部外用自然环境中不存在的有效致敏原诱导和周期性诱发接触性皮炎。常用的化学物质包括以丙酮作为溶剂稀释的方酸二丁酯（squaric acid dibutylester，SADBE）和二苯基环丙烯酮（diphenylcyclopropenone，DPCP）。

化学品特性（表3-1）

SADBE是以方酸为原料酯化合成的，既不存在于自然环境中，也不可能与其他化学

表3-1　SADBE和DPCP的特性

SADBE	DPCP
不存在于自然环境中	不存在于自然环境中
与其他化学品无交叉反应	强致敏物
不致突变	比SADBE价格低廉
4～6℃保存	可室温保存
应严格避光	光照后不稳定

C. Vincenzi (✉) · B. Marisaldi
Dermatology, Private Hospital Nigrisoli, Bologna, Italy

A. Tosti
Fredric Brandt Endowed Professor of Dermatology, Dr. Phillip Frost Department of Dermatology and Cutaneous Surgery, University of Miami Miller School of Medicine, Miami, FL, USA

© Springer Nature Switzerland AG 2020
A. Tosti et al. (eds.), *Hair and Scalp Treatments*, https://doi.org/10.1007/978-3-030-21555-2_3

物质发生交叉反应，也不具有致突变性。由于其不稳定性，应避免与水接触，必须保存在4～6℃的黑暗环境中。

DPCP因可能含有致突变污染物，需要进行纯化。它比SADBE价格更低廉，并且可以在室温下保存。

如何诱导致敏

在开始治疗之前，需要对患者进行致敏。用丙酮稀释的2%SADBE或DPCP溶液（图3-1a）在头皮上进行48小时的封闭式斑贴试验（图3-1b、c）。

必须指导患者不洗头，并注意勿在48小时内取下贴片。在整个治疗期间，也建议避免头皮照光。

由于可能出现炎症后色素异常或在治疗过程中发生色素异常，不应在手臂上进行斑贴试验。

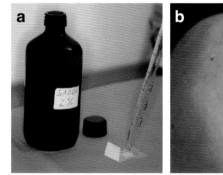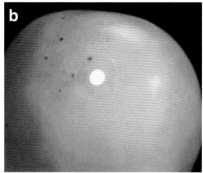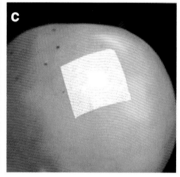

图3-1　将3滴2%的SADBE或2%的DPCP滴在斑贴试验胶布上，敷在头皮的脱发部位，立即用绷带固定

注意：不要在手臂上进行致敏！有发生色素异常的危险，可能在治疗过程中发作！

10～15天后，斑贴试验部位会出现过敏反应（图3-2）。

最近关于SADBE的研究报告称，成功的治疗并不需要最初的湿疹样致敏反应。研究人员指出，在4名选择不进行致敏或没有表现出过敏反应的患者中，所有患者都有新发再生[1]。最近另一项研究中使用了一种改良的DPCP方案，在0.1%DPCP致敏后用0.01%DPCP治疗，即使没有临床症状，也出现了新发再生，同时降低了不良

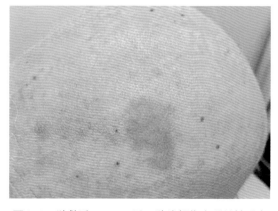

图3-2　贴敷后10～15天，贴片部位出现过敏反应

反应事件的数量和严重程度。同一项研究指出，在达到完全缓解后仍继续接受DPCP治疗的患者，其复发率低于停药组[2]。

如何开始治疗

3周后，患者再次就诊，指导其家属如何涂抹试剂。建议告知患者切勿在没有家属的情况下自行涂抹试剂，因为试剂在意外泄漏时极有可能发生严重的过敏反应。

必须每周用棉签涂抹一次溶液（图3-3）。理想的起始浓度根据斑贴试验获得的皮炎严重程度来决定。治疗的目的是使涂抹区域产生轻度皮炎，可伴或不伴轻度瘙痒。这种反应不会立即出现，而是在用药后几天内出现，通常持续24～36小时。

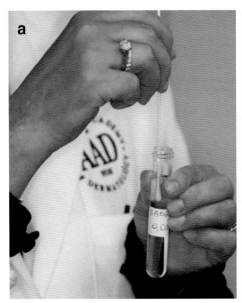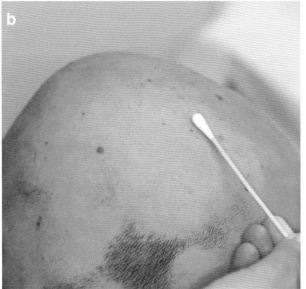

图3-3 用SADBE溶液浸湿棉签并涂抹在脱发部位。再重复涂抹一次

如何继续治疗

每周在家中使用试剂（SADBE或DPCP），患者必须向医师反馈过敏反应。在治疗期间，根据患者的反应调整溶液浓度：如果反应过度，可以降低浓度；反之，则增加浓度。切记在治疗期间，不同患者甚至同一患者适合的浓度都会有所不同。

一旦选择了合适的浓度，应逐步扩大涂抹范围，直至覆盖所有脱发区域。

每3个月进行一次随访（图3-4）。

其他使用免疫疗法治疗的部位

除了头皮外，局部免疫疗法也可用于治疗眉毛AA（图3-5）和胡须AA（图3-6）。由于这些区域的皮肤敏感性较高，建议使用较低浓度的SADBE或DPCP。

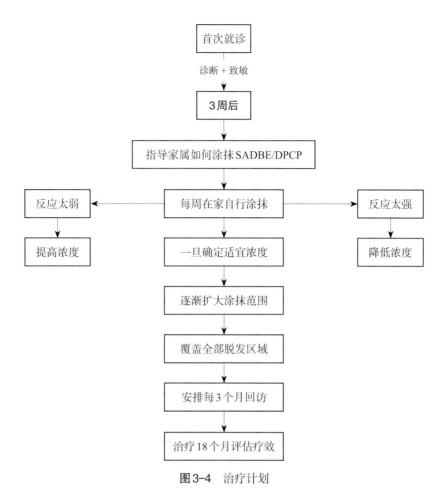

图 3-4　治疗计划

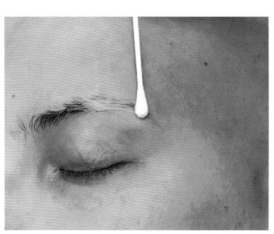

图 3-5　在眉毛 AA 处使用 SADBE

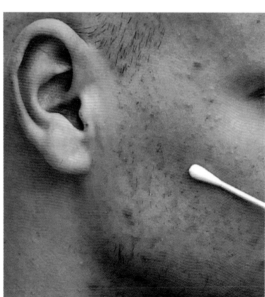

图 3-6　在胡须 AA 处使用 SADBE

疗效评价

要正确评估治疗效果，至少需要18个月。

关于局部免疫疗法的各种临床研究表明，30%患者在治疗6个月后毛发明显再生，78%患者在治疗32个月后毛发明显再生[3]。

如果患者对SADBE反应无效，可以尝试DPCP治疗（反之亦然）。

不良的预后特征包括指甲异常、脱发早发和阳性家族史[4]。

不良反应

在逾30年的使用中，没有报告与局部免疫疗法相关的长期不良反应。观察到的最常见的不良反应是治疗区域内出现水疱或大疱反应（图3-7），这是由浓度选择不正确所致。如果出现这种情况，患者应立即冲洗掉接触致敏剂，并局部外用糖皮质激素类药物。颈部和枕部淋巴结肿大（图3-8）可能在治疗过程中出现，这取决于患者的敏感性。这种表现通

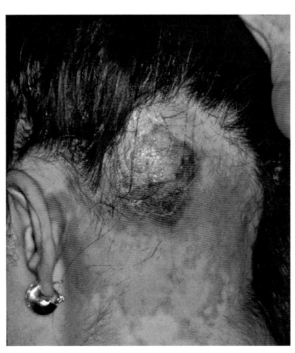

图3-7 对SADBE/DPCP的强烈过敏反应

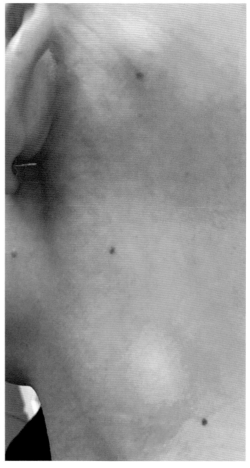

图3-8 淋巴结肿大

常是暂时的，可以通过降低治疗浓度来解决。偶有接触性荨麻疹、弥漫性接触性皮炎和色素紊乱（包括色素沉着、色素减退、雀斑样疹）（图3-9）[5]。在深色皮肤型患者中，色素沉着和色素减退可能经常发生（图3-10）。

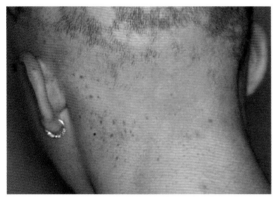

图3-9　对SADBE/DPCP的雀斑样反应

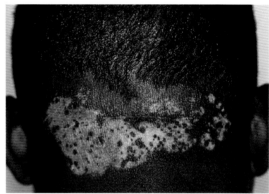

图3-10　色素减退

因致敏原具有强烈致敏性，医疗人员在操作过程中应避免接触患者的皮肤。

治疗反应

一篇综述回顾了AA的接触免疫疗法，50%～60%患者获得了显著的反应，但毛发再生的范围为9%～87%[6]。

62.5%的患者在获得显著毛发再生后出现复发，中位复发时间为2.5年。

治疗前的脱发程度是治疗成功的主要预测因素[7]。在一项对54例不同亚型AA患者接受SADBE治疗的研究中，79.6%的患者毛发完全再生，而对照组只有50%的患者毛发完全再生。病情较重的患者平均需要更长的治疗时间（普秃：45周；全秃：32周；斑片状AA：29周）。在2～8年的随访期内，与对照组相比，接受SADBE治疗的患者复发的严重程度降低[8]。

关于儿童和孕妇

局部免疫疗法也是治疗儿童顽固性AA的有效方法。

由于潜在的致畸作用，以及这些化学物质的透皮吸收程度尚不明确，孕妇应避免使用局部致敏剂。

（白妍双　译，赵颖　校）

参考文献

[1] Vedak P, Kroshinsky D. Squaric acid sensitization is not required for response in the treatment of alopecia areata. J Am Acad Dermatol. 2015; 73: 471-6.

［2］ Choe SY, Lee S, Pi LQ, Keum DI, Lee CH, Kim BJ, Lee WS. Subclinical sensitization with diphenylcyclopropenone is sufficient for the treatment of alopecia areata: Retrospective analysis of 159 cases. J Am Acad Dermatol. 2018; 78(3): 515−21.

［3］ Wiseman MC, Shapiro J, MacDonald N, Lui H. Predictive model for immunotherapy of alopecia areata with diphencyprone. Arch Dermatol. 2001; 137(8): 1063−8.

［4］ van der Steen PH, van Baar HM, Happle R, Boezeman JB, Perret CM. Prognostic factors in the treatment of alopecia areata with diphenylcyclopropenone. J Am Acad Dermatol. 1991; 24 (2 Pt 1): 227−30.

［5］ Tosti A, Piraccini BM, Misciali C, Vincenzi C. Lentiginous eruptions due to topical immuno-therapy. Arch Dermatol. 2003; 139(4): 544−5.

［6］ Rokhsar CK, Shupack JL, Vafai JJ, Washenik K. Efficacy of topical sensitizers in the treatment of alopecia areata. J Am Acad Dermatol. 1998; 39(5 Pt 1): 751−61.

［7］ Ohlmeier MC, Traupe H, Luger TA, Bohm M. Topical immunotherapy with diphenylcyclo propenone of patients with alopecia areata−a large retrospective study on 142 patients with a self-controlled design. J Eur Acad Dermatol Venereol. 2012; 26(4): 503−7.

［8］ Dall'Oglio F, Nasca MR, Musumed ML, La Torre G, Ricciardi G, Potenza C, Micali G. Topical immunomodulator therapy with squaric acid dibutylester (SADBE) is effective treatment for severe alopecia areata (AA): results of an open-label, paired comparison, clinical trial. J Dermatolog Treat. 2005; 16: 10−4.

第 4 章 毛发再生治疗: 微针和富血小板血浆

Regenerative Treatments: Microneedling and PRP

Colombina Vincenzi, Benedetta Marisaldi, and Antonella Tosti

微针

概述

微针是一种微创皮肤导入手段，也被称为经皮胶原诱导（percutaneous collagen induction，PIC），其利用多个细针在皮肤上滚动进行微刺。最早这种治疗方法应用于美容领域，可促进胶原蛋白和弹力纤维的合成，现已广泛用于治疗多种皮肤疾病，包括毛发疾病。

作用机制

微针的作用机制是在表皮和真皮乳头层内产生大量微创伤口，以启动机体的伤口愈合反应。微创伤口会引起微炎症，触发血小板反应，释放血小板源性生长因子，并激活毛囊隆突部位。微针可激活Wnt通路，即上调Wnt3a和Wnt10b的表达。有研究证明这些过程都可以激活毛乳头干细胞及促进毛发生长（图4-1）。

微针还可以通过产生微孔促进药物的头皮导入，根据针头的大小这些微孔可以到达不同水平的皮肤层面。最近的研究表明，优化长度的微针能增加药物渗透性，而没有微针的滚轮效果则不佳[1]。这些结果表明微针可能是增加局部用药疗效的有效手段。

微针设备

微针通常设计为非能量模式和射频模式。非能量模式的设备分为手动和自动。

手动设备包含一个带有不锈钢针的圆柱滚轮设备，该设备能够来回滚动，在真皮乳头层中形成数千个细孔。对于短而稀疏的毛发来说，通常首选手动设备（图4-2）。

C. Vincenzi (✉) · B. Marisaldi
Dermatology, Private Hospital Nigrisoli, Bologna, Italy

A. Tosti
Fredric Brandt Endowed Professor of Dermatology, Dr. Phillip Frost Department of Dermatology and Cutaneous Surgery, University of Miami Miller School of Medicine, Miami, FL, USA

© Springer Nature Switzerland AG 2020
A. Tosti et al. (eds.), *Hair and Scalp Treatments*, https://doi.org/10.1007/978–3–030–21555–2_4

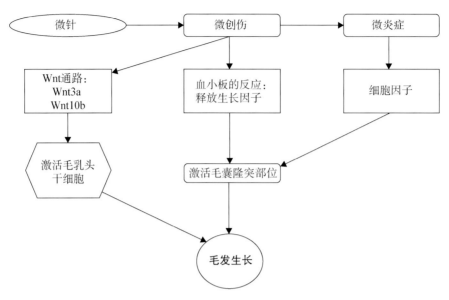

图4-1 微针的起效机制

自动设备是带有刻度针的笔形电子工具，以高达25+次/秒的速度振动并垂直刺入皮肤（图4-3）。该类设备是长发患者的首选。如果使用微针笔，则可以根据针的长度和头皮不同区域的疼痛耐受性调节穿透深度；如果使用手动滚轮，则操作过程中无法调整进针深度（表4-1）。务必使用高质量的器械，以确保针头不会折断而伤害患者的皮肤。

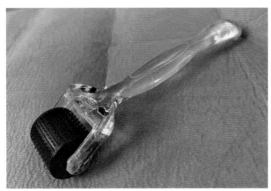

图4-2 手动非能量模式的微针设备

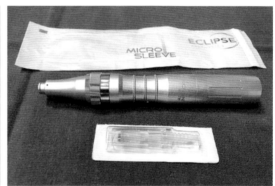

图4-3 自动非能量模式的微针设备

表4-1 手动和自动设备之间的比较

手动设备	自动设备
针长和直径可变，但是注射过程中不可调整	针长和直径可变，注射过程中可调整
水平滚动，可能舒适度不佳	垂直打孔，更舒适
推荐用于短发和稀疏的毛发	推荐用于长发

射频微针将射频能量添加到传统的微针中。射频信号通过部分微针射频装置输送，在成对的绝缘微针之间产生电流，直接对真皮造成热损伤[2]。射频微针可产生与激光相似的结果。

微针操作

首先，治疗前清洁患者毛发很重要。注射前45分钟局部外用表麻膏。麻醉生效后，使用生理盐水溶液或乙醇（酒精）擦除麻醉膏。

根据既往经验，我们更喜欢使用微针笔。使用最小的压力以线性方式在治疗区域移动微针笔，同一区域最多重复三遍（图4-4）。注射终点是在头皮区域实现点状出血或轻度红斑（图4-5）。注射结束后，用生理盐水溶液冲洗血液，并涂上抗生素药膏避免感染。

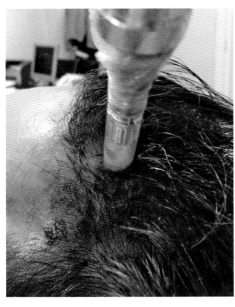
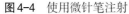
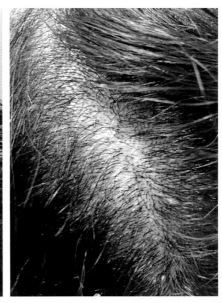

图4-4 使用微针笔注射　　图4-5 微针注射后的点状出血

除了可忍受的疼痛之外，文献中还没有报道过不良反应，这显然取决于个体对疼痛的耐受性。

疗效评估

大多数关于微针治疗毛发疾病的研究都集中在AGA中。Dhurat等最早进行了相关研究，比较了每天2次单独外用5%米诺地尔溶液与外用相同浓度的米诺地尔溶液联合每周一次微针治疗的效果。

治疗12个周后，微针联合米诺地尔组的毛发计数高于另一组[3]。作者评估了4名未成功外用5%米诺地尔和口服非那雄胺的男性使用微针治疗的情况。加入微针治疗后，所有患者均出现比单纯药物治疗更好的效果[4]。

Farid等的另一项研究纳入了40名女性AGA患者，比较了5%米诺地尔单疗法与微针联合富血小板血浆疗法。两组均显示出毛发数量显著增加，但仅使用米诺地尔治疗后毛发生长得更快。作者建议将米诺地尔作为一线治疗药物[5]。

Sasaki的一篇论文中研究了微针联合PRP在AGA中的治疗作用，最终毛发生长情况显著改善[6]。

Lee等进行了一项前瞻性研究，受试者半侧头皮局部使用微针注射生长因子，另半侧使用微针注射生理盐水。与对照组相比，接受生长因子处理的半侧头皮毛发数量增加了10%以上[7]。

所有这些研究表明，微针与其他已确立的疗法（如米诺地尔或非那雄胺）联合使用具有显著的作用。

只有两项研究报道了微针在AA中的应用。Lee等将微针与光动力联合使用以期增强5-氨基乙酰丙酸甲酯（methyl 5-aminolevulinate acid，MAL）的吸收，但未成功[8]。此外，Chandrashekar等将微针联合局部曲安奈德治疗2名AA患者，获得了极好的结果[9]。因此，我们无法肯定微针在AA的治疗中具有明显的功效。

富血小板血浆

概述

富血小板血浆（platelet-rich plasma，PRP）是一种自体的血浆制剂，含有浓缩的血小板、各种可增强人体固有修复和再生能力的生长因子（growth factor，GF）和细胞因子（表4-2）。

表4-2　PRP中主要的GF和相应的功能

GF	主要作用
PDGF	刺激：毛发生长 血管化 血管生成
TGF-β	促进毛发细胞增殖和再生
VEGF	可能调控毛囊周血管生成 在生长期中增加毛囊周围血管的大小
EGF	刺激：血管的生成 毛发细胞增殖 毛发细胞再生
HGF	刺激血管生成
PGF	通过诱导毛发生长期促进毛发生长 促进毛乳头细胞增殖 刺激血管生成
IGF-I	刺激：血管生成 毛发生长

PRP在20世纪70年代首次被用于血液学领域。2006年，Uebel等研究PRP治疗男性型秃发的效果，发现移植PRP预处理过的毛囊单位可以提高毛发存活率，自此PRP被认为能促进毛发生长[10]。

制备PRP的主要目的是获得比标准血小板浓度更高的血浆（1 000 000 ± 200 000）。当将PRP重新注射入机体时，血小板内的颗粒发生脱颗粒，并释放大量GF和细胞因子，促进细胞增殖、迁移、细胞分化和血管生成。由于毛乳头细胞自身会产生一些GF，因此，PRP能增强相关作用。除了GF之外，Wnt的激活也刺激了毛发生长，Wnt可以激活β-catenin，共同促进细胞增殖、存活和血管生成。β-catenin信号在人类毛囊生成和毛发生长周期中至关重要[11]。PRP促进生发的其他途径激活是胞外信号调节激酶（extracellular signal-regulated kinase，ERK）和蛋白激酶B（protein kinase B，AKT），它们可促进细胞存活并防止细胞凋亡（图4-6）。目前，在PRP的制备以及注射方案方面尚未达成共识。

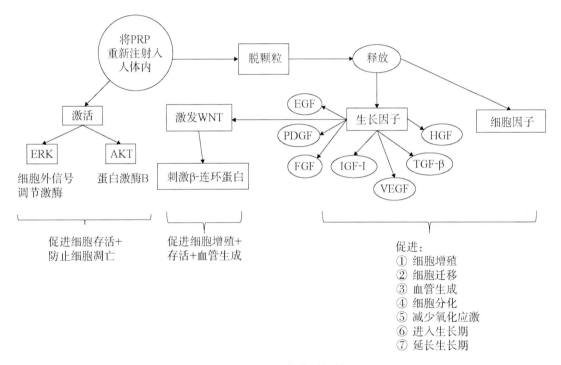

图4-6　PRP的作用机制

制备PRP的方法有两种：开放式和封闭式。通常建议使用封闭式技术，因为患者的血液不会因此暴露在外界环境中。

对于PRP的分类，2009年Dohan Ehrenfest等根据是否存在细胞含量（如白细胞）和纤维蛋白结构将其分为四种主要制剂：① 纯PRP（或乏白细胞PRP），该制剂不含白细胞且在活化后纤维蛋白网络的密度较低。② 白细胞和PRP的混合物，该制剂含有白细胞并在活化后纤维蛋白网络的密度较低。③ 纯富血小板纤维蛋白（platelet-rich fibrin，PRF）（或乏白细胞的PRF），该制剂无白细胞且具有高密度纤维蛋白网络，以活化的凝胶形式存在，无法用于注射。④ 富含白细胞的纤维蛋白和PRF的混合物，这是一种具有白细胞和高密度纤维蛋白网络的制剂[12]。

Mishra等根据白细胞是否存在、其活性程度和血小板浓缩程度提出了另一种分类，这是基于PRP与全血中血小板和白细胞浓度相比有所增加及PRP本身得到活化的基础上得出[13]。

这些分类并不是一致的，为了比较不同研究的疗效，仍然缺乏PRP统一的分类。

PRP的制备

制备过程首先需要使用抗凝试管通过静脉穿刺获得少量血液（通常使用酸性柠檬酸葡萄糖或柠檬酸钠溶液）（图4-7）。

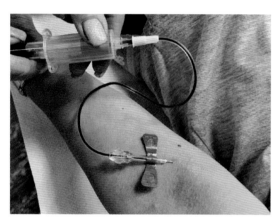

然后根据设备的不同，通过单次或双次离心将血液进行离心。最佳离心时间根据离心机决定。离心后，使用21G×2″ 0.8 mm×50 mm的针头吸出漂浮在试管上部的血浆层，并将其装入3 ml的螺口注射器中（图4-8）。

关于使用PRP前是否需要活化（使用凝血酶或氯化钙）尚存在争议。然而，最

图4-7 静脉抽血制备PRP

近的研究表明，活化并不是必需的，因为血小板会自动释放并发挥作用。

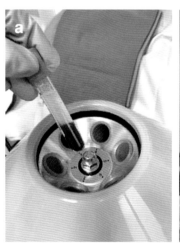
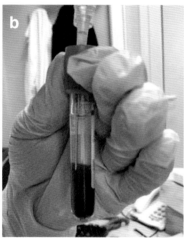
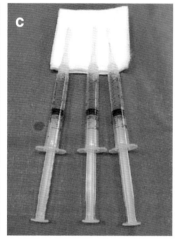

图4-8 a. 离心后漂浮在试管上部的血浆层。b. 使用21G×2″ 0.8 mm×50 mm的针头抽吸血浆。c. 3 ml的螺口注射器

注射方案

注射时，请使用30 G×1/2″的针头。

消毒头皮后，在约1 cm宽的区域内注入0.1 mm的PRP（图4-9）。注射次数取决于PRP的体积和脱发范围。

注射结束后，再次消毒头皮，仔细清洗注射区域。应当告知患者如果注射部位出现水肿，不要过于担心。

PRP的不良反应

最常见的不良反应包括注射区域的水肿、疼痛和瘙痒，通常是暂时性的。可能出现淋巴结病和脱发短期加重，但并不常见。

PRP注射的频率

根据我们的经验，建议每1个或2个月注射PRP，至少进行两次注射。然后根据观察的结果，可以每年2次维持治疗（图4-10）。

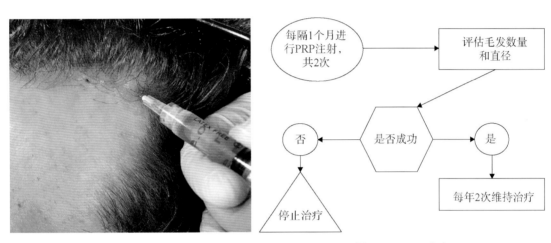

图4-9 前发际线的血浆注射   图4-10 PRP方案

疗效评估

在2018年，Cervantes等收集了所有有关PRP治疗AGA有效性的研究。本综述共纳入12项原始研究，仅有2项研究报道了阴性结果。作者指出，在综述的研究中，缺乏关于PRP应用的标准化草案，并且评估方法也不统一[14]。

在其他毛发疾病中也评估了PRP的疗效，如AA、休止期脱发和毛发扁平苔藓（lichen planopilaris，LPP）。在Trink等最近进行的一项涉及45名男性和女性长期斑秃患者的随机对照试验中，与2.5 mg/ml TA或安慰剂相比，PRP可增加毛发生长[15]。El Taieb等在2016年发表的一项研究中与Trink得出了相同的结论[16]。关于PRP用于LPP，只有Bolanča等进行的一例病例报道，对病灶内类固醇注射无反应的患者使用PRP，最终产生了积极的结果[17]。

PRP联合微针（图4-11）

微针可辅助提高PRP的毛发修复效果。即使评估PRP联合微针治疗毛发疾病的研究很少，并且少数存在的研究主要涉及AGA，但这种疗法仍然很有前景。Shah等对比了微针加PRP联合局部外用米诺地尔（5%）和局部单用米诺地尔（5%）治疗AGA患者的疗效，结果显示6个月后两组的毛发密度显著增加[18]。Jha等研究了PRP联合微针对AGA患者的治疗作用，并在皮肤镜下评估了治疗前后的毛发生长情况，发现第一次治疗后毛发得到生长，治疗后70%的患者拉发试验阴性[19]。

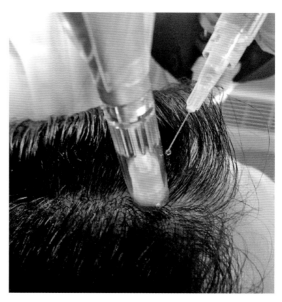

图4-11　PRP联合微针

（周迎慧　译，缪盈　校）

参考文献

[1] Kim YC, Park JH, Prausnitz MR. Microneedles for drug and vaccine delivery. Adv Drug Deliv Rev. 2012; 64(1): 547–68.

[2] Ramaut L, Hoeksema H, Pirayesh A, Stillaert F, Monstrey S. Microneedling: where do we stand now? A systematic review of the literature. J Plast Reconstr Aestheth Surg. 2018; 71(1): 1–14.

[3] Dhurat R, Sukesh M, Avhad G, Dandale A, Pal A, Pund P. A randomized evaluator blinded study of effect of microneedling in androgenetic alopecia: a pilot study. Int J Trichology. 2013; 5(1): 6–11.

[4] Dhurat R, Mathapati S. Response to microneedling treatment in men with androgenetic alopecia who failed to respond to conventional therapy. Indian J Dermatol. 2015; 60(3): 260–3.

[5] Farid CI, Abdelmaksoud RA. Platelet rich plasma microneedling versus 5% topical minoxidil in the treatment of patterned hair loss. J Egypt Women's Dermatol Soc. 2016; 13: 29–36.

[6] Sasaki GH. Microneedling depth penetration, presence of pigment particles, and fluorescein-stained platelets: clinical usage for aesthetic concerns. Aesthet Surg J. 2017; 37: 71–83.

[7] Lee YB, Eun YS, Lee JH, et al. Effects of topical application of growth factors followed by microneedle therapy in women with female pattern hair loss: a pilot study. J Dermatol. 2013; 40: 81–3.

[8] Lee JW, Yoo KH, Kim BJ, Kim MN. Photodynamic therapy with methyl-5-aminolevulinate acid combined with microneedle treatment in patients with extensive alopecia areata. Clin Exp Dermatol. 2009; 35: 548–9.

[9] Chandrashekar B, Yepuri V, Mysone V. Alopecia areata-successful outcome with microneedling and triamcinolone acetonide. J Cutan Aesthet Surg. 2014; 7: 63–4.

[10] Uebel CO, Da Silva JB, Cantarelli D, Martins P. The role of platelet plasma growth factors in male pattern baldness surgery. Plast Reconstr Surg. 2006; 118: 1458–66.

[11] Gupta AK, Carviel J. A mechanism model of platelet-rich plasma treatment for androgenetic alopecia. Dermatol Surg. 2016; 42: 1335–9.

[12] Dohan Ehrenfest DM, Rasmusson L, Albrektsson T. Classification of platelet concentrates: from pure platelet-rich plasma (PRP) to leucocyte-and platelet-rich fibrin (L-PRF). Trends Biotechnol. 2009; 2: 158–67.

[13] Mishra A, Harmon K, Woodall J, Vieira A. Sports medicine applications of platelet rich plasma. Curr Pharm Biotechnol. 2012; 13: 1185–95.

[14] Cervantes J, Perper M, Wong L, Eber A, Villasante Fricke A, Wikramanayake T, et al. Effectiveness of platelet-rich plasma for androgenetic alopecia: a review of the literature. Skin Appendage Disord. 2018; 4: 1–11.

[15] Trink A, Sorbellini E, Bezzola P, et al. A randomized, double-blind, placebo-and active-controlled, half head study to

evaluate the effects of platelet-rich plasma on alopecia areata. Br J Dermatol. 2008; 159(1): 1−22.

[16] El Taieb M, Ibrahim H, Nada E, Al-Din M. Platelets rich plasma versus minoxidil 5% in treatment of alopecia areata: a trichoscopic evaluation. Dermatol Ther. 2016; 30: 1−6.

[17] Bolanča Ž, Goren A, Getaldić-Švarc B, Vučić M, Šitum M. Platelet-rich plasma as a novel treatment for lichen planopillaris. Dermatol Ther. 2016; 29: 233−5.

[18] Shah KB, Shah AN, Solanki RB, Raval RC. A comparative study of microneedling with platelet-rich plasma plus topical minoxidil (5%) and topical minoxidil (5%) alone in androge-netic alopecia. Int J Trichology. 2017; 9(1): 14−8.

[19] Jha AK, Udayan UK, Roy PK, Amar AKJ, Chaudhary RKP. Platelet-rich plasma with microneedling in androgenetic alopecia along with dermoscopic pre- and post-treatment evaluation. J Cosmet Dermatol. 2018; 17: 313−8.

第5章 脱发的激光治疗与光疗

Laser and Light-Based Therapies in the Treatment of Hair Loss

Rachel Fayne, Nelson Sanchez, and Antonella Tosti

引言

激光治疗和光疗主要包括低能量激光、点阵光疗、准分子激光及其他激光，近年来逐渐成为受脱发患者欢迎的治疗方式。

激光发射特定波长的光，作用于组织中的特定发色团，在对周围组织造成最小损害的情况下引起有针对性的热反应[1]。临床治疗效果是由局部热损伤所产生的一系列反应诱发的。20世纪60年代，匈牙利科学家Endre Mester试图重复美国Paul McGuff进行的一项使用红宝石激光治愈大鼠恶性肿瘤的实验[2]，并偶然发现了低能量激光或光疗。Mester的激光能量比McGuff的低许多。虽然他没有成功治愈任何肿瘤，但他第一次观察到低能量激光可以诱导毛发生长并促进伤口愈合。这种作用的产生被称为光生物调节或靶组织的生物刺激过程[3]。这一偶然发现是当今市场上种类繁多的弱激光疗法（low-level laser therapy，LLLT）产品的基础原理。

仅在过去的两年里，FDA 510（K）已经批准的上市前产品公告清单中被归类为激光生发、生发梳或毛发产品的数量几乎翻了一倍，达到50种。这意味着该类设备被证明至少是安全有效的。本章将总结适用于脱发患者的各种形式的激光和光设备的最新知识，并概述治疗策略、设备参数和适应证，以指导临床医师实现最佳的脱发患者管理。

诊断和治疗前的注意事项

患者脱发的类型决定了所使用的设备。对于AGA患者，可选择LLLT和点阵激光。AA患者可以选择准分子激光或点阵激光。对于毛发扁平苔藓或其变异型，如FFA患者，

R. Fayne · N. Sanchez (✉)
Dr. Phillip Frost Department of Dermatology and Cutaneous Surgery, University of Miami
Miller School of Medicine, Miami, FL, USA
e-mail: nsanchez@med.miami.edu

A. Tosti
Fredric Brandt Endowed Professor of Dermatology, Dr. Phillip Frost Department of Dermatology and Cutaneous Surgery, University of Miami Miller School of Medicine, Miami, FL, USA

© Springer Nature Switzerland AG 2020
A. Tosti et al. (eds.), *Hair and Scalp Treatments*, https://doi.org/10.1007/978-3-030-21555-2_5

准分子激光可能有效，但LLLT的疗效尚待验证（表5-1）。

表 5-1 常见脱发疾病使用激光设备概述

使用设备	治疗方法
AGA	
铒激光	5～12次治疗，治疗间隔约2周[5,6]
铥激光	12次治疗，治疗间隔1周，同时局部应用GF血清[12]
激光生发梳 （HairMax® LaserComb，NutraStim Laser Hair Comb，HairMax® LaserBand）	每周使用3次，每次8～15分钟[24-27]
激光生发帽/头盔 （iRestore Laser Hair Growth System，Thermadome Hair Growth Helmet，Capillus Pro Laser Cap，iGrow laser helmet，Oaze Hair Beam）	每天或隔天使用6～30分钟[28-33]
激光设备 （"Cold" X5 HairLaser，Apira Science Revage 670，Sunetics International laser，Capillus Office Pro）	"Cold" X5：使用15分钟，最长使用26周[34] Sunetics International，Apira Science Revage：每周使用2次，每次20分钟，最长可达6个月。如果需要额外的治疗，每个月2次，每次20分钟，持续6个月[35]
AA	
铒激光	每2～3周使用一次，持续3～6个月[8,9,11]
CO_2激光	1～6次治疗，间隔2～4周[15,16]
准分子激光	每周使用2次，持续至少12周[39-46]
脉冲激光 （The Super Lizer™，Pulsed Diode）	Super Lizer™：每1～2周使用3分钟，最长周期5个月[49] Pulsed Diode：每周使用1次，持续1个月[50]
毛发扁平苔藓	
准分子激光 LLLT	每周使用2次，最多16次[47,48] 每周使用3次
前额纤维化性秃发	
准分子激光	每周使用2次，最多16次[47,48]

点阵激光治疗前使用表面麻醉剂可能有益于部分疼痛阈值较低的患者。许多治疗设备都有内置或可选择的冷却喷雾，可在每次激光脉冲治疗时同时进行冷却，以增加患者的舒适性。治疗后进行局部皮肤的冰敷或冷敷可能会使患者感觉更舒服，并且减少炎症后反应。

对于既往有疱疹病毒感染病史的患者，应在点阵激光治疗之前、期间和之后分别进行预防性抗病毒治疗。

对于脱发患者，激光治疗通常与其他治疗方式联合使用，包括外用米诺地尔、5-α 还原酶抑制剂和外用/皮内注射糖皮质激素。

点阵激光

概述

点阵激光通常可用于治疗萎缩性瘢痕，并最大限度地缩小毛孔和逆转皮肤光老化来改善皮肤状态。然而，一些临床研究已经开始验证点阵激光，包括铒激光、铊激光和二氧化碳激光在脱发治疗中的作用。每种治疗方法具有不同的治疗参数，因此，需要不同的操作规程以获得最佳疗效。但目前为止有效性的评估证据仍然不足。

作用机制

点阵激光器的原理为点阵热分解（fractional thermolysis，FT）作用。这一原理与传统激光技术的原理略有不同。FT以跳跃性和重复性为特征的模式对目标皮肤造成热损伤，以最大限度地减少不良反应[4]。虽然FT诱导毛发生长的确切机制尚不清楚，但目前认为其与真皮重塑有关。激光热损伤后，真皮组织通过细胞因子的诱导和GF（包括TGFB和IGF-Ⅰ）的表达来增加血流量，从而促进毛发生长[5,6]。此外，激光治疗可通过分子信号上调增加Wnt和β-catenin的分子水平，从而促进毛发生长周期的转变，进一步促进毛发生长[7]。

治疗设备、能量设置、治疗方案（表5-2）

铒激光

当能量为5～15 mJ时，1550 nm铒激光的治疗效果显著[5,6,8-11]。为避免毛干损伤，须采取低能量方式。激光治疗不应该过于频繁（每周大于2次），因为高频率的治疗方式可能会诱发毛囊周围纤维化，从而阻碍毛发进一步生长[5]。最佳治疗周期为2周1次[5,6,8]。

AGA患者可能需要维持激光治疗以避免远期的毛发密度下降，这一现象最早可以出现在停止治疗后的4个月内[5]。AA患者实现脱发区域毛发的完全再生相对需要较短的治疗周期[9,11]。

铊激光

点阵铊激光波长为1927 nm。当操作能量为4～6 mJ时，治疗疗程为每周1次，超过12周疗程时，该激光治疗可有肯定的临床疗效。但在结束激光治疗后数月可观察到毛发密度的降低。因此，持续性的长程治疗是必要的，以最大限度地改善患者的脱发[12]。

此外，铊激光还可以用于辅助毛发修复治疗，其可与毛乳头周围注射多聚脱氧核糖核苷酸（polydeoxyribonucleotide，PDRN）协同帮助毛发再生[13]。

CO_2激光

剥脱性CO_2激光的波长为10600 nm，允许较高的能量治疗（10～50 mJ），以及较低的光斑密度（100～300斑点/cm²）。每次治疗结束后可观察到毛发生长，而且对于此类激

表5-2 点阵激光治疗脱发的研究概述

文献	研究对象	波长（nm）	能量（mJ）	密度（斑点/cm²）	总疗程	治疗间隔（周）	结果	后续随访（月）	不良反应ᵃ
铒激光									
Kim等[5]（预试验）	MPHL（n=20）	1 550	5	300	5	2	毛发密度增加；毛发生长率增加；生长期/休止期比例增加	1	毛干断裂，毛皮及毛皮质损伤，一过性毛发脱落
Meephansan等[6]（前瞻性，非随机化）	MPHL，FPHL（n=23）	1 550	6	300	12	2	毛发密度，毛干直径增加；终毛数目增加；毳毛/非毳毛比降低	5	未报道
Lee等[8]（前瞻性，非随机化）	AA（n=28）	1 550	6	800	10	2	毛发厚度增加	5	一过性瘙痒
Eckert等[9]（病例报告）	AA（n=5）	1 550	6~8	未报道	2~3	3~6	视觉整体改善评分提高；3个月内毛发完全恢复或几乎完全恢复	24~48	未报道
Cho等[10]（病例报告）	多种类型脱发（n=17）	1 550	6~8	300	8~22	未报道	70.6%的患者有毛发生长	2	未报道
Yoo等[11]（案例报告）	AA（n=1）	未报道	10~15	300	24	1	治疗6个月后毛发完全再生且随访期内未复发	6	未报道
铥激光									
Cho等[12]（盲法对照小鼠模型）	MPHL（n=10）	1 927	4~6	未报道	12	1	毛发密度增加；毛发厚度增加	3	未报道

（续表）

文献	研究对象	波长（nm）	能量（mJ）	密度（斑点/cm²）	总疗程	治疗间隔（周）	结果	后续随访（月）	不良反应 [a]
CO_2									
Cho 等[10]（病例报告）	多种类型脱发（n=17）	10 600	30~50	150	8~22	未报道	70.6%的患者毛发再生长；终毛数目增加	2	未报道
Bae 等[14]（小鼠模型）	C57BL/6小鼠（n=6）	10 600	10~30	100~300	1	不适用	生长期毛发比例增加；观察到不同程度的毛发生长	不适用	激光能量或密度偏高会诱发瘢痕形成
Yalici 等[15]（前瞻性，对照性）	AA（n=32）	30 W	10~45	75~100	3~6	2~4	与对照组相比未观察到平均毛发密度的改善	1	未报道
Issa 等[16]（前瞻性，非随机化）	AA（n=3）	60 W	60 mJ/pixel	Not reported	1~6	3	1个月内第一疗程治疗结束后即可观察到临床症状改善	12	未报道

注：a 此表中未列出所有类型激光治疗常见的不良反应（包括短暂疼痛、瘙痒或足红斑）。

光治疗，持续高达 22 次的治疗疗程是安全的[10,14]。其他 CO_2 激光以瓦特为单位评估能量。较高的能量往往导致患者难以耐受的疼痛症状，而在以较低的 30 W 能量治疗时难以观察到明显的临床疗效，局部麻醉后治疗可增加患者可耐受的治疗能量值[15]。在能量设置为 60 W 的情况下，每隔 3 周进行 1 ~ 6 次治疗后可观察到临床改善[16]。

不良反应

几乎在所有使用点阵激光治疗脱发的案例中均报道患者出现轻微疼痛感。一过性红斑、结痂和瘙痒也有报道。较严重的、持续时间较久的不良反应通常是由较高的激光能量引起。对于铒激光治疗，较高的能量设置可能会损伤毛干并且破坏毛小皮和毛皮质。除非采取额外的保护措施，否则应注意激光能量不要超过 5 ~ 15 mJ[5]。同样，使用剥脱性 CO_2 激光时，能量需小于 10 mJ/点，密度小于 300 点 /cm^2，因为高能量密度的激光治疗可能导致纤维化瘢痕形成，使得远期毛发密度降低的概率增加[10]。有疱疹病毒感染史的患者建议采取预防措施。

LLLT
引言

LLLT 已被广泛研究，无论是单独作为治疗手段，还是作为传统疗法（如外用米诺地尔和口服非那雄胺）的辅助治疗，对于 AGA 患者均有较好的疗效[17]。LLLT 具有安全、方便、可推广使用的优势，因此，可能为对其他治疗方法不满意的患者提供了一种可供选择的替代治疗方案。

作用机制

虽然 LLLT 影响毛发生长的确切作用机制尚不清楚，但目前已有学者提出了多种理论设想。LLLT 可以通过产生活性氧和各种抗氧化剂加速细胞更新，创造一个有益于毛发生长的微环境[18]。它还可能激活线粒体功能，从而促进细胞新陈代谢和毛发生长[19,20]。还有研究表明，LLLT 治疗后头皮局部炎症减轻，这种作用可能会促进毛发生长[21-23]。初步研究数据和作者的个人临床经验提示 LLLT 治疗可有助于 AGA 伴发炎症性头皮疾病的患者，甚至有助于减轻毛发扁平苔藓和其他类型瘢痕性秃发的炎症状态（图 5-1 和图 5-2）[24]。

治疗设备、能量设置、治疗方案（表 5-3）

概述

LLLT 的一个主要优势是该类产品大多是 FDA 批准的家用产品。这些设备能在零售商处以不同的价格购买。市售设备的形式多种多样、作用机制相同，但以不同的方式将光束传递到头皮。LLLT 相较点阵激光使用更频繁。通常，建议每天使用以获得最大治疗效果。每种激光治疗仪器的能量设置是固定的。

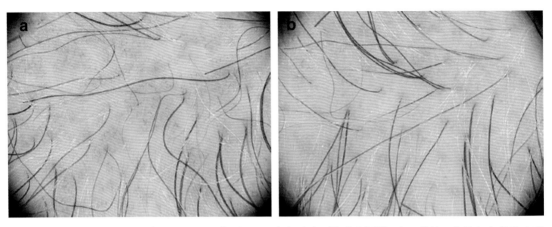

图5-1　a.与脂溢性皮炎相关的AGA。b.使用LLLT头盔治疗4周后（每周3次，持续3个月）患者头皮炎症改善

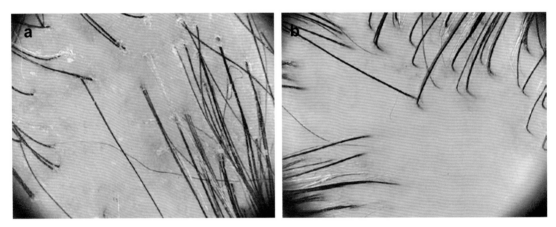

图5-2　毛发扁平苔藓治疗前（a）和治疗后（b）在抗疟药和局部类固醇激素治疗的基础上加用LLLT，可见毛周管型显著减少（b）

激光梳

首个获FDA批准的LLLT设备是HairMax®LaserComb。该产品是一款手持设备，配备激光发生模块，可模拟9、11或15束光柱，每束光的波长为655 nm[25]。激光梳需要使用者自行更换头皮治疗区域，但其优点在于允许在使用过程中将头发分开，从而使光束更好地穿透头皮。这种设计最适合女性，尤其是留有长发的女性，这样光束能够更好地穿透头皮，更有效地传递能量而不会被头发遮盖阻挡。每周使用3次，每次8～15分钟，持续约6个月，就可以看到临床改善[25-28]。FDA批准的其他类似激光梳的产品包括NutraStim激光生发梳和HairMax®LaserBand。

激光生发帽和头盔

帽子或头盔形状的激光设备旨在提供完整的头皮覆盖。与梳子相比，这种设计的一个优点是患者只需将帽子置于头顶，激光束就会均匀地分布到整个头皮。此类产品发射波长为630～670 nm的光束，激光能量密度为47～67 mJ/cm^2[29-34]。整个治疗疗程为4～6

表 5-3 LLLT治疗脱发的研究概述 [a]

研　究	设　备	研究对象	波长（nm）	能量设置	治疗疗程	结　果
激光生发梳						
Jimenez等[25]（双盲、随机、对照研究）	HairMax LaserComb	MPHL，FPHL（n=269）	655	7、9、12光束模式	每周使用15、11或8分钟（分别使用7束、9束和12束型号）3次、持续26周	增加男性/女性终毛密度；主观明显改善脱发状态、毛干直径、毛发密度
Leavitt等[24]（双盲、随机、对照研究）	HairMax LaserComb	MPHL（n=110）	655	9光束模式	每周3次、每次15分钟、连续使用26周	增加平均终毛密度；毛发的主观满意度增加
Munck等[26]（回顾性、观察性研究）	HairMax LaserComb	MPHL，FPHL（n=32）	655	未报道	每周3次、每次8～15分钟、连续使用24个月	87%的患者视觉整体改善评分显示脱发改善；治疗3个月观察到疗效
Satino等[27]（回顾性、非对照性研究）	HairMax LaserComb	MPHL，FPHL（n=35）	655	9光束模式	每隔一天使用10分钟、连续6个月	毛发密度增加；生长期/休止期增加；患者满意度增加
激光生发头盔						
Lanzafame等[28]（双盲、随机、对照研究）	TOPHAT655（LD[b]+LED）	FPHL（n=42）	655	67 J/cm²	每隔一天使用25分钟、持续16周	与基线水平相比，毛发数量的变化增加；与对照相比，毛发生长增加37%
Lanzafame等[29]（双盲、随机、对照研究）	TOPHAT655（LD+LED）	MPHL（n=41）	655	67.3 J/cm²	每隔一天使用25分钟、持续16周	与基线水平相比，毛发数量的变化增加；与对照相比，毛发生长增加35%
Kim等[30]（双盲、随机、对照研究）	Oaze（LD+LED）	MPHL，FPHL（n=40）	LD：650 LED：630、660	47.9 J/cm²	连续24周、每天使用18分钟	与对照组相比，平均毛发密度和厚度增加

（续表）

研　究	设　备	研究对象	波长（nm）	能量设置	治疗疗程	结　果
Friedman等[31]（双盲，随机，对照研究）	HANDI-DOME	MPHL，FPHL（n=40）	650	2.34 mW/cm²	每隔一天使用30分钟，持续17周	与对照组相比，毛发数量比基线增加了51%
Esmat等[32]（随机化，前瞻性研究）	iGrow®（LD＋LED）	FPHL（n=45）	LD：655 LED：650～670	< 5 mW	每隔一天使用25分钟，持续4个月	64.4%的患者有明显疗效；平均毛发密度显著增加；局部联合应用米诺地尔效果最好
Barikbin等[33]（随机化，对照性，前瞻性研究）	激光帽（红光）、激光扫描仪（红光+红外线激光）	MPHL，FPHL（n=90）	激光帽：655 激光扫描仪：655，808	激光帽：3 J/cm² 激光扫描仪：2 J/cm²，1 J/cm²	每周使用3次，最多4个月	与对照组相比，终毛密度相较基线水平增加
其他						
Blum等[34]（初步研究，非随机，非对照）	X5 "Cold" HairLaser（LD）	MPHL（n=119）	650	15光束模式，< 100 mW	每周使用3次，每次10—15分钟，持续26周	从基线水平呈现显著毛发生长趋势，且平均毛发数量显著增加
Avram等[35]（非随机化，前瞻性研究）	Sunetics International laser	MPHL，FPHL（n=7）	650	5 mW	每周使用2次，每次20分钟，持续3～6个月	平均毛囊毛发数减少；终毛密度增加；平均毛干直径增加（结果无统计学意义）
Kim等[36]（非随机化，前瞻性研究）	便携式光源（红光+红外线激光器）	MPHL（n=24）	红光：655 红外线：780	未报道	每天使用10分钟，持续14周	头顶和枕部的毛发密度显著增加；生长期/休止期增加；83.3%的患者自觉治疗满意

注：a 此表未记录所有激光和光疗方法普遍存在的不良反应（即短暂疼痛、瘙痒或红斑）。
b LD表示激光二极管，LED表示发光二极管。

个月，每天或每隔一天使用设备15 ～ 30分钟，可增加AGA患者的毛发密度和毛发直径[29-34]。FDA批准的头盔设备包括iRestore激光毛发生长系统、Thermadome毛发生长头盔、iGrow激光头盔、Oaze发束和Capillus激光帽。

诊室用激光设备

下述三种利用LLLT原理的诊室用激光设备适用于临床医师。此类设备带有100个或更多的激光二极管的光面板，远远多于上述的家用设备。其中一个激光设备为手持650nm的"Cold" X5 HairLaser™，用于男性AGA患者，每日15分钟，持续使用26周[35]。Suntics International（美国内华达州拉斯维加斯）开发了一种帽状激光设备，波长650 nm，光通量为5 mW。该设备可每周使用2次，每次20分钟，持续长达6个月以观察疗效[36]。670 nm的Apira Science Revage 670是另一种类似于Suntics激光器的诊室用激光设备。文献报道其为一种结合655 nm红光和780 nm红外光的便携式光源，可以安全地用于男性AGA患者，每天使用10分钟[37]。

不良反应

通常LLLT的不良反应最小，此为FDA已明确其家用安全性的原因。通常报道的不良反应包括轻度感觉异常、烧灼感、荨麻疹或皮肤干燥、瘙痒和头痛[17]。曾有文献报道一例在使用LLLT激光生发帽后引起的严重牛皮癣样接触性皮炎的案例，但这很可能是由生发帽材质中的过敏原诱发[38]。

其他治疗脱发的激光或光疗设备

准分子激光

308 nm的准分子激光可用于治疗AA、毛发扁平苔藓和FFA。一般认为其作用机制为诱导T细胞凋亡和免疫应答降低[39]。对于AA患者，能量设置应从50 mJ/cm² 开始，随着治疗疗程的延长逐渐增加强度。治疗方案通常为每周2次，除非在治疗期间观察到不良反应，否则可在隔次治疗期间递增50 mJ/cm²能量，持续至少12周。和其他激光一样，常见的不良反应是红斑和轻微疼痛，但即使儿童也可耐受治疗[40-47]。毛发扁平苔藓或其变异型（包括FFA和Graham Little-Piccardi-Lassueur综合征）的脱发患者，在总平均能量为4300 mJ/cm²，每周2次半侧头皮治疗，持续6 ～ 16个疗程中同样观察到脱发改善。这些患者可以通过同时使用非那雄胺、羟氯喹和（或）局部外用他克莫司与准分子激光治疗产生协同效应[48,49]。然而，长期使用准分子激光会增加皮肤肿瘤患病风险。

脉冲激光

Super Lizer™可发射线性偏振红外线激光，输出功率高，波长范围600 ～ 1 600 nm[50]。该设备的最大能量级为1.8 W，但对于AA的治疗，临床研究的最大能量级为1.26 W。高能量级能够保证其深入作用于皮下组织，但脉冲光可防止热损伤。每1 ～ 2周使用3分钟，最长持续治疗5个月，治疗安全且效果显著[50]。904 nm脉冲半导体激光是另一种有望治疗斑秃的方法。平均能量为 1.2 mW，每秒 40 脉冲，可以每周使用，持续治疗 1 个月，以观察持久的临床效果[51]。但仍缺乏脱发治疗疗效的临床证据。

注意事项

肤色较深的患者，特别是 Fitzpatrick Ⅴ～Ⅵ型皮肤的患者，更容易出现激光治疗或光疗的不良反应。对于肤色较深的患者，最适合的激光之一是 2940 nm Nd：YAG，但其主要用途是脱毛[52]。已有 Nd：YAG 用于毛发生长的研究，有证据表明，低能量（10 mJ/cm²）和脉冲间隔 > 30 ms 可能会产生预期的治疗结果[15]。激光或光疗后局部使用类固醇可能有助于减少任何皮肤类型患者的炎症后色素沉着，并可能有助于减少肤色较深皮肤患者预期的不良反应[53]。

有活检证实的头皮恶性肿瘤病史为头皮激光或光疗的禁忌证，因为光诱导的新陈代谢反应可能会刺激潜在癌细胞的新陈代谢[54-56]。部分观点认为有癫痫病史同样为治疗禁忌证，因为特定的光频率可能会诱发癫痫发作[54]。孕妇可以安全地使用激光和光疗，因为其最大穿透深度也不足以影响胎儿。然而，建议避免照射腹部和阴道内区域[57]。患者应注意避免照射甲状腺区域，因为这可能会对甲状腺激素产生生物刺激作用。同时也应避免直接照射视网膜[54,58]。十分重要的是，应考虑到患者可能正在服用光敏性药物或处于光敏感状态，如系统性红斑狼疮（systemic lupus erythematosus，SLE）。根据美国激光外科委员会的观点，确诊 SLE 是激光脱毛的绝对禁忌证。由于许多用于脱毛的激光光谱与治疗脱发的激光光谱类似，因此 SLE 患者的激光治疗应极其谨慎。幸运的是，除了 308 nm 准分子激光之外，大多数光毒性药物对紫外线（ultraviolet，UV）都表现出不良反应，紫外线的波长低于本章所描述的激光设备波长。然而，氟喹诺酮类药物可能在紫外光和可见光波长下都表现出光毒性效应，因此，应该谨慎地将其与激光或光疗同时使用[59]。有反复疱疹感染史的患者应服用抗病毒药物。

应用前景

目前限制激光和光疗改善脱发状态的最重要因素之一是其诱导毛发生长的确切机制仍不十分清楚。2017 年，研究发现皮肤和生长期毛囊中存在一类被称为视蛋白受体的光感受器：OPN2（视紫红质）和 OPN3（全整蛋白，感光视觉蛋白）。基于此，使用能量密度为 3.2 J/cm² 的 453 nm 蓝光进行更精确的靶向治疗可以显著延长毛发生长期，这种效应与持续光刺激的毛发增殖相关[60]。该研究中使用的专业设备基于 LED 原理，照明区由 24 孔板组成（荷兰飞利浦公司）[60]。进一步研究毛囊相关受体和其他特异性受体有助于指导未来脱发的光治疗，以为患者提供更好、更持久的治疗效果。

结论

激光和光疗治疗脱发是一个新兴领域。与传统疗法相比，它展现出许多优势。自 2007 年多种设备获 FDA 首次批准以来，市场份额逐年增长和扩大。如今有多种家用 LLLT 设备可供选择，价格从199～1 199美元不等，取决于设备的总输出功率、二极管类型及连续或脉冲式发射模式[61]。像HairMax®LaserComb或NutraStim激光毛发梳这样的设备通常尺寸和功率都较小，因此，市场价格偏低[61]。点阵激光、准分子激光和其他激光同样观察到良好的治疗效果，通常可以作为专业医疗机构的诊室内治疗设备，价格因供应商而异。由于前期研究和临床试验观察到良好疗效，且已报道的不良反应最小，激光和光疗对于对传统疗法不满意的患者来说是一种有吸引力的治疗选择，而且可以在较少需要患者维护的同时提供更持久的治疗效果。

（张雪文君　译，张悦　校）

参考文献

[1]　Anderson RR, Parrish JA. Selective photothermolysis: precise microsurgery by selective absorption of pulsed radiation. Science. 1983; 220(4596): 524−7.

[2]　McGuff PE, Deterling RA Jr, Gottlieb LS. Tumoricidal effect of laser energy on experimental and human malignant tumors. N Engl J Med. 1965; 273(9): 490−2.

[3]　Hamblin MR. Photobiomodulation or low-level laser therapy. J Biophotonics. 2016; 9(11−12): 1122−4.

[4]　Gold MH. Update on fractional laser technology. J Clin Aesthet Dermatol. 2010; 3(1): 42−50.

[5]　Kim WS, Lee HI, Lee JW, Lim YY, Lee SJ, Kim BJ, et al. Fractional photothermolysis laser treatment of male pattern hair loss. Dermatol Surg. 2011; 37(1): 41−51.

[6]　Meephansan J, Ungpraphakorn N, Ponnikorn S, Suchonwanit P, Poovorawan Y. Efficacy of 1, 550−nm erbium-glass fractional laser treatment and its effect on the expression of insulin-like growth factor 1 and Wnt/beta-catenin in androgenetic alopecia. Dermatol Surg. 2018; 44(10): 1295−303.

[7]　Ke J, Guan H, Li S, Xu L, Zhang L, Yan Y. Erbium: YAG laser (2, 940 nm) treatment stimulates hair growth through upregulating Wnt 10b and beta-catenin expression in C57BL/6 mice. Int J Clin Exp Med. 2015; 8(11): 20883−9.

[8]　Lee GY, Lee SJ, Kim WS. The effect of a 1550 nm fractional erbium-glass laser in female pattern hair loss. J Eur Acad Dermatol Venereol. 2011; 25(12): 1450−4.

[9]　Gundin NL, Eckert MM, Crespo RL. Alopecia areata: good response to treatment with fractional laser in 5 cases. J Cosmetol Trichology. 2016; 2: 108. https: //doi. org/10.4172/2471−9323.1000108.

[10]　Cho S, Choi MJ, Zheng Z, Goo B, Kim DY, Cho SB. Clinical effects of non-ablative and ablative fractional lasers on various hair disorders: a case series of 17 patients. J Cosmet Laser Ther. 2013; 15(2): 74−9.

[11]　Yoo KH, Kim MN, Kim BJ, Kim CW. Treatment of alopecia areata with fractional photother-molysis laser. Int J Dermatol. 2010; 49(7): 845−7.

[12]　Cho SB, Goo BL, Zheng Z, Yoo KH, Kang JS, Kim H. Therapeutic efficacy and safety of a 1927−nm fractionated thulium laser on pattern hair loss: an evaluator-blinded, split-scalp study. Lasers Med Sci. 2018; 33(4): 851−9.

[13]　Cho SB, Zheng Z, Kang JS, Kim H. Therapeutic efficacy of 1, 927−nm fractionated thulium laser energy and polydeoxyribonucleotide on pattern hair loss. Med Laser. 2016; 5: 22−8.

[14]　Bae JM, Jung HM, Goo B, Park YM. Hair regrowth through wound healing process after ablative fractional laser treatment in a murine model. Lasers Surg Med. 2015; 47(5): 433−40.

[15]　Yalici-Armagan B, Elcin G. The effect of neodymium: yttrium aluminum garnet and fractional carbon dioxide lasers on alopecia areata: a prospective controlled clinical trial. Dermatol Surg. 2016; 42(4): 500−6.

[16]　Issa MC, Pires M, Silveira P, Xavier de Brito E, Sasajima C. Transepidermal drug delivery: a new treatment option for areata alopecia? J Cosmet Laser Ther. 2015; 17(1): 37−40.

[17]　Darwin E, Heyes A, Hirt PA, Wikramanayake TC, Jimenez JJ. Low-level laser therapy for the treatment of androgenic alopecia: a review. Lasers Med Sci. 2018; 33(2): 425−34.

[18]　Lubart R, Eichler M, Lavi R, Friedman H, Shainberg A. Low-energy laser irradiation promotes cellular redox activity. Photomed Laser Surg. 2005; 23(1): 3−9.

[19]　Eells JT, Wong-Riley MT, VerHoeve J, Henry M, Buchman EV, Kane MP, et al. Mitochondrial signal transduction in accelerated wound and retinal healing by near-infrared light therapy. Mitochondrion. 2004; 4(5−6): 559−67.

[20]　Pastore D, Greco M, Passarella S. Specific helium-neon laser sensitivity of the purified cytochrome c oxidase. Int J Radiat Biol. 2000; 76(6): 863−70.

[21] Sakurai Y, Yamaguchi M, Abiko Y. Inhibitory effect of low-level laser irradiation on LPS-stimulated prostaglandin E2 production and cyclooxygenase-2 in human gingival fibroblasts. Eur J Oral Sci. 2000; 108(1): 29-34.

[22] Arany PR, Nayak RS, Hallikerimath S, Limaye AM, Kale AD, Kondaiah P. Activation of latent TGF-beta1 by low-power laser in vitro correlates with increased TGF-beta1 levels in laser-enhanced oral wound healing. Wound Repair Regen. 2007; 15(6): 866-74.

[23] de Lima FM, Villaverde AB, Albertini R, Corrêa JC, Carvalho RL, Munin E, et al. Dual effect of low-level laser therapy (LLLT) on the acute lung inflammation induced by intestinal ischemia and reperfusion: action on anti- and pro-inflammatory cytokines. Lasers Surg Med. 2011; 43(5): 410-20.

[24] Fonda-Pascual P, Moreno-Arrones OM, Saceda-Corralo D, et al. Effectiveness of low level laser therapy in lichen planopilaris. J Am Acad Dermatol. 2018; 78(5): 1029-3.

[25] Leavitt M, Charles G, Heyman E, Michaels D. HairMax LaserComb laser phototherapy device in the treatment of male androgenetic alopecia: a randomized, double-blind, sham device-controlled, multicentre trial. Clin Drug Investig. 2009; 29(5): 283-92.

[26] Jimenez JJ, Wikramanayake TC, Bergfeld W, Hordinsky M, Hickman JG, Hamblin MR, et al. Efficacy and safety of a low-level laser device in the treatment of male and female pattern hair loss: a multicenter, randomized, sham device-controlled, double-blind study. Am J Clin Dermatol. 2014; 15(2): 115-27.

[27] Munck A, Gavazzoni MF, Trueb RM. Use of low-level laser therapy as monotherapy or concomitant therapy for male and female androgenetic alopecia. Int J Trichology. 2014; 6(2): 45-9.

[28] Satino JM, Markou M. Hair regrowth and increased hair tensile strength using the HairMax LaserComb for low-level laser therapy. Int J Cosmet Surg Aesthet Dermatol. 2003; 5(2): 113-7.

[29] Lanzafame RJ, Blanche RR, Chiacchierini RP, Kazmirek ER, Sklar JA. The growth of human scalp hair in females using visible red light laser and LED sources. Lasers Surg Med. 2014; 46(8): 601-7.

[30] Lanzafame RJ, Blanche RR, Bodian AB, Chiacchierini RP, Fernandez-Obregon A, Kazmirek ER. The growth of human scalp hair mediated by visible red light laser and LED sources in males. Lasers Surg Med. 2013; 45(8): 487-95.

[31] Kim H, Choi JW, Kim JY, Shin JW, Lee SJ, Huh CH. Low-level light therapy for androgenetic alopecia: a 24-week, randomized, double-blind, sham device-controlled multicenter trial. Dermatol Surg. 2013; 39(8): 1177-83.

[32] Friedman S, Schnoor P. Novel approach to treating androgenetic alopecia in females with photobiomodulation (low-level laser therapy). Dermatol Surg. 2017; 43(6): 856-67.

[33] Esmat SM, Hegazy RA, Gawdat HI, Abdel Hay RM, Allam RS, El Naggar R, et al. Low level light-minoxidil 5% combination versus either therapeutic modality alone in management of female patterned hair loss: a randomized controlled study. Lasers Surg Med. 2017; 49(9): 835-43.

[34] Barikbin B, Khodamrdi Z, Kholoosi L, Akhgri MR, Haj Abbasi M, Hajabbasi M, et al. Comparison of the effects of 665 nm low level diode laser hat versus and a combination of 665 nm and 808 nm low level diode laser scanner of hair growth in androgenic alopecia. J Cosmet Laser Ther. 2017. https: //doi.org/10.1080/14764172.2017.1326609.

[35] Blum K, Han D, Madigan MA, Lohmann R, Braverman ER. "Cold" X5 Hairlaser used to treat male androgenic alopecia and hair growth: an uncontrolled pilot study. BMC Res Notes. 2014; 7: 103.

[36] Avram MR, Rogers NE. The use of low-level light for hair growth: part I. J Cosmet Laser Ther. 2009; 11(2): 110-7.

[37] Kim SS, Park MW, Lee CJ. Phototherapy of androgenetic alopecia with low level narrow band 655-nm red light and 780-nm infrared light. J Am Acad Dermatol. 2007; 56(2): AB112.

[38] Hughes OB, Maderal AD, Tosti A. An unusual case of contact dermatitis. Skin Appendage Disord. 2017; 3(3): 163-5.

[39] Feldman SR, Mellen BG, Housman TS, Fitzpatrick RE, Geronemus RG, Friedman PM, et al. Efficacy of the 308-nm excimer laser for treatment of psoriasis: results of a multicenter study. J Am Acad Dermatol. 2002; 46(6): 900-6.

[40] McMichael AJ. Excimer laser: a module of the alopecia areata common protocol. J Investig Dermatol Symp Proc. 2013; 16(1): S77-9.

[41] Beggs S, Short J, Rengifo-Pardo M, Ehrlich A. Applications of the excimer laser: a review. Dermatol Surg. 2015; 41(11): 1201-11.

[42] Gundogan C, Greve B, Raulin C. Treatment of alopecia areata with the 308-nm xenon chloride excimer laser: case report of two successful treatments with the excimer laser. Lasers Surg Med. 2004; 34(2): 86-90.

[43] Zakaria W, Passeron T, Ostovari N, Lacour JP, Ortonne JP. 308-nm excimer laser therapy in alopecia areata. J Am Acad Dermatol. 2004; 51(5): 837-8.

[44] Al-Mutairi N. 308-nm excimer laser for the treatment of alopecia areata in children. Pediatr Dermatol. 2009; 26(5): 547-50.

[45] Al-Mutairi N. 308-nm excimer laser for the treatment of alopecia areata. Dermatol Surg. 2007; 33(12): 1483-7.

[46] Ohtsuki A, Hasegawa T, Ikeda S. Treatment of alopecia areata with 308-nm excimer lamp. J Dermatol. 2010; 37(12): 1032-5.

[47] Ohtsuki A, Hasegawa T, Komiyama E, Takagi A, Kawasaki J, Ikeda S. 308-nm excimer lamp for the treatment of

alopecia areata: clinical trial on 16 cases. Indian J Dermatol. 2013; 58(4): 326.

[48] Fertig R, Tosti A. Frontal fibrosing alopecia treatment options. Intractable Rare Dis Res. 2016; 5(4): 314−5.

[49] Navarini AA, Kolios AG, Prinz-Vavricka BM, Haug S, Trüeb RM. Low-dose excimer 308−nm laser for treatment of lichen planopilaris. Arch Dermatol. 2011; 147(11): 1325−6.

[50] Yamazaki M, Miura Y, Tsuboi R, Ogawa H. Linear polarized infrared irradiation using Super Lizer is an effective treatment for multiple-type alopecia areata. Int J Dermatol. 2003; 42(9): 738−40.

[51] Waiz M, Saleh AZ, Hayani R, Jubory SO. Use of the pulsed infrared diode laser (904 nm) in the treatment of alopecia areata. J Cosmet Laser Ther. 2006; 8(1): 27−30.

[52] Nanda S, Bansal S. Long pulsed Nd: YAG laser with inbuilt cool sapphire tip for long term hair reduction on type-IV and V skin: a prospective analysis of 200 patients. Indian J Dermatol Venereol Leprol. 2010; 76(6): 677−81.

[53] Cheyasak N, Manuskiatti W, Maneeprasopchoke P, Wanitphakdeedecha R. Topical corticoste-roids minimise the risk of postinflammatory hyper-pigmentation after ablative fractional CO_2 laser resurfacing in Asians. Acta Derm Venereol. 2015; 95(2): 201−5.

[54] Navratil L, Kymplova J. Contraindications in noninvasive laser therapy: truth and fiction. J Clin Laser Med Surg. 2002; 20(6): 341−3.

[55] Semenkov VF, et al. [Effect of low intensity laser radiation with various wavelength on bone marrow immunopoiesis progenitors]. Biofizika. 1993; 38(3): 504−6.

[56] Shields TD, O'Kane S, Gilmore WS. The effect of laser irradiation upon human mononuclear leukocytes. Lasers Surg Med Suppl. 1992; 4: 11.

[57] Cheetham M, Young S, Dyson M. 820−nm irradiation of the healthy growth plate. Lasers Surg Med Suppl. 1991; 3: 12.

[58] Pontinen PJ. Low-level laser therapy as a medical treatment modality. Tampere: Art Urpo; 1992.

[59] Dawe RS, Ibbotson SH. Drug-induced photosensitivity. Dermatol Clin. 2014; 32(3): 363−8, ix.

[60] Buscone S, Mardaryev AN, Raafs B, Bikker JW, Sticht C, Gretz N, et al. A new path in defining light parameters for hair growth: discovery and modulation of photoreceptors in human hair follicle. Lasers Surg Med. 2017; 49(7): 705−18.

[61] Dodd EM, Winter MA, Hordinsky MK, Sadick NS, Farah RS. Photobiomodulation therapy for androgenetic alopecia: a clinician's guide to home-use devices cleared by the Federal Drug Administration. J Cosmet Laser Ther. 2018; 20(3): 159−67.

第6章 毛发移植要点

What You Need to Know About Hair Transplantation

Robin Unger

不同专业的医师经常会被患者问及有关毛发移植（hair transplantation，HT）的问题。患者希望医师能够告知他（她）们是否具备毛发移植的适应证，哪里能够寻求进一步治疗，哪块区域可以外科手术治疗，以及选择什么治疗方式能达到最为自然持久的效果。本章旨在教育及告知医师相关知识，以便医师为患者的此类问题答疑解惑。如果希望进一步了解、学习相关内容，可以参考专业植发医师使用的参考书籍[1]。在毛发修复手术的领域内，针对许多问题有不同观点。笔者将尽可能对各种合理观点进行概述。

术语概述

这不是详尽的术语列表，但可以帮助读者理解下列内容，使读者熟悉毛发移植领域常用的术语：

- 受区：需要外科治疗的脱发区或潜在脱发区。
- 毛囊单位（follicular unit，FU）：1～5根带有皮脂腺的毛发，从皮肤表面所见有立毛肌附着[2]。
- 毛囊家族：可以被植入同一个受区种植孔的两个紧密相连的FU。
- 毛囊单位钻取术（follicular unit excision，FUE）：一种用小的环钻打孔器从供区获取单个毛囊单位的方法，每个提取区域仅遗留小的点状瘢痕。
- 椭圆形/条带状头皮条切取术：手术获取供区头皮条组织，然后在显微镜下分离头皮条从而获得毛囊单位的方法。切取头皮条后进行缝合，遗留小的线性瘢痕。
- 供区：相对永久不脱发的区域，该区域的毛发可提取用于移植。
- 安全供区：FUE外科医师也称其为"主要供区"，此为最安全的供区提取区域，该区域的毛发最为持久。此外，FUE外科医师还定义了一个较小的区域，其中包括更

R. Unger (✉)
Mount Sinai School of Medicine, Department of Dermatology, New York, NY, USA
e-mail: drrobin@ungermedical.com

© Springer Nature Switzerland AG 2020
A. Tosti et al. (eds.), *Hair and Scalp Treatments*, https://doi.org/10.1007/978-3-030-21555-2_6

靠近颈背部的毛发和其他在"主要供区"上方和下方区域的毛发。这些区域毛发的生长持续时间少于患者的寿命[3]。

● FUE钻取术语：需要有一专门的章节讨论此问题。简而言之，包括锐性、钝性和混合性环钻。毛发提取通过旋转、振荡和（或）振动实现。对于环钻直径，其内径决定了切取组织的大小，外径则影响残留皮肤（瘢痕）的大小[4]。

适应证

适合患者的筛选也许是最重要的。最简单就是先讨论哪类患者不适宜做手术：

（1）皮肤病理提示为活动性脱发的患者，包括瘢痕性和非瘢痕性秃发。尤其注意，LPP和FFA随时可能会复发，会影响已移植的毛发以及原生发[5]。

（2）非瘢痕性秃发的患者，如AA、活动性的休止期脱发或生长期脱发，应保守治疗。最主要的原因是对于这些非瘢痕性秃发的患者，手术不是必要的；其次，当医师不能预知患者从暂时性脱发中恢复后的样子时，就不可能准确地进行术前规划；第三，这些类型的脱发也会累及供区，如果手术时供区选择条带状头皮切取术，一些含有休止期毛囊的组织会被当作脱发区域而丢弃。

（3）供区毛发稀疏有限、需要植发的脱发区面积大以及抱有不切实际期望的患者。笔者增加了患者期望这一指标，是因为即使是对于供受区比例差的患者，毛发移植术也可以通过移植适量的毛囊、设计特定的分布方式来覆盖脱发区域，从而达到更为美观的效果[6]。

（4）常规供区也受累的弥漫性脱发患者。

（5）无法因为手术而停用氯吡格雷的患者。

受区手术规划

植发手术的受区是指目前已存在脱发以及将来会发生脱发的潜在风险区域。在大多数病例中，供区的毛发量是限制因素（图6-1）。负责任的植发外科医师在诊疗时会对患者进行全面评估，包括年龄、毛囊微小化程度和家族史，以确定手术能达到什么样的效果，以及可能需要进行多少次手术。很明显，一次手术中植发所能达到的毛发密度与植发所能覆盖的面积呈反比。借助毛发移植技术，优秀的外科医师可以用较低的毛发密度覆盖更大的区域，但仍能达到良好的美容效果（图6-2）。供区的毛发量决定了受区的密度与面积的上限[7]。在大多数情况下，我们的目标是通过增加毛发覆盖面积，让已经严重脱发患者的外观看上去回复到脱发最早阶段的表现。女性患者的治疗目标是根据特定的发型改善局部毛发密度[8]。少数患者的脱发非常局限，仅发展到Norwood 2级或3级。对于这部分脱发区域局限，但供区充足的患者，可以进行较高密度的毛发移植。

为了制造高密度的视觉效果，一名优秀的毛发移植医师会设计羽状、低密度的发际线，并增加发际线区后方的密度（图6-3）。额部中央的密度越高，患者的毛发看起来越浓密。在一些患者中，也可在头路分界线区增加密度[9]。

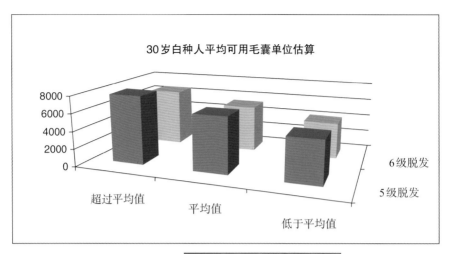

	超过平均密度	平均密度	低于平均密度
5级脱发	7904（3000～12000）	6404（2000～10000）	4963（1000～9000）
6级脱发	6661（2000～10000）	5393（1250～9000）	4204（500～8000）

注：数字代表每个类别的平均值，括号内为范围。

图6-1　共39位专业毛发修复外科医师（加起来超过900年的临床经验）被要求给出在各种情况下患者一生中可用的供区永久性毛发数量的估值。该图显示了他们回答的结果，并强调了慎重使用可用供区毛发的重要性（经Unger等[6]许可转载）

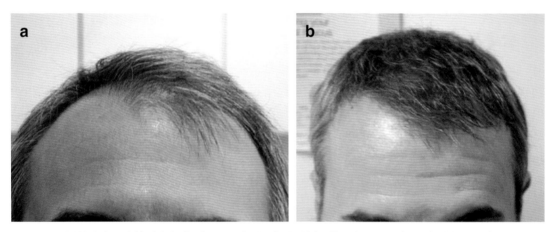

图6-2　a. 男性患者，术前脱发相当严重。b. 术后6个月（同一位患者）。这说明我们有能力以每平方厘米较少的毛囊单位（FU/cm²）覆盖较大的植发受区，并且仍然达到良好的美容外观

供区手术规划

为了确定合理的手术目标，对供区的仔细评估是至关重要的。女性型脱发（female pattern hair loss，FPHL）和男性型脱发（male pattern baldness，MPB）患者有部分头皮区

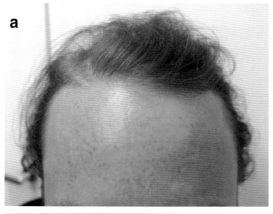
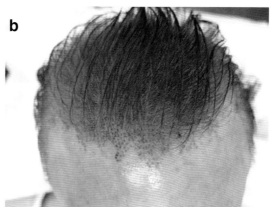
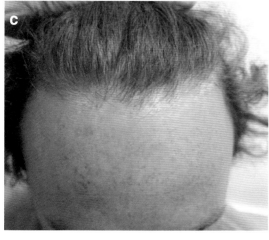

图 6-3　a. 一位年轻患者术前可见大量原生毛发将来可能会脱落。b. 同一位患者，照片显示其受区范围及分布。c. 术后1年。密度较低的"羽状"发际线，向后密度逐渐增加。超过50%的移植物用于有原生发的区域。通过在头皮中央使用两个毛囊单位（double follicular units，DFU），进一步增加此区域的毛发密度

域终身很少发生脱发，这个区域被称为安全供区（safe donor area，SDA）。随着时间的推移，处于边缘区域的毛发会逐渐变稀，边缘区最浓密区域中心的毛发是最持久的，因此，最适合用于进行毛发移植（图6-4）。

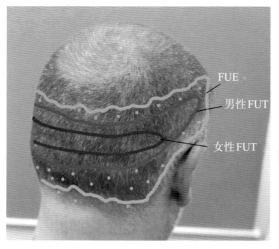

图 6-4　该图显示了在男性和女性患者中使用FUE和头皮条切取技术（follicular unit transplantation，FUT）获取毛囊的手术区域。FUE提取区域的上下边界称为羽化区。提取毛囊时应轻柔，尽量选取较大的毛囊单位（2～3根毛发），增加毛囊长期存活的概率

供区评估因所采用的提取方式不同而有所不同。

头皮条切取时需要评估SDA的整体宽度、沿椭圆形长轴评估不同区域的密度、头皮松弛度（该评估可以明确头皮条切取的宽度，在缝合时不会产生过度张力）[10]。头皮条可以是一个长而扁的椭圆，或是一个短而宽的椭圆（头皮足够松弛度的情况下），或是两三个更短的椭圆来提取不同直径的毛发，并分散术后留下的瘢痕。每次切取头皮条时都应将上次手术留下的线性瘢痕包括其中，以减少对供区的影响。这是头皮条切取术的一大优点。无论进行多少次手术或提取多少毛囊单位，术后都只遗留一条线性瘢痕。另一个重要的优势是毛发取自于SDA中最持久的区域。这应该是针对女性患者较大量毛发移植手术的主要提取毛囊方式。

FUE手术要求并允许在传统SDA的范围基础上扩大提取面积。相邻毛囊提取部位不能太靠近，否则会发生并发症，包括因过度提取而产生瘢痕，在更糟的情况下，会由于严重的血管损伤而导致局部皮肤坏死[11]。根据提取用的环钻尺寸，相邻提取部位之间需要保持一定的距离。关于提取毛囊的间距，存在一些争论。环钻的外径越小，相邻提取间隔越近。同样的，较大外径的环钻需要更远的相邻提取间隔。FUE的毛囊提取间隔意味着需要更大的供区面积，以产出足够数量的移植物，并保持边缘区的毛发密度看起来比较自然。离SDA中密度最高区域越远的毛发在患者一生中越不稳定、非永久性概率越高。可以从SDA边缘周围选择较大直径的毛发来羽化提取区域，提高长期效果，一些年轻患者甚至对这些移植物的暂时效果感到满意。

一个优秀的HT医师应熟练掌握这两种手术，并知道什么时候选用是合适的，以及每种术式的优缺点（图6-5）。这个话题非常具有争议性，在此提出的观点仅代表笔者本人。

FUT可在一次手术中获取更多可以终身维持的永久性毛囊单位。它允许最大限度地从SDA提取毛囊，并可留下最小的瘢痕以及对边缘区毛发的密度产生最小影响。所

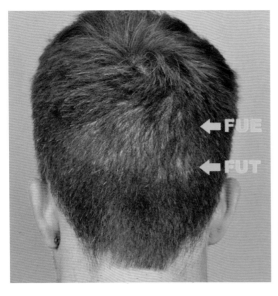

图6-5 经历过FUT和FUE两种方法提取毛囊的患者照片显示：FUE提取区域的毛囊密度"变稀"，而较长的毛发很容易遮盖FUT线性瘢痕（照片由Dr. Jerry Cooley提供）

产出的毛囊单位具有保护性的包绕组织，因此，在移植过程中不易受到损伤。FUE提取毛囊后留下小的点状瘢痕，但无线性瘢痕，这对部分患者是有优势的。不需要使用缝线，术后更舒适，可使供区边缘的毛发变稀，因此，用这种方法可以提取的毛囊单位数是有限的——提取每个毛囊单位都会留下一个小的点状瘢痕，在后续的手术中不会被切除，因此，每次手术后的瘢痕会累积增多。对于那些头皮松弛度极差、希望留短发、之前做过FUT手术但仍想在受区移植更多毛发或在线性瘢痕上植入毛囊的患者，FUE为最佳选择。这也是一种"试水"的好方法，年轻患者可以做FUE手术，而不必"接受"线性瘢痕。

术前注意

术前如果对脱发的病因有任何不确定，可先行头皮活检明确病理[12]。术前指导包括停用抗凝药物（如有必要，在全科医师的指导下）、不饮酒、不吸食大麻、停止服用含有鱼油和维生素E的补剂，以及进行一些基本的血液检测。对于那些拟行FUT手术的患者，头部按摩可以增加头皮松弛度，以获得最大提取量。在进行高量FUE手术时大部分外科医师要求供区剃发，尽管较少量的手术可以在供区不剃发的情况下进行。

麻醉

许多HT手术仅在口服镇静剂（通常是地西泮）和局部麻醉下进行。笔者会使用更多的镇静剂来帮助患者更快、更舒适地度过一天，包括劳拉西泮和静滴咪达唑仑和芬太尼。虽然2%利多卡因加1/100 000肾上腺素常用于环形阻滞，但也有患者需要3%或4%利多卡因加1/50000肾上腺素。对于红发、碧眼或雀斑的患者来说，2%的利多卡因通常不够的[13]。神经阻滞对部分患者也有效。

供区提取技术：椭圆形头皮条切取术（STRIP）

切取下的供区头皮条带可以被分为1条或3条更小的部分。笔者有时会选择切割成3小条，以尽量减少长毛发方向改变的潜在影响。与较细的下切缘毛发相比，上切缘毛发更粗，出头皮角度相对更大。当切取下头皮条并使用缝线闭合上下切缘后，切缘两侧毛发的直径和角度方向因不同而易于区分，尤其当患者剃短发的时候。在椭圆形头皮条被移除后，如有必要，须将较大的血管充分烧灼止血后再闭合创缘。

有时使用隐蔽式缝合技术来改善由此产生的瘢痕外观。在缝合缺损之前，先切除1 mm的厚表皮，形成一个壁架。伤口的上切缘被带向这个壁架，这样表皮就被适当地拉近了。当伤口愈合时，从下切缘生长出的毛发穿过瘢痕，帮助最小化线性瘢痕的外观[14]。并不是在所有病例中都会使用此闭合技术，因为其确实需要额外的松弛度，并可能在愈合阶段导致内生发。闭合缺损时可以单层缝合，也可以双层缝合。如果需要作皮下深层缝合，笔者使用3-0 PDS进行4～6次间断缝合。表皮缝合使用4-0 Prolene进行连续缝合，尽管有些医师喜欢使用订皮机。

供区提取技术：FUE

通常，笔者会用2天时间完成巨量的FUE手术。术前一天下午进行受区打孔，第二天进行移植物提取并植入受区。这样可最小化缩短毛囊离体的时间，同时仍然允许1500～2000个毛囊单位的移植。目前有越来越多的设备可用来实现FUE毛囊单位提取。所有FUE手术都是用小型环钻一个接一个地环形切取头皮获取毛囊，包括机器人设备、负压抽吸装置、钝型环钻、锐型环钻、混合型环钻、手动环钻和带有旋转或振动的切取装置。笔者尝试了多种设备，目前偏好使用一种混合型的"喇叭口形"带振动的环钻[15]。此环钻的外径非常小，只有0.85～0.95 mm，但其独特的喇叭口形状的设计使得能提取出带有更多周围结缔组织保护的毛囊单位。在进行巨量FUE手术时，通常会在提取前先对供区进行剃发，以便更快、更有效地进行提取。如果患者特别反对剃发，可以仅修剪一小块区域，保留其上方和下方的毛发，以便在术后进行手术提取区域的覆盖。或者，在分离毛囊单位之前，可以通过一个接一个地提取单个FU，对长发进行较小的治疗。

体毛FUE提取术是一种从头皮以外的部位（包括胡须、腿、胸和背）提取毛囊的方法，它提供了额外毛囊单位的来源[16]，尽管可靠性较低。其中，胡须存活率最高，其他部位体毛移植后的存活率为0～70%。

受区打孔与毛囊单位种植技术

受区打孔操作中的关键原则是沿着原生发的角度与方向[17]。细小而不规则的设计可产生接近自然的效果，术中注意避免损伤原生发（见图6-3b）。发际线的设计是为了调整面部比例，并具有宏观和微观上的不规则性，以模仿自然的发际线[18]。

使用针头或一定尺寸的刀片在受区进行打孔。单根毛发FU放置于使用20 G针头打孔的位置，而4～5根毛发的FU需要使用更大的19 G到18 G针头进行打孔。发际线的发际缘处可以使用20 G针头进行打孔。根据所需的毛发密度，通常为30～40孔/cm²。在前发际线后方，双毛发毛囊单位种植密度为25～30株/cm²。更大的3～5根毛发的毛囊单位可以较低密度种植，仍能获得良好的美容效果。有些时候，20株/cm²密度的毛囊单位即能产生良好的密度效果，通过一次手术就能覆盖较大面积。发际线后方近中央处应有最高的种植密度，以便从正面看时产生毛发很多的视觉效果。有些医师总是将FU切成更小的单根或双根毛发的毛囊单位，种植时将其平均分布，或者在特定区域高密度打孔后种植。将完整FU分根切开会对毛囊产生更大的损伤，因此，笔者很少进行这种操作。

术前详细的手术计划可指导医师进行合理的打孔操作[19]。笔者在操作中总是把将来有可能发生脱发的区域与当前存在脱发区域同时进行治疗。将来可能发生脱发的区域可以较低密度进行种植，可与取自优势供区的永久性毛发高密度种植区域进行良好的过渡衔接。

毛囊单位会被暂时储存在特殊溶液中。毛发移植医师对此有不同的观点。最新研究已经指引笔者在这方面做了一些改变[20]，直到最近，所有离体的毛囊单位都被储存在低温和含有脂质体ATP的溶液中，这对于可能需在体外保留超过6小时的病例仍然是一种好的方法。然而，冷却毛囊可能会造成一些损伤，因此，笔者现在是在室温下将毛囊保存在患者自己的乏血小板血浆（platelet poor plasma，PPP）或含ATP的生理盐水中——若预计毛囊单位离体时间不超过6小时。

在植入移植物之前，笔者会局部注射富血小板红细胞血浆（platelet-erythrocyte-rich plasma，PeRP）和ACell（PeRP+ACell）[21]。只有少数外科医师进行此步操作，但笔者发现，与之前的技术相比，PeRP（即特殊类型PRP）有助于促进毛囊移植体更快和更有活力地生长[22]。毛囊移植体先放置在含有PeRP + ACell的戒托杯中，然后使用显微钳或钝性种植笔植入受区打孔部位。种植笔在过去几年有了显著的改良，由于其可减少损伤和短期内明显的改善效果，许多外科医师正在改为单用种植笔进行种植。

术后处理和并发症

术后使用绷带进行头巾状包扎。这有助于使毛囊移植体保持在原植入位置，防止患者在睡眠时不慎抓伤，并可压迫手术部位以促进伤口愈合。次日早晨取下绷带，检查并调整毛囊移植体，随后进行洗发。FUT术后8～12天进行供区伤口拆线。

常见的术后并发症包括头皮敏感、术后前额和颞部区域水肿，以及可能会发生休止期脱发（男性患者发生率约15%，女性患者这一比例可能接近50%）。休止期脱发是一过性的，但患者会感到非常焦虑。其他更常见的并发症包括毛囊炎、感染和神经刺激症状（非常少见）。

特殊情况

毛发移植手术可用于治疗放疗后脱发、烧伤、外伤或手术以及真菌感染性疾病后的瘢痕[24]。该手术也可在除头皮以外的躯体部位进行，包括胡须、眉毛、睫毛和胸部[25]。每一种特殊情况都需要有不同的处理方法，技术方面也应作相应的调整。

预期结果

移植后的毛发通常在术后的第一周开始脱落；然而，在使用含有PeRP + ACell的储存液保存毛囊移植体后，更多患者移植后的毛发会长期保留并直接生长。新生毛发在术后3～4个月开始出现，在术后6～7个月时患者详细了解到即将发生什么，在术后12～18个月可获得完全的手术效果（图6-6）。这个过程是缓慢、不易察觉而又自然发生的，因为毛发是逐渐生长，生长角度和方向也与原生发一致。

与所有技术一样，毛发移植手术的结果取决于手术医师及其团队的技术和经验。现今有部分毛发移植医师会以各种方式违反手术原则、突破手术界限，从而给患者造成不良的美容外观[26]。供区可能会被过度提取，提取毛囊后的瘢痕清晰可见，移植后的毛囊分布不均或者植入不当。不过对于一个技术娴熟和有道德的植发医师及其专业团队所开展的毛发移植手术，术后基本不易被察觉，且效果自然而持久。

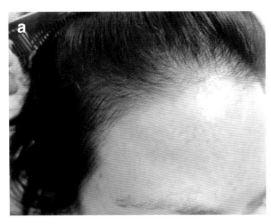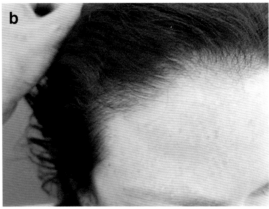

图6-6　a. 术前的女性患者。b. 术后1年（同一患者），密度得到提高，发际线明显改善，发际缘羽化处理，后侧密度增加。同样，超过50%毛囊单位被种植入将来会进一步变细的原生发当中

（杨凯　李政　译，林尽染　校）

参考文献

[1] Unger R, Shapiro R, editors. Hair transplantation. 6th ed. New York: Thieme Publishers; 2019.

[2] Headington J. Transverse microscopic anatomy of the human scalp: abasis for morphometric approach to disorders for the hair follicle. Arch Dermatol. 1984; 120: 449−56.

[3] Devroye J. The safe donor area. In: Unger W, Shapiro R, Unger R, Unger M, editors. Hair transplantation. 5th ed. New York: Informa; 2011. p. 37−9.

[4] Tykocinski A. Dealing with a hybrid punch. Hair Transplant Forum Int. 2017; 27(1): 14−16.

[5] Bolduc C, Sperling L, Shapiro J. Primary cicatricial alopecia. J Am Acad Dermatol. 2016; 75(6): 1101−17.

[6] Unger W, Unger R, Wesley C. Estimating the number of lifetime follicular units: a survey and comments of experienced hair transplant surgeons. Dermatol Surg. 2013; 39(5): 755−60.

[7] Keene S, Nakatsui T. Maximum density vs cosmetic density. In: Unger W, Shapiro R, Unger R, Unger M, editors. Hair transplantation. 5th ed. New York: Informa; 2011. p. 163−8.

[8] Unger R. Female hair restoration. In: Konior R, Gabel S, editors. Facial plastic surgery clinics of North America: hair restoration. Philadelphia: Elsevier; 2013. p. 407−18.

[9] Unger W. Definition of four major surgical zones of the balding scalp. In: Unger W, Shapiro R, Unger R, Unger M, editors. Hair transplantation. 5th ed. New York: Informa; 2011. p. 109−14.

[10] Mayer M. Intraoperative measurement of donor closure tension: maximizing donor width and minimizing donor scarring. Hair Transplant Forum Int. 2009; 6: 206.

[11] Keene S, Rassman W, Harris J. Determining safe excision limits in FUE: factors that affect, and a simple way to maintain, aesthetic donor density. Hair Transplant Forum Int. 2018; 28(1): 1−11.

[12] Rogers N. Imposters of androgenetic alopecia: pearls for the hair restoration surgeon. In: Konior R, Gabel S, editors. Facial plastic surgery clinics of North America: hair restoration. Philadelphia: Elsevier; 2013. p. 325−34.

[13] Liem E, Lin C, Suleman M, Doufas A, Gregg R, Veauthier J, et al. Anesthetic requirement is increased in redheads. Anesthesiology. 2004; 101(2): 279−83.

[14] Rose P. Hair restoration surgery: challenges and solutions. Clin Cosmet Investig Dermatol. 2015; 8: 361−70.

[15] Williams K. Punch design. In: Unger R, Shapiro R, editors. Hair transplantation. 6th ed. New York: Thieme Publishers; 2019.

[16] Umar S. Body hair transplant by follicular unit extraction: my experience with 122 patients. Aesthet Surg J. 2016; 36(10): 1101−10.

[17] Unger R, Adajar R. What should the hair clinician know about hair transplants. In: Miteva M, editor. Alopecia. Philadelphia: Elsevier; 2019. p. 305−16.

[18] Shapiro R, Shapiro P. Hairline design and frontal hairline restoration. In: Konior R, Gabel S, editors. Facial plastic surgery

clinics of North America: hair restoration. Philadelphia: Elsevier; 2013. p. 351−62.

[19] Unger W. Planning and organization. In: Unger W, Shapiro R, Unger R, Unger M, editors. Hair transplantation. 5th ed. New York/London: Informa Healthcare; 2011. p. 106−51.

[20] Unger R. Storage of grafts outside of the body. Hair Transplant Forum Int. 2018; 3: 102−4.

[21] Unger R, Puig C. Platelet rich plasma workshop. Proceedings of the 25th ISHRS Conference, Prague. 4−7 Oct 2017.

[22] Uebel C. The role of platelet plasma growth factors in male pattern baldness surgery. Plast Reconstr Surg. 2006; 118(6): 1458−66.

[23] Parsley W, Waldman M. Management of the postoperative period. In: Unger W, Shapiro R, Unger R, Unger M, editors. Hair transplantation. 5th ed. New York: Informa; 2011. p. 416−9.

[24] Unger W, Unger R, Wesley C. The surgical treatment of cicatricial alopecia. J Am Acad Dermatol. 2016; 75(6): 1101−17.

[25] Epstein J. Facial hair restoration: hair transplantation to eyebrows, beard, sideburns, and eyelashes. Facial Plast Surg Clin North Am. 2013; 21(3): 457−67.

[26] Vance E. Critical thinking and quality control in graft preparation and placement. Hair Transplant Forum Int. 2016; 5: 181−92.

第7章 口服营养补充剂的作用：何时以及如何选择

Role of Oral Supplements: When and How to Choose

Hind M. Almohanna, Azhar Abbas Ahmed, and Antonella Tosti

引言

人们通常想了解通过维生素及矿物质补剂和饮食来预防或控制脱发的方法。鉴于相关的研究很多，但结论又是相互矛盾的，回答这些问题仍有挑战性。

维生素A

在大多数情况下，均衡的饮食可以提供健康量的维生素A[1]。19岁及以上美国成人的维生素A建议摄入量为1 300 μg/d（4 300 U）。维生素A原类胡萝卜素的摄入量没有上限，但过度摄入预成型维生素A可能会中毒。对于19岁及以上的成年人，最高容许摄入量为10000 U[2]。需要重点关注补充剂中所含维生素A的形式（维生素A原类胡萝卜素或预成型维生素A）和比例。

一般来说，过量摄入或补充维生素A可引起脱发[3-6]。

避免过度摄入的建议也适用于维生素A衍生物，因为异维A酸是众所周知的脱发原因，可导致毛发数量、密度和生长期毛发的比例下降[7]。

当异维A酸用于有AGA个人史或家族史的患者时，需要同时给予预防脱发的治疗。

维生素B

仅核黄素、生物素、叶酸和维生素B_{12}缺乏与脱发有关，但数据不是很充分。维生素B_2（核黄素）是两个重要辅酶的成分：黄素单核苷酸（flavin mononucleotide，FMN）和黄素腺嘌呤二核苷酸（flavin adenine dinucleotide，FAD）[8]。FMN和FAD占饮食中核黄素的

H. M. Almohanna (✉)
Prince Sultan Military Medical City, Department of Dermatology and Dermatologic Surgery, Riyadh, Saudi Arabia

A. A. Ahmed
King Fahad General Hospital, Dermatology and Laser Department, Madinah, Saudi Arabia

A. Tosti
Fredric Brandt Endowed Professor of Dermatology, Dr. Phillip Frost Department of Dermatology and Cutaneous Surgery, University of Miami Miller School of Medicine, Miami, FL, USA

© Springer Nature Switzerland AG 2020
A. Tosti et al. (eds.), *Hair and Scalp Treatments*, https://doi.org/10.1007/978-3-030-21555-2_7

90%，在细胞发育和功能、脂肪代谢和能量产生中发挥作用[9]。人体仅储存少量核黄素于肝脏、心脏和肾脏中。核黄素缺乏症（在美国极为罕见）可以导致脱发[10]。

生物素（维生素B$_7$或维生素H）是脱发补充剂的常见成分。在美国人口中，成人的生物素充足摄入量为30 μg/d。西方国家的饮食中生物素的摄入量充足，从未有健康人群在正常饮食的情况下出现生物素缺乏的报道[11,12]。但生物素缺乏可发生于炎症性肠病、吸收不良、酗酒、使用广谱抗生素、丙戊酸或异维A酸治疗后、胃肠外营养、部分胃切除术后、老年人、孕妇和运动员中。多种毛发、皮肤和指甲补充剂中的生物素含量远远超出了每天的建议摄入量。虽然没有证据表明生物素具有毒性，但大量摄入生物素会导致实验室检查结果虚假偏高或偏低[13]。

实际上，生物素会干扰使用生物素-链霉亲和素技术的检测。链霉亲和素是一种基于生物素的免疫测定法，用于分析包含生物素的样品时容易受到干扰。样品中的外源生物素与生物素化试剂竞争链霉亲和素试剂上的结合位点，从而产生假阳性或假阴性结果[14]。生物素干扰生物素-链霉亲和素免疫测定，已见于多种患者的样品检测，包括促甲状腺激素、游离三碘甲状腺原氨酸（free tri-iodothyronine，FT$_3$）、游离甲状腺素（free thyroxine，FT$_4$）、甲状旁腺激素、雌二醇、睾酮、孕酮、硫酸脱氢表雄酮、维生素B$_{12}$、前列腺特异性抗原、促黄体生成激素和促卵泡激素。其他非激素检查包括心脏和肿瘤标志物、传染病血清学、贫血和自身免疫性疾病的生物标志物以及免疫抑制剂的浓度[14-17]。

生物素干扰曾导致了一例患者肌钙蛋白的检测结果假阴性，导致患者漏诊心脏病发作而死亡[13]。一些hCG的检测设备会受到生物素的干扰，临床医师应建议对服用生物素的患者定量检测血清hCG。后者不受生物素干扰[18]。

尽管生物素缺乏会导致脱发、皮疹和脆甲症，但尚无大规模的研究评估毛发、皮肤和指甲补充剂中生物素的功效[11,19]。但已有病例报告支持使用生物素补充剂来促进毛发生长。这些病例报告显示患有蓬发综合征的儿童每天补充3～5 mg生物素，3～4个月后可改善毛发健康[20-23]。

成人每天推荐的食物来源叶酸摄入量为400 μg，这得益于美国对某些食品强化处理的要求[8]。叶酸的最高容许摄入量为1 000 μg[24]。虽然大多数美国人已摄入足够的叶酸，但是某些人群仍有缺乏的风险（通常与不良饮食、酗酒或吸收不良有关）。叶酸缺乏会导致毛发、皮肤和甲改变[8]。

美国成人维生素B$_{12}$的建议饮食摄入量为2.4 μg。因其潜在毒性较低，维生素B$_{12}$的摄入量没有上限[8]。叶酸和维生素B$_{12}$在核酸生产中的作用提示它们可能在高度增殖的毛囊中发挥作用[25]。关于B族维生素与脱发之间关系的研究还很少。目前还没有高质量的研究证实低叶酸和维生素B$_{12}$会诱发休止期脱发[26]。但我们建议检测叶酸和维生素B$_{12}$水平，并在缺少时补充。

维生素C

维生素C在肠道铁吸收中起着至关重要的作用，因为它有螯合和还原作用，帮助铁动员和肠道吸收[27]。因此，维生素C的摄入对于铁缺乏相关的脱发患者十分重要。虽然维生素C缺乏症通常与体毛异常有关[28]，但没有数据显示维生素C水平与脱发的相关性。

维生素D

已有报道发现某些自身免疫性疾病中维生素D水平较低[29-34]。维生素D依赖性佝偻病Ⅱ型患者的脱发证明了维生素D在毛囊中的作用。这些患者的VDR基因发生突变，产生维生素D抗性，常出现累及整个头皮和全身的体毛稀疏和脱发[35-37]。

斑秃

文献数据表明，由于维生素D具有免疫调节作用，可能参与斑秃（alopecia areata，AA）的发生[38,39]。AA患者的平均血清25-羟基维生素D水平显著低于非AA患者[40-42]。维生素D的含量与疾病的严重程度呈显著负相关[41,42]。因此，AA患者须检测维生素D水平，维生素D含量低时应及时补充。

女性型脱发和休止期脱发

FPHL和休止期脱发（telogen effluvium，TE）中维生素D的研究数据相互矛盾，有些研究显示FPHL或TE女性患者中维生素D水平低于对照组，有些则显示没有相关性甚至相反结果[43-47]。但我们建议这些患者检查维生素D水平，并在低水平（< 30 nmol/L）时补充维生素D。

维生素E

维生素E参与氧化剂/抗氧化剂的平衡，有助于预防自由基损伤[48]。

铁

世界上最常见的营养缺乏症即是铁缺乏症，可引起TE[49,50]。血清铁蛋白（铁结合蛋白）是体内铁储备的一个良好的指标，因此，脱发研究中参考该指标。血清铁蛋白浓度用于衡量患者的总铁存储量[51]。但患有炎症、感染、肿瘤和肝病患者的血清铁蛋白水平可能会升高。

女性脱发患者普遍缺铁[52]。尽管如此，脱发和低血清铁蛋白水平之间的关系仍存在争论[53]。使用血清铁蛋白水平作为铁存储不足的标志时，铁缺乏症（但不是特指缺铁性贫血）定义为 ≤ 15 μg/L ～ < 70 μg/L[54-59]。以30 μg/L作为临界值时，铁缺乏症检测的敏感性和特异性分别为92%和98%。我们通常建议铁含量低于30 ng/dL时补充铁。注意，素食者/纯素主义者出现铁缺乏时，建议补充L-赖氨酸（1.5 ～ 2 g/d）[52]。

硒、铜、镁

硒是合成35种以上蛋白质所需的必需微量元素。硒是谷胱甘肽过氧化物酶（抗氧化酶）的辅助因子。低出生体重婴儿和需要全胃肠外营养（total parenteral nutrition，TPN）的患者会出现硒缺乏症。土壤中缺乏硒也会导致硒缺乏[60]。

有报道称在接受TPN但没有补充硒的患者中出现了毛发颜色缺失。静脉补充硒治疗6～12个月后，毛发开始复色[61]。类似情况还见于接受营养支持的婴儿中，出现了脱发伴假性白化病。每天补充硒［5 μg/（kg·d）］，血清硒水平恢复到正常范围50～150 μg/L时，脱发和假性白化病得到改善[62]。

化疗中补充硒可以显著减少脱发和其他胃肠道症状[63]。美国14岁及以上人群每天饮食中硒的推荐摄入量为55 μg。硒可从多种食物（如肉类、蔬菜和坚果）中获取，足以满足日常需求[64]。硒摄入量超过400 μg/天时，可能会引起中毒。急性或慢性硒中毒症状包括恶心、呕吐、指甲变脆和变色、脱发、易疲劳、易怒和口臭[64,65]。

铜与锌在抗氧化酶铜/锌超氧化物歧化酶中一起发挥作用[66]。镁作为300多种酶的辅助因子，在核苷酸合成中起关键作用，核苷酸合成是毛囊迅速分裂的常见过程[67]。现有的证据相互矛盾，不足以证实铜和镁的剂量水平与AA有关[34]。

锌

锌是一种必需微量元素，这意味着人体无法自身合成锌，必须通过饮食获取。饮食来源包括鱼和肉。锌缺乏症可见于食入大量谷物（含有肌醇六磷酸，被认为是锌的螯合剂）而食肉较少、TPN者和配方奶粉喂养的婴儿。其他锌缺乏症的原因包括神经性厌食症（继发于摄入不足、锌排泄增加和滥用泻药引起的吸收不良）、炎症性肠病、空肠搭桥手术和囊性纤维化。酗酒、恶性肿瘤、烧伤、感染和怀孕都可能导致锌的代谢和排泄增加。

脱发是诊断锌缺乏症的显著体征，补充锌后毛发会再生[68,69]。锌含量与TE和AGA之间关系的研究结果不一致，是否需要补锌存在争议[70]。补锌已用于AA中，但结果相矛盾[34]。

毛发过早变白

白发的过程似乎与黑素细胞的逐渐减少有关。毛发早白定义为白人在20岁之前，亚洲人在25岁之前，非洲人在30岁之前出现白发[71]。毛发过早变灰白与某些自身免疫性疾病有关，如白癜风、甲状腺疾病、恶性贫血和Werner综合征。此外，研究显示外源性因素，如气候、紫外线、毒品、吸烟、矿物质和营养缺乏，也可能参与毛发早白的发展[72]。

应检查患者的钙、铁蛋白、维生素D、生物素、维生素B_{12}、叶酸、铜和硒水平，不足时予以补充[70]。

医用级植物提取物

一些植物来源的化合物已显示出具有抑制AGA相关激素的能力。值得注意的是，这些植物产品尚未与治疗药物相关的不良反应或致畸性相关联[73]。最近，一些研究报道了植物提取物在AGA中的疗效。表7-1、表7-2和表7-3中总结了用于毛发再生的医用植物提取物清单。其他营养补充剂用于治疗TE或毛发稀疏的信息总结详见第10章表10-7。

表7-1 具有5α-还原酶抑制作用的植物成分

植物名	人体研究设计	剂 量	结 果
锯棕榈（锯叶棕）	随机、双盲、安慰剂对照试验[74]	锯棕榈脂质提取物（Liposterolic extracts of Serenoa repens，LSESr）和其糖苷谷固醇，50 mg，锯叶棕提取物（标准化脂质含量为85%～95%）200 mg	60%的受试者显示AGA相对于基线水平有所改善，安慰剂组为11%
	为期2年的前瞻性开放性研究，比较锯棕榈和非那雄胺[75]	锯棕榈（320 mg/d）vs.非那雄胺（1 mg/d）	非那雄胺对66%的受试者更有效；但60%接受锯棕榈治疗的受试者观察到2年后AGA稳定
红参	体外/体内研究显示局部使用有效[76]，没有证据显示对人类有效	—	—
葛根，葛花	动物研究中显示局部应用有效[77]，没有证据显示对人类有效	—	—
红花	动物研究中显示局部应用有效[78]，没有证据显示对人类有效	—	—
茶花	动物研究中显示局部应用有效[79]，没有证据显示对人类有效	—	—
贴毛苎麻	动物研究中局部应用有效[80]，没有证据显示对人类有效	—	—
北美香柏	动物中局部应用有效[81]，没有证据显示对人类有效	—	—
迷迭香	动物中局部应用有效[82]，没有证据显示对人类有效	—	—

表7-2 具有抗炎作用的植物成分

植物名	关键成分	疗效证据
银杏	富含槲皮素，为一种具有抗炎特性的生物类黄酮[83]	槲皮素可有效治疗小鼠AA和预防复发[83]。没有证据显示对人类有效
印度人参	其天然类固醇含量明显高于氢化可的松[84]	经过每天3 g，持续1年的抗衰老试验，受试者的血红蛋白、红细胞计数和毛发黑色素得到明显改善[85]

表7-3　刺激毛发再生的植物成分

植物名	关键成分	潜在功效	疗效证据
苹果	原花青素B2，存在于苹果中	防止转化生长因子β诱导的细胞凋亡，后者可能会触发毛发进入退行期[86]	体外研究[87]、局部应用[88,89]和口服[90]对人类有效
山楂	多酚（没食子酸提取物）和原花青素（氰化氯化物提取物）	通过促进生长期诱导毛发生长，这可能是由具有抗凋亡特性和增强细胞存活的B细胞淋巴瘤2的激活介导[91]	在动物研究中局部应用有效[91]，没有证据显示对人类有效
连香树	甲醇、槲皮素、滑石粉、没食子酸、杨梅素、二氢杨梅素[86]	连香树心材的甲醇提取物可刺激小鼠毛发上皮细胞增殖，类似于米诺地尔和原花青素B2	在动物研究中局部应用有效[86]，没有证据显示对人类有效
香柠檬/枸杞	香柠檬和枸杞提取物	在皮肤中起积极作用和促进毛发生长	在动物研究中局部应用有效[92]，没有证据显示对人类有效
药西瓜	石油醚提取物	抗炎	动物研究中局部应用有效[93,94]，没有证据显示对人类有效
大花菟丝子	岩白菜素、阿马贝林、β-谷甾醇、豆甾醇、山奈酚、半乳糖醇、杨梅素、槲皮素、香豆素和齐墩果酸[95]	促使毛囊从休止期转变为生长期和保留生长后期的毛囊[94]	在动物研究中局部应用有效[94]，没有证据显示对人类有效
海洋衍生产物	AminoMar™ C海洋蛋白复合物、问荆（一种硅的天然存在形式）、光滑金虎尾（提供维生素C的针叶樱桃）、锌和生物素	促进毛发生长，改善女性皮肤、指甲、睫毛和眉毛的外观以及男性指甲和皮肤质量[96]	一项初步研究和五项随机、双盲研究显示可促进男、女性毛发稀疏患者的毛发生长，减少毛发脱落[96,97]

总结

TE/AGA

尽管维生素D水平与AGA或TE之间的关系仍存在争议，大多数作者都同意维生素D缺乏的脱发患者补充维生素D。维生素C的摄入对于铁缺乏相关的脱发患者至关重要。没有数据支持维生素E在AGA或TE中的作用。

多数作者同意缺铁和/或低铁蛋白水平的患者补铁。但关于"正常铁蛋白"水平尚未达成共识。我们推荐铁蛋白低于30 μg/L的患者补铁。锌与TE和AGA之间的有关研究数据不统一，因此，不建议筛查锌。硒和核黄素也是如此。

生物素缺乏会导致脱发，但尚无循证数据显示补充生物素促进毛发生长。此外，外源生物素会干扰一些实验室检查，产生假阴性或假阳性结果。有一些针对脱发与叶酸或维生素B_{12}之间关系的研究。我们建议对患者进行这些维生素筛查。维生素A过多症会引起脱发，服用复合维生素和饮食中富含维生素A的患者需注意维生素A的摄入量。

斑秃

多项研究表明，AA与维生素D低水平有关。建议患者检查维生素D水平，存在维生素D水平低时，予以及时补充。我们也推荐患者铁蛋白水平低于30 μg/L时，补充铁。

多数研究显示AA患者中血清锌水平低于对照组。但仍缺乏研究AA中补充锌的双盲试验。

有一些研究表明叶酸或维生素B_{12}的水平可能会改变AA的病情进展，但数据仍然太少，无法推荐筛查或补充B族维生素。生物素补充剂已成功治疗了脆甲症[98]。目前还没有关于生物素作为AA单药治疗的研究。

毛发早白

一些微量营养元素与毛发的色素缺失有关，包括铁蛋白、维生素D、叶酸、维生素B_{12}、生物素、钙、铜和硒缺乏。我们建议毛发早白患者筛查这些维生素和矿物质，不足时予以补充。

用于脱发治疗的医用植物提取物

一些医用植物提取物可抑制5α-还原酶，具有抗炎作用，或刺激毛发生长。在这些医用植物提取物中，研究表明锯棕榈、锯叶棕、苹果和海洋衍生产物是最常用于脱发的植物成分。

（李百川　译，倪春雅　校）

参考文献

[1]　Vitamins and Minerals: B Vitamins and Folic Acid NHS Choices: National Health Service; 2017. Available from: https: //www.nhs.uk/conditions/vitamins-and-minerals/vitamin-b/.

[2]　Board IoMFaN. Dietary reference intakes for vitamin A, vitamin K, arsenic, boron, chromium, copper, iodine, iron, manganese, molybdenum, nickel, silicon, vanadium, and zinc. Washington, DC: National Academies Press; 2001.

[3]　Yamamoto K, Sadahito K, Yoshikawa M, Nobuyuki O, Mikami O, Yamada M, et al. Hyena disease (premature physeal closure) in calves due to overdose of vitamins A, D3, E. Vet Hum Toxicol. 2003; 45(2): 85−7.

[4]　McLaren DSLN, Duthie G, Bolton-Smith C. Fat soluble vitamins. In: Garrow JS, James WPT, editors. Human nutrition, dietetics. 9th ed. Edinburgh: Churchill Livingstone; 1993.

[5]　Shmunes E. Hypervitaminosis A in a patient with alopecia receiving renal dialysis. Arch Dermatol. 1979; 115(7): 882−3.

[6]　Cheruvattath R, Orrego M, Gautam M, Byrne T, Alam S, Voltchenok M, et al. Vitamin A toxicity: when one a day doesn't keep the doctor away. Liver Transpl. 2006; 12(12): 1888−91.

[7]　Kmiec ML, Pajor A, Broniarczyk-Dyla G. Evaluation of biophysical skin parameters and assessment of hair growth in patients with acne treated with isotretinoin. Postepy Dermatol Alergol. 2013; 30(6): 343−9.

[8]　Board IoMFaN. Dietary reference intakes: thiamin, riboflavin, niacin, vitamin B6, folate, vita-min B12, pantothenic acid, biotin, and choline. Washington, DC: National Academies Press; 1998.

[9]　Said HM, Ross AC. Riboflavin. In: Modern nutrition in health and disease. 11th ed. Baltimore: Lippincott Williams &

Wilkins; 2014. p. 325-30.

[10] Rivlin RS. Riboflavin. In: Encyclopedia of dietary supplements. London and New York: Informa Healthcare; 2010. p. 691-9.

[11] Mock DM. Biotin. In: Encyclopedia of dietary supplements. 2nd ed. London and New York: Informa Healthcare; 2010. p. 43-51.

[12] Tzellos TG, Tahmatzidis DK, Lallas A, Apostolidou K, Goulis DG. Pernicious anemia in a patient with type 1 diabetes mellitus and alopecia areata universalis. J Diabetes Complicat. 2009; 23(6): 434-7.

[13] FDA. The FDA warns that biotin may interfere with lab tests: FDA safety communication U.S. Food & Drug Administration: U.S. Department of Health and Human Services; 2017 (updated 28 Nov 2017). Available from: https: // www.fda.gov/medicaldevices/safety/alertsand-notices/ucm586505.htm.

[14] Samarasinghe S, Meah F, Singh V, Basit A, Emanuele N, Emanuele MA, et al. Biotin interference with routine clinical immunoassays: understand the causes and mitigate the risks. Endocr Pract. 2017; 23(8): 989-98.

[15] Wijeratne NG, Doery JC, Lu ZX. Positive and negative interference in immunoassays following biotin ingestion: a pharmacokinetic study. Pathology. 2012; 44(7): 674-5.

[16] Trambas CM, Sikaris KA, Lu ZX. More on biotin treatment mimicking Graves' disease. N Engl J Med. 2016; 375(17): 1698.

[17] Batista MC, Ferreira CES, Faulhaber ACL, Hidal JT, Lottenberg SA, Mangueira CLP. Biotin interference in immunoassays mimicking subclinical Graves' disease and hyperestrogenism: a case series. Clin Chem Lab Med. 2017; 55(6): e99-e103.

[18] Williams GR, Cervinski MA, Nerenz RD. Assessment of biotin interference with qualitative point-of-care hCG test devices. Clin Biochem. 2018; 53: 168-70.

[19] Zempleni J, Wijeratne S, Kuroishi T. Biotin. In: Present knowledge in nutrition. 10th ed. Washington, DC: Wiley-Blackwell; 2012. p. 359-74.

[20] Boccaletti V, Zendri E, Giordano G, Gnetti L, De Panfilis G. Familial uncombable hair syndrome: ultrastructural hair study and response to biotin. Pediatr Dermatol. 2007; 24(3): E14-6.

[21] Shelley WB, Shelley ED. Uncombable hair syndrome: observations on response to biotin and occurrence in siblings with ectodermal dysplasia. J Am Acad Dermatol. 1985; 13(1): 97-102.

[22] Trueb RM. Serum biotin levels in women complaining of hair loss. Int J Trichology. 2016; 8(2): 73-7.

[23] Durusoy C, Ozenli Y, Adiguzel A, Budakoglu IY, Tugal O, Arikan S, et al. The role of psychological factors and serum zinc, folate and vitamin B12 levels in the aetiology of trichodynia: a case-control study. Clin Exp Dermatol. 2009; 34(7): 789-92.

[24] Bailey RL, Dodd KW, Gahche JJ, Dwyer JT, McDowell MA, Yetley EA, et al. Total folate and folic acid intake from foods and dietary supplements in the United States: 2003-2006. Am J Clin Nutr. 2010; 91(1): 231-7.

[25] Harvard T.H. Chan School of Public Health. Three of the B vitamins: folate, vitamin B6, and vitamin B12. Boston: Harvard T.H. Chan School of Public Health; 2018 (updated 8 Aug 2018).

[26] Cheung EJ, Sink JR, English JC III. Vitamin and mineral deficiencies in patients with telogen effluvium: a retrospective cross-sectional study. J Drugs Dermatol. 2016; 15(10): 1235-7.

[27] Valdes F. [Vitamin C]. Actas Dermosifiliogr. 2006; 97(9): 557-68.

[28] Fleming JD, Martin B, Card DJ, Mellerio JE. Pain, purpura and curly hairs. Clin Exp Dermatol. 2013; 38(8): 940-2.

[29] D'Aurizio F, Villalta D, Metus P, Doretto P, Tozzoli R. Is vitamin D a player or not in the pathophysiology of autoimmune thyroid diseases? Autoimmun Rev. 2015; 14(5): 363-9.

[30] Zhang X, Wang W, Li Y, Wang H, Liu R, Zhu L. Serum 25-hydroxyvitamin D status in chinese children with vitiligo: a case-control study. Clin Pediatr (Phila). 2018; 57(7): 802-5.

[31] Djeraba Z, Benlabidi F, Djaballah-Ider FZ, Medjeber O, Arroul-Lammali A, Belguendouz H, et al. Vitamin D status in Algerian Behcet's disease patients: an immunomodulatory effect on NO pathway. Immunopharmacol Immunotoxicol. 2017; 39(4): 243-50.

[32] Wang LM, Zheng ZH, Li TF, Han LS, He YJ, Zhang YL, et al. 25-hydroxyvitamin D is associated with metabolic syndrome among premenopausal women with systemic lupus erythematosus in China. Lupus. 2017; 26(4): 403-9.

[33] Vasile M, Corinaldesi C, Antinozzi C, Crescioli C. Vitamin D in autoimmune rheumatic diseases: a view inside gender differences. Pharmacol Res. 2017; 117: 228-41.

[34] Thompson JM, Mirza MA, Park MK, Qureshi AA, Cho E. The role of micronutrients in alopecia areata: a review. Am J Clin Dermatol. 2017; 18(5): 663-79.

[35] Takeda E, Kuroda Y, Saijo T, Naito E, Kobashi H, Yokota I, et al. 1 Alpha-hydroxyvitamin D3 treatment of three patients with 1, 25-dihydroxyvitamin D-receptor-defect rickets and alopecia. Pediatrics. 1987; 80(1): 97-101.

[36] Malloy PJ, Pike JW, Feldman D. The vitamin D receptor and the syndrome of hereditary 1, 25-dihydroxyvitamin D-resistant rickets. Endocr Rev. 1999; 20(2): 156-88.

[37] Vupperla D, Lunge SB, Elaprolu P. Vitamin D-dependent rickets type II with alopecia: a rare case report. Indian J Dermatol. 2018; 63(2): 176−9.

[38] Aksu Cerman A, Sarikaya Solak S, Kivanc Altunay I. Vitamin D deficiency in alopecia areata. Br J Dermatol. 2014; 170(6): 1299−304.

[39] Mahamid M, Abu-Elhija O, Samamra M, Mahamid A, Nseir W. Association between vitamin D levels and alopecia areata. Isr Med Assoc J. 2014; 16(6): 367−70.

[40] Lee S, Kim BJ, Lee CH, Lee WS. Increased prevalence of vitamin D deficiency in patients with alopecia areata: a systematic review and meta-analysis. J Eur Acad Dermatol Venereol. 2018; 32(7): 1214−21.

[41] Gade VKV, Mony A, Munisamy M, Chandrashekar L, Rajappa M. An investigation of vitamin D status in alopecia areata. Clin Exp Med. 2018; 18(4): 577−84.

[42] Daroach M, Narang T, Saikia UN, Sachdeva N, Sendhil Kumaran M. Correlation of vitamin D and vitamin D receptor expression in patients with alopecia areata: a clinical paradigm. Int J Dermatol. 2018; 57(2): 217−22.

[43] Rasheed H, Mahgoub D, Hegazy R, El-Komy M, Abdel Hay R, Hamid MA, et al. Serum ferritin and vitamin D in female hair loss: do they play a role? Skin Pharmacol Physiol. 2013; 26(2): 101−7.

[44] Banihashemi M, Nahidi Y, Meibodi NT, Jarahi L, Dolatkhah M. Serum vitamin D3 level in patients with female pattern hair loss. Int J Trichology. 2016; 8(3): 116−20.

[45] Moneib H, Fathy G, Ouda A. Possible association of female-pattern hair loss with alteration in serum 25−hydroxyvitamin D levels. Egypt J Dermatol Venerol. 2014; 34: 15−20.

[46] Nayak K, Garg A, Mithra P, Manjrekar P. Serum vitamin D3 levels and diffuse hair fall among the student population in South India: a case-control study. Int J Trichology. 2016; 8(4): 160−4.

[47] Karadag AS, Ertugrul DT, Tutal E, Akin KO. The role of anemia and Vitamin D levels in acute and chronic telogen effluvium. Turk J Med Sci. 2011; 41: 827−33.

[48] Naziroglu M, Kokcam I. Antioxidants and lipid peroxidation status in the blood of patients with alopecia. Cell Biochem Funct. 2000; 18(3): 169−73.

[49] Trost LB, Bergfeld WF, Calogeras E. The diagnosis and treatment of iron deficiency and its potential relationship to hair loss. J Am Acad Dermatol. 2006; 54(5): 824−44.

[50] Shrivastava SB. Diffuse hair loss in an adult female: approach to diagnosis and management. Indian J Dermatol Venereol Leprol. 2009; 75(1): 20−7; quiz 7−8.

[51] Walters GO, Miller FM, Worwood M. Serum ferritin concentration and iron stores in normal subjects. J Clin Pathol. 1973; 26(10): 770−2.

[52] Rushton DH. Nutritional factors and hair loss. Clin Exp Dermatol. 2002; 27(5): 396−404.

[53] Sinclair R. There is no clear association between low serum ferritin and chronic diffuse telogen hair loss. Br J Dermatol. 2002; 147(5): 982−4.

[54] Coenen JL, van Dieijen-Visser MP, van Pelt J, van Deursen CT, Fickers MM, van Wersch JW, et al. Measurements of serum ferritin used to predict concentrations of iron in bone marrow in anemia of chronic disease. Clin Chem. 1991; 37(4): 560−3.

[55] Rushton DH, Ramsay ID. The importance of adequate serum ferritin levels during oral cyproterone acetate and ethinyl oestradiol treatment of diffuse androgen-dependent alopecia in women. Clin Endocrinol. 1992; 36(4): 421−7.

[56] Milman N, Kirchhoff M. Iron stores in 1359, 30−to 60−year-old Danish women: evaluation by serum ferritin and hemoglobin. Ann Hematol. 1992; 64(1): 22−7.

[57] Hallberg L, Bengtsson C, Lapidus L, Lindstedt G, Lundberg PA, Hulten L. Screening for iron deficiency: an analysis based on bone-marrow examinations and serum ferritin determinations in a population sample of women. Br J Haematol. 1993; 85(4): 787−98.

[58] Punnonen K, Irjala K, Rajamaki A. Serum transferrin receptor and its ratio to serum ferritin in the diagnosis of iron deficiency. Blood. 1997; 89(3): 1052−7.

[59] Mast AE, Blinder MA, Gronowski AM, Chumley C, Scott MG. Clinical utility of the soluble transferrin receptor and comparison with serum ferritin in several populations. Clin Chem. 1998; 44(1): 45−51.

[60] Goldberg LJ, Lenzy Y. Nutrition and hair. Clin Dermatol. 2010; 28(4): 412−9.

[61] Vinton NE, Dahlstrom KA, Strobel CT, Ament ME. Macrocytosis and pseudoalbinism: manifestations of selenium deficiency. J Pediatr. 1987; 111(5): 711−7.

[62] Masumoto K, Nagata K, Higashi M, Nakatsuji T, Uesugi T, Takahashi Y, et al. Clinical features of selenium deficiency in infants receiving long-term nutritional support. Nutrition. 2007; 23(11−12): 782−7.

[63] Petru E, Petru C, Benedicic C. Re: "Selenium as an element in the treatment of ovarian cancer in women receiving chemotherapy". Gynecol Oncol. 2005; 96(2): 559; author reply 559−60.

[64] Fan AM, Kizer KW. Selenium. Nutritional, toxicologic, and clinical aspects. West J Med. 1990; 153(2): 160−7.

[65] MacFarquhar JK, Broussard DL, Melstrom P, Hutchinson R, Wolkin A, Martin C, et al. Acute selenium toxicity associated with a dietary supplement. Arch Intern Med. 2010; 170(3): 256−61.

[66] Abdel Fattah NS, Atef MM, Al-Qaradaghi SM. Evaluation of serum zinc level in patients with newly diagnosed and resistant alopecia areata. Int J Dermatol. 2016; 55(1): 24−9.

[67] Institute of Medicine (US) Standing Committee on the Scientific Evaluation of Dietary Reference Intakes. Dietary reference intakes for calcium, phosphorus, magnesium, vitamin D, and fluoride. The National Academies Collection: reports funded by National Institutes of Health. Washington, DC: National Academies Press; 1997.

[68] Goskowicz M, Eichenfield LF. Cutaneous findings of nutritional deficiencies in children. Curr Opin Pediatr. 1993; 5(4): 441−5.

[69] Alhaj E, Alhaj N, Alhaj NE. Diffuse alopecia in a child due to dietary zinc deficiency. Skinmed. 2007; 6(4): 199−200.

[70] Almohanna HM, Ahmed AA, Tsatalis JP, Tosti A. The role of vitamins and minerals in hair loss: a review. Dermatol Ther (Heidelb). 2019; 9(1): 51−70.

[71] Trueb RM. Pharmacologic interventions in aging hair. Clin Interv Aging. 2006; 1(2): 121−9.

[72] Fatemi Naieni F, Ebrahimi B, Vakilian HR, Shahmoradi Z. Serum iron, zinc, and copper concentration in premature graying of hair. Biol Trace Elem Res. 2012; 146(1): 30−4.

[73] Klepser TB, Klepser ME. Unsafe and potentially safe herbal therapies. Am J Health Syst Pharm. 1999; 56(2): 125−38; quiz 39−41.

[74] Prager N, Bickett K, French N, Marcovici G. A randomized, double-blind, placebo-controlled trial to determine the effectiveness of botanically derived inhibitors of 5−alpha-reductase in the treatment of androgenetic alopecia. J Altern Complement Med. 2002; 8(2): 143−52.

[75] Rossi A, Mari E, Scarno M, Garelli V, Maxia C, Scali E, et al. Comparitive effectiveness of finasteride vs Serenoa repens in male androgenetic alopecia: a two-year study. Int J Immunopathol Pharmacol. 2012; 25(4): 1167−73.

[76] Matsuda H, Yamazaki M, Asanuma Y, Kubo M. Promotion of hair growth by ginseng radix on cultured mouse vibrissal hair follicles. Phytother Res. 2003; 17(7): 797−800.

[77] Murata K, Noguchi K, Kondo M, Onishi M, Watanabe N, Okamura K, et al. Inhibitory activities of Puerariae Flos against testosterone 5alpha-reductase and its hair growth promotion activities. J Nat Med. 2012; 66(1): 158−65.

[78] Kumar N, Rungseevijitprapa W, Narkkhong NA, Suttajit M, Chaiyasut C. 5alpha-reductase inhibition and hair growth promotion of some Thai plants traditionally used for hair treatment. J Ethnopharmacol. 2012; 139(3): 765−71.

[79] Esfandiari A, Kelly AP. The effects of tea polyphenolic compounds on hair loss among rodents. J Natl Med Assoc. 2005; 97(8): 1165−9.

[80] Shimizu K, Kondo R, Sakai K, Shoyama Y, Sato H, Ueno T. Steroid 5alpha-reductase inhibitory activity and hair regrowth effects of an extract from Boehmeria niponnivea. Biosci Biotechnol Biochem. 2000; 64(4): 875−7.

[81] Park WS, Lee CH, Lee BG, Chang IS. The extract of Thujae occidentalis semen inhibited 5alpha-reductase and androchronogenetic alopecia of B6CBAF1/j hybrid mouse. J Dermatol Sci. 2003; 31(2): 91−8.

[82] Murata K, Noguchi K, Kondo M, Onishi M, Watanabe N, Okamura K, et al. Promotion of hair growth by Rosmarinus officinalis leaf extract. Phytother Res. 2013; 27(2): 212−7.

[83] Wikramanayake TC, Villasante AC, Mauro LM, Perez CI, Schachner LA, Jimenez JJ. Prevention and treatment of alopecia areata with quercetin in the C3H/HeJ mouse model. Cell Stress Chaperones. 2012; 17(2): 267−74.

[84] Anbalangan K, Sadique J. Influence of an Indian medicine (Ashwagandha) on acute-phase reactants in inflammation. Indian J Exp Biol. 1981; 19: 245−9.

[85] Bone K. Clinical applications of Ayurvedic and Chinese herbs. Warwick: Phytotherapy Press; 1996. p. 137−41.

[86] Towatari K, Yoshida K, Mori N, Shimizu K, Kondo R, Sakai K. Polyphenols from the heartwood of Cercidiphyllum japonicum and their effects on proliferation of mouse hair epithelial cells. Planta Med. 2002; 68(11): 995−8.

[87] Kamimura A, Takahashi T. Procyanidin B−2, extracted from apples, promotes hair growth: a laboratory study. Br J Dermatol. 2002; 146(1): 41−51.

[88] Kamimura A, Takahashi T, Watanabe Y. Investigation of topical application of procyanidin B−2 from apple to identify its potential use as a hair growing agent. Phytomedicine. 2000; 7(6): 529−36.

[89] Takahashi T, Kamimura A, Yokoo Y, Honda S, Watanabe Y. The first clinical trial of topical application of procyanidin B−2 to investigate its potential as a hair growing agent. Phytother Res. 2001; 15(4): 331−6.

[90] Tenore GC, Caruso D, Buonomo G, D'Avino M, Santamaria R, Irace C, et al. Annurca apple nutraceutical formulation enhances keratin expression in a human model of skin and promotes hair growth and tropism in a randomized clinical trial. J Med Food. 2018; 21(1): 90−103.

[91] Shin HS, Lee JM, Park SY, Yang JE, Kim JH, Yi TH. Hair growth activity of Crataegus pinnatifida on C57BL/6 mouse model. Phytother Res. 2013; 27(9): 1352−7.

[92] Shao LX. [Effects of the extract from bergamot and boxthorn on the delay of skin aging and hair growth in mice].

Zhongguo Zhong Yao Za Zhi. 2003; 28(8): 766−9.

[93] Dhanotia R, Chauhan NS, Saraf DK, Dixit VK. Effect of Citrullus colocynthis Schrad fruits on testosterone-induced alopecia. Nat Prod Res. 2011; 25(15): 1432−43.

[94] Roy RK, Thakur M, Dixit VK. Development and evaluation of polyherbal formulation for hair growth-promoting activity. J Cosmet Dermatol. 2007; 6(2): 108−12.

[95] Patel S, Sharma V, Chauhan NS, Dixit VK. An updated review on the parasitic herb of Cuscuta reflexa Roxb. Zhong Xi Yi Jie He Xue Bao. 2012; 10(3): 249−55.

[96] Hornfeldt CS. Growing evidence of the beneficial effects of a marine protein-based dietary supplement for treating hair loss. J Cosmet Dermatol. 2018; 17(2): 209−13.

[97] Hornfeldt CS, Holland M, Bucay VW, Roberts WE, Waldorf HA, Dayan SH. The safety and efficacy of a sustainable marine extract for the treatment of thinning hair: a summary of new clinical research and results from a panel discussion on the problem of thinning hair and current treatments. J Drugs Dermatol. 2015; 14(9): s15−22.

[98] Colombo VE, Gerber F, Bronhofer M, Floersheim GL. Treatment of brittle fingernails and ony-choschizia with biotin: scanning electron microscopy. J Am Acad Dermatol. 1990; 23(6 Pt 1): 1127−32.

第 **8** 章 雄激素性秃发：临床治疗

Androgenetic Alopecia: Clinical Treatment

Yanna Kelly and Antonella Tosti

引言

AGA可影响易感的男性和女性人群，其特征是毛囊非瘢痕性进行性微小化，并伴随生长期缩短，从而导致终毛向毳毛的逐渐转变，并伴有一定模式性分布。AGA的病因是多因素和多基因的[1,2]。男性AGA，也称为MPHL，具有雄激素依赖性，尽管遗传方式尚未确定，但可观察到遗传易感性[2-4]；女性AGA，也称为FPHL，其雄激素的作用仍不确定[5,6]。其在高加索人种的发病率高于亚洲人种和非洲人种，且患病率随年龄增长而增加[7-9]。

AGA是进行毛发咨询的最常见原因之一，对患者的生活质量和自尊产生影响。通常患者对治疗结果的期望高于现实。因此，在第一次咨询过程中需阐明主要的治疗目标是阻止进展、防止毛发变得更细，强调改善和再生并不总是能够实现的。

尽管AGA非常普遍，但获批准的治疗手段尚很有限。本章节旨在回顾当前临床治疗手段的有效性和安全性。

抗雄激素治疗

5α-还原酶抑制剂

非那雄胺

1 mg非那雄胺和2% ～ 5%米诺地尔溶液是MPHL唯一获批准的治疗手段。非那雄胺是2型5α-还原酶抑制剂，可减少睾酮向双氢睾酮（dihydrotestosterone，DHT）的转化，DHT是导致MPHL患者毛囊微小化的重要原因。在多项长期研究和Meta分析中，非那雄胺的疗效得到肯定[10-12]。一般而言，在年轻患者中，头顶/头皮中部区域的治疗反应更好[12]。

Y. Kelly (✉)
Dermatologist, Private Clinic, Sao Paulo, Brazil

A. Tosti
Fredric Brandt Endowed Professor of Dermatology, Dr. Phillip Frost Department of Dermatology and Cutaneous Surgery, University of Miami Miller School of Medicine, Miami, FL, USA

© Springer Nature Switzerland AG 2020
A. Tosti et al. (eds.), *Hair and Scalp Treatments*, https: //doi.org/10.1007/978-3-030-21555-2_8

■ 安全性和性不良反应

非那雄胺没有肝毒性或肾毒性，并且没有相关的药物相互作用。但仍建议患有肝脏疾病的患者避免使用该药物，因为它经肝脏代谢[13]。由于其致畸性，服用非那雄胺的患者不应献血，以避免孕妇在输血期间接触到该药物[14]。

可能的性不良反应众所周知并且已有文献报道，包括性欲减退、勃起功能障碍和射精量减少。大约2%服用非那雄胺的患者报告一种及以上的性不良反应，而安慰剂组为1%[15]。性不良反应可能会自发缓解，并不一定需要停止治疗[10]。

最近，一些非对照研究结果引起了患者和皮肤科医师对该药安全性的关注，这些研究报道了服用1 mg非那雄胺的MPHL患者产生了永久的性不良反应以及抑郁症，而"非那雄胺综合征"一词囊括了永久的性不良反应以及神经相关不良反应[16]。尽管存在"非那雄胺综合征"的证据非常有限，向患者解释清楚这一点非常重要，因为患者有可能会自行阅读到这些可能的长期不良反应，从而不开始治疗。MPHL患者常常很焦虑，并且无法通过治疗缓解。总之，最好不要给有抑郁症病史的患者处方非那雄胺。

尽管相对少见，部分患者会出现男性乳腺发育，甚至在治疗中断后也可能持续很长时间[17]。

至于生殖影响，一项双盲的安慰剂对照研究表明每天服用1 mg非那雄胺持续48周并未显著影响181名健康患者的精液参数[18]。尽管非那雄胺不会影响年轻健康男性的生育能力，但生育诊所的数据表明，对于精液分析发生改变或有生育问题的患者，应停用非那雄胺，甚至不予处方[19]。精液中非那雄胺的水平非常低，服用非那雄胺的男性不会对孕妇或胎儿造成任何危险。

每天服用1 mg非那雄胺会导致前列腺特异性抗原（prostate-specific antigen，PSA）血清水平降低约50%，这是因为作用于前列腺的DHT降低。该现象可能掩盖并耽误前列腺癌的早期诊断。因此，对于50岁以上的男性，建议在开始治疗之前检查PSA的基本水平[20]。患者应告知泌尿外科医师正在服用该药。

已有研究显示5 mg非那雄胺可降低前列腺癌的总体发病率，但会增加使用者中发生高级别肿瘤的风险。但是最近的一项长期随访研究表明，使用非那雄胺不会增加前列腺癌的死亡率[21]。

■ 剂量方案

非那雄胺的剂量为每天1 mg（表8-1）。非那雄胺在MPHL治疗中的获益需要长期使用，因为非那雄胺中断后仍会逐渐脱发，并在1年内恢复到治疗前状态（图8-1）。开始使用非那雄胺并不能预防外用米诺地尔中断后出现的脱发。

■ 女性使用非那雄胺

非那雄胺在女性中的功效尚不明确，在FPHL中的使用属于超适应证。已有病例报告、病例系列和非对照研究显示绝经前和绝经后女性服用2.5 ～ 5 mg非那雄胺有阳性结果[22,23]（图8-2）。育龄妇女服用非那雄胺应严格避孕，因该药可能会导致男性胎儿女性化[24]。女性服用非那雄胺的另一个问题在于雌激素相对过量或雄激素缺乏会增加患乳腺癌

表8-1 主要一线治疗选项：男性AGA

药物治疗	治疗许可（FDA）	作用机制	剂量推荐	不良反应
系统性治疗				
非那雄胺[a]	批准	5α-还原酶抑制剂	1 mg/d	性不良反应 情绪失调
度他雄胺	部分国家/地区批准，如韩国、墨西哥和日本	5α-还原酶抑制剂	0.5 mg/d	性不良反应 情绪失调
口服米诺地尔	未批准/超适应证	未知，可能产生抗雄激素、血管舒张和抗炎作用	0.25～2.5 mg/d	低血压 下肢水肿 多毛症
局部治疗				
局部外用米诺地尔[a]	批准	未知，可能产生抗雄激素、血管舒张和抗炎作用	5%溶液或泡沫，每天2次	多毛症 接触性皮炎
拉坦前列素	未批准/超适应证	延长生长期	0.03%～0.1%溶液，每天1次	红斑反应
局部外用5α-还原酶抑制剂	未批准/超适应证	5α-还原酶抑制剂	0.1%～1%溶液，每天1次，联合2.5%脂质体凝胶，每周3次	全身吸收导致与口服治疗相同的不良反应 污染朋友或者家属

注：FDA，美国食品药品管理局。[a]笔者起始治疗的一线选择。

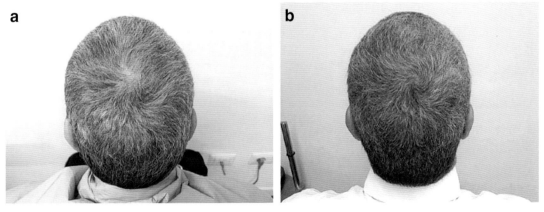

图8-1 口服非那雄胺和局部外用米诺地尔治疗前（a）及治疗6个月后（b）

的风险[25]。尽管目前尚无数据显示服用非那雄胺会增加患乳腺癌的风险，我们仍避免在有乳腺癌家族史或个人史的女性中处方非那雄胺/度他雄胺（表8-2）。

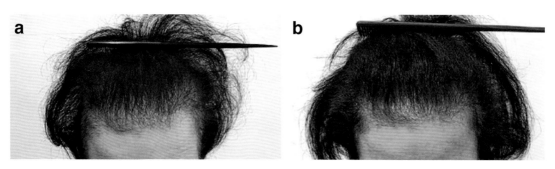

图8-2 局部外用2%米诺地尔及口服非那雄胺2.5 mg/d治疗前（a）及治疗6个月后（b）

表8-2 主要一线治疗选项：女性AGA

药物治疗	治疗许可（FDA）	作用机制	剂量推荐	不良反应
系统性治疗				
螺内酯[a]	未批准/超适应证	雄激素受体拮抗剂	每次100～200 mg，每天1次	致畸性、乳房胀痛、月经不调、尿频、体重下降、高钾血症
醋酸环丙孕酮	未批准/超适应证	雄激素受体拮抗剂降低睾酮水平	含醋酸环丙孕酮2 mg和乙炔雌二醇0.035 mg的OCP月经周期第1～10日醋酸环丙孕酮25～50 mg，联合含醋酸环丙孕酮的OCP	致畸性、肝毒性、体重增加、乳房胀痛、性欲减退
非那雄胺	未批准/超适应证	5α-还原酶抑制剂	2.5～5 mg/d	致畸性、性不良反应、情绪失调
度他雄胺	未批准/超适应证	5α-还原酶抑制剂	0.5 mg/d	致畸性、性不良反应、情绪失调
口服米诺地尔	未批准/超适应证	未知，可能产生抗雌激素、血管舒张和抗炎作用	0.25～1 mg/d	多毛症、低血压、下肢水肿
局部治疗				
局部外用米诺地尔[a]	批准	未知，可能产生抗雄激素、血管舒张和抗炎作用	2%溶液1 ml，每天2次 5%泡沫剂，每天1次	多毛症、接触性皮炎
拉坦前列素	未批准/超适应证	延长生长期	0.03%～0.1%溶液，每天1次	红斑反应

（续表）

药物治疗	治疗许可（FDA）	作用机制	剂量推荐	不良反应
局部外用5α-还原酶抑制剂	未批准/超适应证	5α-还原酶抑制剂	0.1%～1%溶液，每天1次，联合2.5%脂质体凝胶，每周3次	系统性吸收导致与口服治疗相同的不良反应，污染朋友或者家属

注：OCP，口服避孕药。ª笔者起始治疗的一线选择。

度他雄胺

度他雄胺是一种5α-还原酶抑制剂，可阻断1型和2型同工酶的活性，可降低90%的DHT血清水平，而非那雄胺仅降低70%[26]。每天0.5 mg的度他雄胺在全球范围内被批准用于BPH的治疗。但仅在包括韩国、日本和墨西哥在内的部分国家被批准用于治疗MPHL。临床研究以及作者个人经验均表明，度他雄胺在MPHL的治疗中比非那雄胺更有效[11,27]。一些病例报告和作者的个人经验表明，同时使用这两种药物可以提高疗效，此外一系列病例显示，对非那雄胺反应差的MPHL患者经度他雄胺治疗后有效[28,29]。

■ 安全性与性不良反应

度他雄胺的安全性和不良反应与非那雄胺相似。但是，现有的度他雄胺研究持续时间尚短，其可能的长期不良反应尚未可知。

■ 剂量方案

度他雄胺的剂量为0.5 mg/d（表8-1）。对于非那雄胺治疗一年后无反应的男性，度他雄胺被认为是最佳选择（图8-3）。

■ 女性使用度他雄胺

女性患者的数据非常稀缺，但是根据作者经验，该药是有效的[30]（见表8-2）。由于其半衰期长，因此，有怀孕打算的女性应避免使用。

雄激素受体拮抗剂

尽管未获批准，但雄激素受体拮抗剂经常用于治疗FPHL。关于这类药物治疗效果的文献很少，特别是在没有高雄激素血症的患者中，且这些研究缺乏高质量的证据。须注意雄激素受体拮抗剂属于适应证外应用，并且由于其致畸性需要安全的避孕措施[31]。

螺内酯

螺内酯是保钾利尿剂，具有抗雄激素作用，这是因为其可以降低睾酮水平并阻断靶组织中的雄激素受体[32]。它已被用于治疗FPHL20多年，具有良好的长期疗效和安全性[33-35]。

■ 安全性与不良反应

螺内酯由于其利尿作用（高钾血症、低血压、疲劳、体重减轻和尿频）以及抗雄激素

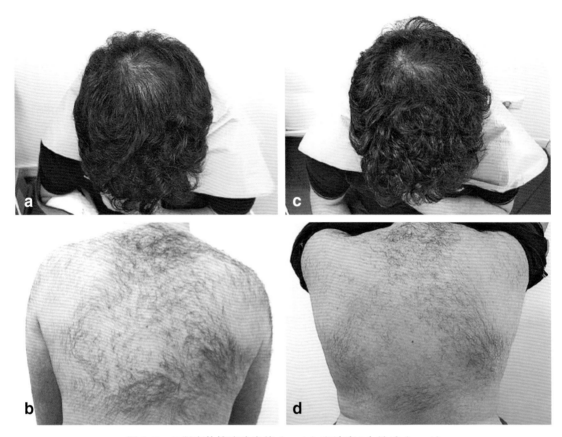

图8-3 口服度他雄胺治疗前（a、b）和治疗6个月后（c、d）

作用（乳房胀痛和月经不调），可引发剂量依赖性不良反应。建议使用高剂量螺内酯（大于100 mg/d）的患者避免摄入钾并定期监测血钾水平。

■ 剂量方案

对于FPHL的治疗，螺内酯的使用剂量应为100 ～ 200 mg/d。我们建议从50 mg/d开始使用，如可耐受则逐渐增加（表8-2）。

育龄期妇女如使用螺内酯应注意避孕，作者首选是含有醋酸环丙孕酮、屈螺酮或地诺孕素的口服避孕药，以提高抗雄激素治疗效应。

醋酸环丙孕酮

醋酸环丙孕酮是一种雄激素受体拮抗剂，可直接阻断DHT与其受体的结合，并通过减少卵泡刺激素和促黄体激素的释放降低睾酮水平。在大多数国家/地区（不包括美国），它可以单独使用或与乙炔雌二醇合用作为口服避孕药。现有的关于其疗效的研究存在争议[35-37]。不良反应包括肝毒性、体重增加、性欲下降、乳房胀痛和男性胎儿女性化。

如前所述，对于正在使用螺内酯或5α-还原酶抑制剂的女性患者，含有醋酸环丙孕酮或屈螺酮或地诺孕素的抗雄激素口服避孕药可作为很好的避孕选择，因其可产生额外的抗雄激素效应（表8-2）。

雄激素非依赖性疗法

局部外用米诺地尔

米诺地尔是首个也是唯一被 FDA 批准用于治疗 AGA 的局部外用药。2% 的溶液和 5% 的溶液及泡沫用于男性患者；2% 的溶液和 5% 的泡沫用于女性患者。

米诺地尔对毛发生长的确切作用机制尚不清楚，可能是通过钾离子通道开放所介导，从而导致皮肤血流量增加，血管内皮生长因子水平升高，促进真皮乳头中的毛发生长[38]。一些研究表明，它还可以通过刺激前列腺素内过氧化物合酶-1 来增加前列腺素 E2（prostaglandin E2，PGE2）的生成，从而促进毛发生长[39,40]。

刺激毛发生长的活性代谢物是米诺地尔硫酸盐，它是通过毛囊外根鞘中的磺基转移酶从米诺地尔转化而来的[41]。这些酶在头皮中的含量水平存在个体差异，具有较高酶活性的患者对局部外涂米诺地尔的反应更好[42]。尽管有商业试剂盒评估磺基转移酶的活性，但其可靠性很差。对局部外用米诺地尔无反应的患者可考虑使用硫酸米诺地尔。该药可在少数国家/地区获得，然而其渗透性和稳定性可能存在问题[43]。

几项双盲随机安慰剂对照试验已经明确了局部外用米诺地尔治疗 MPHL 和 FPHL 的功效。男性患者最好使用 5% 溶液，女性患者最好使用 2% 溶液，不过一项随机单盲试验显示每天使用 1 次 5% 米诺地尔泡沫与每天使用 2 次 2% 米诺地尔溶液具有相似的疗效[44]。

安全性与不良反应

米诺地尔最常见的不良反应包括接触性皮炎和面部多毛症。其赋形剂的成分，特别是丙二醇，可能会引起皮肤刺激或过敏。而真正对米诺地尔本身的过敏反应很罕见。泡沫配方在刺激的情况下可作为一种选择，因其不含丙二醇。女性多毛症较男性多毛症更为常见，但尚不清楚这是由于其确实更普遍亦或是由于对女性患者来说更容易被注意到。多毛症通常在停药后第 1 ～ 3 个月可消退。部分患者在治疗开始时毛发脱落的情况会暂时加重。患者经常网上阅读到该不良反应的相关信息，这是患者停止治疗或不开始治疗的主要原因之一，因此，必须与患者沟通该现象正是米诺地尔起效的标志，因为它表明了休止期毛囊重新进入了生长期，并且该现象通常持续数周。

尽管不建议孕妇使用米诺地尔，但美国儿科学会认为米诺地尔与哺乳不冲突[45]。

剂量方案

对于 MPHL，5% 米诺地尔溶液的推荐剂量为每天 2 次，每次 1 ml，而 5% 米诺地尔泡沫的推荐剂量为每天 2 次，每次半杯。两种配方均应停留至少 4 小时（表 8-1）。

对于 FPHL，2% 米诺地尔溶液的推荐剂量为每天 2 次，每次 1 ml，或者 5% 米诺地尔泡沫剂每天 1 次，每次半杯（表 8-2）。

使用米诺地尔时应将前额发际线处毛发拨到头顶部。切勿在睡前涂药，以免擦到枕头上并作用于面部皮肤。

在评估疗效之前应至少治疗 6 个月，并应无限期延长治疗以保持疗效（图 8-1 和图 8-

2）。还应告知患者，药物中断3～4个月后出现急性脱发。

前列腺素类似物

尽管我们对AGA治疗中前列腺素类似物的使用抱有很高的期望，但临床研究的结果令人失望，至少在试验中所使用的剂量下该类药物对女性和男性型脱发的疗效均不如局部使用米诺地尔。可将拉坦前列素和比马前列素处方为复合制剂，但价格昂贵。作者将这些药物与米诺地尔联合使用或作为单一治疗药物用于对米诺地尔过敏的患者[46,47]（表8-1和表8-2）。

新兴临床疗法

局部外用5α-还原酶抑制剂

在过去的几年中，局部使用非那雄胺已被作为口服非那雄胺的另一种选择。局部使用非那雄胺有疗效，但可被全身吸收[48,49]。

目前正致力于开发能够将非那雄胺/度他雄胺递送至毛囊且全身吸收最小化的载体。Polichem®开发了一种载体[50]，并已在欧洲进行了临床试验研究，但结果尚未公布。关于该治疗的大多数信息是基于经验的，而不是基于证据的。可将非那雄胺的局部用药浓度控制在0.25%～1%的范围内（表8-1和表8-2）。

部分医师在同一乳液中混合使用非那雄胺和米诺地尔，但是在我们看来，这可能会降低米诺地尔的疗效。该作者局部使用2.5%非那雄胺脂质体凝胶，每周3次，取得很好的疗效（图8-4）。

度他雄胺的美塑疗法也得到了很好的应用。Saceda-Corralo等每3个月皮内注射1 ml的0.01%度他雄胺（0.01%度他雄胺，Mesotherapy Worldwide，澳大利亚），总共进行了3个

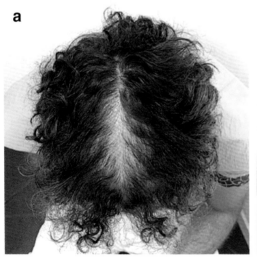
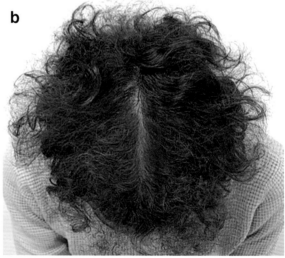

图8-4 非那雄胺凝胶治疗前（a）和治疗6个月后（b）

疗程，男性和女性患者均取得良好疗效[51]。但是该治疗过程中浸润注射非常痛苦，且需要与利多卡因联合使用。另有作者使用鸡尾酒疗法，即将1.5 ml的0.5%米诺地尔、1 ml的0.1%度他雄胺和0.5 ml的利多卡因混合使用（Rodrigo Pirmez，未发表）。

口服米诺地尔

口服米诺地尔经FDA批准可用于治疗高血压。然而近几年口服米诺地尔在脱发治疗中越发普及。低剂量口服米诺地尔（0.25 mg/d）与25 mg/d螺内酯联合应用于100名女性，持续12个月，结果显示6个月后毛发密度增加，且不良反应轻微。4名未中止治疗的患者出现了面部多毛症[52]。根据作者的经验，在大多数患者中，较高剂量（1.25 mg/d）的米诺地尔更为有效，并且大多数患者可以耐受（表8-1和表8-2）。体液潴留和下肢浮肿是其他可能出现的不良反应。该剂量不会引起低血压。但患有心脏病的患者应避免该处方。

局部抗雄激素：皮质酮17α-丙酸酯

一种新型的局部抗雄激素药物，5%皮质酮17α-丙酸酯（CB-03-01）溶液（Cassiopea）目前正在进行Ⅱ期试验。该药物是一种选择性雄激素受体拮抗剂，可阻断DHT与毛囊雄激素受体的相互作用。亦可降低PGD2水平。

皮质酮的系统抗雄激素活性可被忽略，因此，可用于男性患者。一项正在进行的纳入95名男性AGA患者的研究正对每天使用2次该药物并持续26周的有效性和安全性与5%米诺地尔溶液和安慰剂进行比较[53]。6个月的中期分析提示，与安慰剂相比，CB-03-01组的目标区域毛发数量有所增加（分别为12.7和2.9），而5%米诺地尔溶液更优于这两组（18.8）[54]。

前列腺素拮抗剂：Setipiprant

近期有研究显示前列腺素D2（Prostaglandin D2，PGD2）及其合成酶在AGA男性的头皮中高表达。此外，已证明高水平PGD2诱导小鼠毛囊微小化、皮脂腺增生和脱发，并且局部使用PGD2可抑制小鼠该应用区域内的毛发生长[55]。作者还提示，正常头皮中PGE2（可促进毛发生长）的水平高于AGA患者的头皮。本文表明不同前列腺素之间的平衡控制着毛发的生长。此外，他们还发现PGD2受体，亦称为GPCR44，可作为潜在的治疗靶点[56]。

PGD2受体的选择性口服拮抗剂Setipiprant，可能适用于AGA。一项多中心、随机、双盲、安慰剂对照的2A期临床试验评估了18～49岁MPHL患者每天2次口服1000 mg Setipirant的安全性、耐受性和有效性，但结果尚未发表[57]。

Wnt信号

Wnt/β-连环蛋白信号激活已成为潜在的治疗靶点，局部Wnt活化剂可能是一种新的治疗方法。含有香草酸甲酯（一种植物来源的Wnt活化剂）的局部乳液在女性患者中有望产生可喜的疗效[58]。

激活Wnt信号通路的小分子SM04554目前正在临床试验中。在Ⅰ期临床试验中，该局部外用溶液是安全的，耐受性良好且具有疗效[59]。根据公司的报告，Ⅱ期临床试验表明 SM04554局部外用溶液（0.15%和0.25%）在客观性结果指标即非毳毛计数（主要观察指标）和毛发密度（次要观察指标）上显著性提高[60]。

辅助治疗手段

激光与光源可能是AGA安全有效的辅助治疗方法。LLLT和点阵铒激光（1 550 nm）是目前研究最多的治疗选项[61-65]。详见第5章和表8-3。

毛发移植是一种替代补充性的治疗方法。在合适人群中，毛发移植可以带来持久、自然的效果，这将有助于重塑患者面部轮廓并树立自信心。详见第6章。

未能通过药物治疗达到足够的毛发密度的患者以及不适合进行毛发移植的患者可采取诸多伪装修饰方法，也可以与用药或外科治疗结合使用。详见第19章。

初步证据表明PRP注射、头皮微针注射可能对毛发再生有效[66-71]。但是，仍需要建立这些操作的标准化流程。脂肪干细胞注射有望很快成为一种新的治疗选项[72-74]。详见第4章和表8-3。

表8-3 AGA的主要辅助治疗手段

治疗方式	治疗许可（FDA）	作用机制	建议方式[a]	不良反应
LLLT（655 nm）	批准	可能激活休眠的毛囊，增加血流量，上调生长因子和三磷酸腺苷，并刺激生长期的毛发	取决于所使用的设备-请参阅包装内说明书	光敏性
点阵铒激光（1 550 nm）	未批准/超适应证	可能激活休眠的毛囊，增加血流量，上调生长因子和三磷酸腺苷，并刺激生长期的毛发	5～10个疗程，每个疗程间隔2周	毛囊热损伤和瘢痕形成
PRP注射	未批准/超适应证	可能诱导毛囊干细胞分化为毛囊，延长毛发生长期，并保护细胞免于凋亡	多种：4个疗程，每个疗程间隔2周；3个疗程，每个疗程间隔3周+6个月后1个疗程；2/3个疗程，每个疗程间隔3个月；或3个疗程，每个疗程间隔1个月	疼痛、注射时发红、极微小出血
头皮微针	未批准/超适应证	可能诱导血小板源性生长因子的释放，激活毛囊干细胞以及毛发生长相关基因的过量表达	多种：通常与PRP联合应用使用 单种使用：每周1次持续12周或每周1次持续4周+隔周1次，总共持续24周	疼痛、极微小出血、瘙痒、淋巴结肿大、休止期脱发

注：[a]根据已发表文献的每次治疗。

实用技巧

联合治疗通常可提供最佳效果：

MPHL

- 局部使用5%米诺地尔（每天2次）联合口服非那雄胺/度他雄胺（商榷可能的不良反应）；可考虑每3个月添加度他雄胺美塑疗法。
- 如果患者由于担心不良反应而不愿意口服5α-还原酶抑制剂，可处方外用非那雄胺/度他雄胺（最好是脂质体载体）。
- 如果患者不愿意局部外用药，可口服米诺地尔。起始剂量为每天2次，每次0.25 mg。
- PRP微针治疗，通常建议3个疗程，每个疗程间隔6～8周。
- LLLT，尤其对于伴有头皮炎症的患者。
- 积极治疗脂溢性皮炎或银屑病。
- 建议处方洗发水，并告知患者经常洗头。
- 可考虑伪装修饰的方法以及可能的手术治疗。
- 在第一次咨询期间，请务必拍摄临床照片；这将有助于后续评估病情得到改善或是恶化。

FPHL

- 对于绝经前患者：局部外用2%米诺地尔溶液（每天2次）或5%米诺地尔泡沫（每天1次），口服含有屈螺酮、螺内酯的避孕药或非那雄胺/度他雄胺（商榷可能的不良反应）。
- 对于绝经后患者：除避孕药以外其余同上，但对有乳腺癌家族史的患者应避免使用非那雄胺/度他雄胺。可考虑每3个月使用度他雄胺美塑疗法。
- 对于不喜欢外用或呈弥漫性的患者，可以考虑口服米诺地尔。通常起始剂量为每天2次，每次0.25 mg，联合螺内酯25 mg。
- PRP微针治疗，通常建议3个疗程，每个疗程间隔6～8周。
- LLLT，尤其对于伴有头皮炎症的患者。
- 积极治疗脂溢性皮炎或银屑病。
- 建议处方洗发水和护发素，告知患者经常洗头。
- 可考虑加重修饰的方法以及可能的手术治疗。
- 在第一次咨询期间，请务必拍摄临床照片，这将有助于后续评估病情得到改善或遮盖。

（陈荪奕 译，缪盈 校）

参考文献

[1] Küster W, Happle R. The inheritance of common baldness: two B or not two B? J Am Acad Dermatol. 1984; 11(5 Pt 1): 921–6.

[2] Yip L, Rufaut N, Sinclair RD. Role of genetics and sex steroid hormones in male androgenetic alopecia and female pattern hair loss: an update of what we now know. Australas J Dermatol. 2011; 52: 81–8.

[3] Birch MP, Messenger AG. Genetic factors predispose to balding and non-balding in men. Eur J Dermatol. 2001; 11: 309–14.

[4] Kaufman KD, Olsen EA, Whiting D, Savin R, DeVillez R, Bergfeld W. Finasteride in the treatment of men with androgenetic alopecia. Finasteride Male Pattern Hair Loss Group. J Am Acad Dermatol. 1998; 39: 578–89.

[5] Olsen EA. Female pattern hair loss. J Am Acad Dermatol. 2001; 45: S70–80.I.

[6] Torres F, Tosti A. Female pattern alopecia and telogen effluvium: figuring out diffuse alopecia. Semin Cutan Med Surg. 2015; 34(2): 67–71.

[7] Gan DC, Sinclair RD. Prevalence of male and female pattern hair loss in Maryborough. J Investig Dermatol Symp Proc. 2005; 10: 184–9.

[8] Lee WS, Lee HJ. Characteristics of androgenetic alopecia in Asian. Ann Dermatol. 2012; 24(3): 243–52.

[9] Bas Y, Seckin HY, Kalkan G, Takci Z, Citil R, Önder Y, et al. Prevalence and types of androgenetic alopecia in north Anatolian population: a community-based study. J Pak Med Assoc. 2015; 65(8): 806–9.

[10] Mella JM, Perret MC, Manzotti M, Catalano HN, Guyatt G. Efficacy and safety of finasteride therapy for androgenetic alopecia: a systematic review. Arch Dermatol. 2010; 146: 1141–50.

[11] Gupta AK, Charrette A. The efficacy and safety of 5 α -reductase inhibitors in androgenetic alopecia: a network meta-analysis and benefit-risk assessment of finasteride and dutasteride. J Dermatolog Treat. 2014; 25(2): 156–61.

[12] Olsen EA, Whiting DA, Savin R, Rodgers A, Johnson-Levonas AO, Round E, et al. Global photographic assessment of men aged 18–60 years with male pattern hair loss receiving finasteride 1mg or placebo. J Am Acad Dermatol. 2012; 67(3): 379–86.

[13] Steiner JF. Clinical pharmacokinetics and pharmacodynamics of finasteride. Clin Pharmacokinet. 1996; 30(1): 16–27.

[14] Becker CD, Stichtenoth DO, Wichmann MG, Schaefer C, Szinicz L. Blood donors on medication–an approach to minimize drug burden for recipients of blood products and to limit deferral of donors. Transfus Med Hemother. 2009; 36(2): 107–13.

[15] Propecia [package insert]. White House Station, NJ: Merck and Co, Inc; Oct 2004.

[16] Fertig R, Shapiro J, Bergfeld W, Tosti A. Investigation of the plausibility of 5–alpha-reductase inhibitor syndrome. Skin Appendage Disord. 2017; 2(3–4): 120–9.

[17] Ramot Y, Czarnowicki T, Zlotogorski A. Finasteride induced gynecomastia: case report and review of the literature. Int J Trichol. 2009; 1(1): 27–9.

[18] Overstreet JW, Fuh VL, Gould J, Howard SS, Lieber MM, Hellstrom W, et al. Chronic treatment with finasteride daily does not affect spermatogenesis or semen production in young men. J Urol. 1999; 162(4): 1295–300.

[19] Yamazaki M, Miyakura T, Uchiyama M, Hobo A, Irisawa R, Tsuboi R. Oral finasteride improved quality of life of androgenetic alopecia patients. J Dermatol. 2011; 38(8): 773–7.

[20] D'Amico AV, Roehrborn CG. Effect of 1 mg/day finasteride on concentrations of serum prostate-specific antigen in men with androgenic alopecia: a randomized controlled trial. Lancet Oncol. 2007; 8: 21–5.

[21] Goodman PJ, Tangen CM, Darke AK, Lucia MS, Ford LG, Minasian LM. Long-term effects of finasteride on prostate cancer mortality. N Engl J Med. 2019; 380(4): 393–4. https: //doi. org/10.1056/NEJMc1809961.

[22] Hu AC, Chapman LW, Mesinkovska NA. The efficacy and use of finasteride in women: a systematic review. Int J Dermatol. 2019; 58: 759.

[23] van Zuuren EJ, Fedorowicz Z, Carter B. Evidence-based treatments for female pattern hair loss: a summary of a Cochrane systematic review. Br J Dermatol. 2012; 167: 995–1010.

[24] Bowman CJ, Barlow NJ, Turner KJ, Wallace DG, Foster PM. Effects of in utero exposure to finasteride on androgen-dependent reproductive development in the male rat. Toxicol Sci. 2003; 74: 393–406.

[25] Roussouw JE, Anderson GL, Prentice RL, LaCroix AZ, Kooperberg C, Stafanick ML, et al. Risks and benefits of estrogen plus progestin in healthy postmenopausal women: principal results from the Women's Health Initiative randomized controlled trial. JAMA. 2002; 288: 321–33.

[26] Clark RV, Hermann DJ, Cunningham GR, Wilson TH, Morrill BB, Hobbs S. Marked suppression of dihydrotestosterone in men with benign prostatic hyperplasia by dutasteride, a dual 5–alpha-reductase inhibitor. J Clin Endocrinol Metab. 2004; 89: 2179–84.

[27] Gubelin Harcha W, Barboza Martínez J, Tsai TF, Katsuoka K, Kawashima M, Tsuboi R, et al. A randomized, active-and placebo-controlled study of the efficacy and safety of different doses of dutasteride versus placebo and finasteride in the treatment of male subjects with androgenetic alopecia. J Am Acad Dermatol. 2014; 70(3): 489–98.

[28] Boyapati A, Sinclair R. Combination therapy with finasteride and low-dose dutasteride in the treatment of androgenetic alopecia. Australas J Dermatol. 2013; 54(1): 49–51.

[29] Jung JY, Yeon JH, Choi JW, Kwon SH, Kim BJ, Youn SW, et al. Effect of dutasteride 0.5mg/d in men with androgenetic

alopecia recalcitrant to finasteride. Int J Dermatol. 2014; 53(11): 1351−7.

[30]　Olszewska M, Rudnicka L. Effective treatment of female androgenic alopecia with dutasteride. J Drugs Dermatol. 2005; 4: 637−40.

[31]　Yip L, Sinclair R. Antiandrogen therapy for androgenetic alopecia. Expert Rev Dermatol. 2006; 1(2): 261−9.

[32]　Shaw JC. Antiandrogen therapy in dermatology. Int J Dermatol. 1996; 35(11): 770−8.

[33]　Burke BM, Cunliffe WJ. Oral spironolactone therapy for female patients with acne, hirsutism or androgenic alopecia. Br J Dermatol. 1985; 112: 124−5.

[34]　Rathnayake D, Sinclair R. Innovative use of spironolactone as an antiandrogen in the treatment of female pattern hair loss. Dermatol Clin. 2010; 28(3): 611−8.

[35]　Sinclair R, Wewerinke M, Jolley D. Treatment of female pattern hair loss with oral antiandrogens. Br J Dermatol. 2005; 152: 466−73.

[36]　Pereeboom-Wynia JD, van der Willigen AH, van Joost T, Stolz E. The effect of cyproterone acetate on hair roots and hair shaft diameter in androgenetic alopecia in females. Acta Derm Venereol. 1989; 69: 395−8.

[37]　Vexiau P, Chaspoux C, Boudou P, et al. Effects of minoxidil 2% vs. cyproterone acetate treatment on female androgenetic alopecia: a controlled, 12−month randomized trial. Br J Dermatol. 2002; 146: 992−9.

[38]　Rossi A, Cantisani C, Melis L, Iorio A, Scali E, Calvieri S. Minoxidil use in dermatology, side effects and recent patents. Recent Patents Inflamm Allergy Drug Discov. 2012; 6: 130−6.

[39]　Kvedar JC, Baden HP, Levine L. Selective inhibition by minoxidil of prostacyclin production by cells in culture. Biochem Pharmacol. 1988; 37(5): 867−74.

[40]　Michelet JF, Commo S, Billoni N, Mahé YF, Bernard BA. Activation of cytoprotective prostaglandin synthase−1 by minoxidil as a possible explanation for its hair growth-stimulating effect. J Invest Dermatol. 1997; 108(2): 205−9.

[41]　Buhl AE, Waldon DJ, Baker CA, Johnson GA. Minoxidil sulfate is the active metabolite that stimulates hair follicles. J Invest Dermatol. 1990; 95: 553−7.

[42]　Buhl AE, Baker CA, Dietz AJ. Minoxidil sulfotransferase activity influences the efficacy of Rogaine topical solution (TS): enzyme studies using scalp and platelets. J Invest Dermatol. 1994; 102: 534.

[43]　Dias PCR, Miot HA, Trüeb RM, Ramos PM. Use of minoxidil sulfate versus minoxidil base in androgenetic alopecia treatment: friend or foe? Skin Appendage Disord. 2018; 4(4): 349−50.

[44]　Blume-Peytavi U, Hillmann K, Dietz E, Canfield D, Garcia Bartels N. A randomized, singleblind trial of 5% minoxidil foam once daily versus 2% minoxidil solution twice daily in the treatment of androgenetic alopecia in women. J Am Acad Dermat. 2011; 65: 1126−34 e2.

[45]　American Academy of Pediatrics Committee on Drugs. Transfer of drugs and other chemicals into human milk. Pediatrics. 2001; 108: 776−89.

[46]　Blume-Peytavi U, Lonnfors S, Hillmann K, Garcia Bartels N. A randomized double-blind placebo-controlled pilot study to assess the efficacy of a 24−week topical treatment by latanoprost 0.1% on hair growth and pigmentation in healthy volunteers with androgenetic alopecia. J Am Acad Dermatol. 2012; 66(5): 794−800.

[47]　Available from: https: //clinicaltrials.gov/ct2/results?term=bimatoprost+alopecia&Search=Search. Last Accessed: 19 July 2018.

[48]　Hajheydari Z, Akbari J, Saeedi M, Shokoohi L. Comparing the therapeutic effects of finasteride gel and tablet in treatment of the androgenetic alopecia. Indian J Dermatol Venereol Leprol. 2009; 75: 47−51.

[49]　Caserini M, Radicioni M, Leuratti C, Annoni O, Palmieri R. A novel finasteride 0.25% topical solution for androgenetic alopecia: pharmacokinetics and effects on plasma androgen levels in healthy male volunteers. Int J Clin Pharmacol Ther. 2014; 52(10): 842−9.

[50]　Caserini M, Radicioni M, Leuratti C, Terraqni E, Iorizzo M, Palmieri R. Effects of a novel finasteride 0.25% topical solution on scalp and serum dihydrotestosterone in healthy men with androgenetic alopecia. Int J Clin Pharmacol Ther. 2016; 54(1): 19−27.

[51]　Saceda-Corralo D, Rodrigues-Barata AR, Vano-Galvan S, Jaen-Olasolo P. Mesotherapy with dutasteride in the treatment of androgenetic alopecia. Int J Trichol. 2017; 9: 143−5.

[52]　Sinclair RD. Female pattern hair loss: a pilot study investigating combination therapy with low-dose oral minoxidil and spironolactone. Int J Dermatol. 2018; 57(1): 104−9.

[53]　Andrasfay A; Intrepid Therapeutics, Inc. A phase 2 study to evaluate the safety and efficacy of CB−03−01 solution, a comparator solution and vehicle solution in males with androgenetic alopecia. In: ClinicalTrials.gov [Internet]. Bethesda (MD): National Library of Medicine (US). 2000−[cited 2018 Jul 23]. Available from: https: //clinicaltrials.gov/ct2/show/ NCT02279823. NLM identifier: NCT02279823.

[54]　Available from: www.cassiopea.com/activities/product-pipeline/breezula.aspx. Last accessed: 23 July 2018.

[55]　Garza LA, Liu Y, Yang Z, Alagesan B, Lawson JA, Norberg SM, et al. Prostaglandin D2 inhibits hair growth and is

elevated in bald scalp of men with androgenetic alopecia. Sci Transl Med. 2012; 4(126): 126−34.

[56] Nieves A, Garza LA. Does prostaglandin D2 hold the cure to male pattern baldness? Exp Dermatol. 2014; 23(4): 224−7.

[57] Lin J-E; Allergan. Phase 2A study of setipiprant tablets in androgenetic alopecia in males. In: ClinicalTrials.gov [Internet]. Bethesda (MD): National Library of Medicine (US). [cited 2018 Jul 23]. Available from: https: //www.clinicaltrials.gov/ct2/show/NCT02781311. NLM identifier: NCT02781311.

[58] Tosti A, Zaiac MN, Canazza A, Sanchis-Gomar F, Pareja-Galeano H, Alis R, et al. Topical application of the Wnt/β -catenin activator methyl vanillate increases hair count and hair mass index in women with androgenetic alopecia. J Cosmet Dermatol. 2016; 15(4): 469−74.

[59] Yazici Y, Smith SR, Swearingen CJ, Simsek I, DiFrancesco A, Hood JD. Safety and efficacy of a topical treatment (SM04554) for androgenetic alopecia (AGA): results from a phase 1 trial. Poster session presented at: 9th World Congress for Hair Research; 2015 Nov 18−21; Miami, FL, USA.

[60] Yazici Y; Samumed LLC. A Phase 2, Multicenter, Randomized, Double-Blind, Vehicle-Controlled Study of the Safety, Tolerability, and Efficacy of 0.15% and 0.25% Concentrations of Topical SM04554 Solution in Male Subjects With Androgenetic Alopecia (AGA). In: ClinicalTrials.gov [Internet]. Bethesda (MD): National Library of Medicine (US). 2000−[cited 2018 Jul 23]. Available from: http: //clinicaltrials.gov/ct2/show/NCT02275351. NLM identifier: NCT02275351.

[61] Satino J, Markou M. Hair regrowth and increased hair tensile strength using the HairMax laser comb for low-level laser therapy. Int J Cosmet Surg Aesthet Dermatol. 2003; 5(2): 113−7.

[62] Leavitt M, Charles G, Heyman E, Michaels D. HairMax LaserComb laser phototherapy device in the treatment of male androgenetic alopecia: a randomized, double-blind, sham device-controlled, multicentre trial. Clin Drug Investig. 2009; 29(5): 283−92.

[63] Kim H, Woong Choi J, Young Kim J, Won Shin J, Lee S, Huh C. Low level light therapy for androgenetic alopecia: a 24−week, randomized, double-blind, sham device-controlled multicenter trial. Dermatol Surg. 2013; 39(8): 1177−83.

[64] Kim WS, Lee HI, Lim YY, Lee SJ, Kim BJ, Kim MN, et al. Fractional photothermolysis laser treatment of male pattern hair loss. Dermatol Surg. 2011; 37(1): 41−51.

[65] Lee GY, Lee SJ, Kim WS. The effect of a 1550 nm fractional erbium-glass laser in female pattern hair loss. J Eur Acad Dermatol Venereol. 2011; 25(12): 1450−4.

[66] Gkini MA, Kouskoukis AE, Tripsianis G, Rigopoulos D, Kouskoukis K. Study of platelet-rich plasma injections in the treatment of androgenetic alopecia through an one-year period. J Cutan Aesthet Surg. 2014; 7(4): 213−9.

[67] Schiavone G, Raskovic D, Greco J, Abeni D. Platelet-rich plasma for androgenetic alopecia: a pilot study. Dermatol Surg. 2014; 40(9): 1010−9.

[68] Gentile P, Garcovich S, Bielli A, Scioli MG, Orlandi A, Cervelli V. The effect of platelet-rich plasma in hair regrowth: a randomized placebo-controlled trial. Stem Cells Transl Med. 2015; 4(11): 1317−23.

[69] Nusbaum AG, Tosti A. Commentary on a randomized placebo-controlled, double-blind, half-head study to assess the efficacy of platelet-rich plasma on the treatment of androgenetic alopecia. Dermatol Surg. 2016; 42(4): 498−9.

[70] Dhurat R, Sukesh MS, Avhad G, Dandale A, Pal A, Pund P. A randomized evaluator blinded study of effect of microneedling in androgenetic alopecia: a pilot study. Int J Trichology. 2013; 5(1): 6−11.

[71] Dhurat R, Mathapati S. Response to microneedling treatment in men with androgenetic alopecia who failed to respond to conventional therapy. Indian J Dermatol. 2015; 60(3): 260−3.

[72] Shin H, Ryu HH, Kwon O, Park BS, Jo SJ. Clinical use of conditioned media of adipose tissue-derived stem cells in female pattern hair loss: a retrospective case series study. Int J Dermatol. 2015; 54(6): 730−5.

[73] Fukuoka H, Suga H. Hair regeneration treatment using adipose- derived stem cell conditioned medium: follow-up with trichograms. Eplasty. 2015; 26(15): e10.

[74] Kerastem. Product pipeline. http: //kerastem.com/product-pipeline/. Accessed 16 July 2018.

第9章 斑秃：临床治疗

Alopecia Areata: Clinical Treatment

Norma Elizabeth Vazquez-Herrera and Antonella Tosti

如何为患者选择最佳治疗？

临床医师为每个患者制订最适合的治疗方案时会考虑许多因素。以下是一些重要的参考因素：

（1）患者年龄：一些全身性药物治疗会给儿童患者带来风险。此外，儿童对疼痛的耐受度较低，一些治疗如皮损内注射激素会造成刺激和紧张。另一方面，老年患者可能会使用许多药物，临床医师需要察觉到药物之间可能的相互作用。

（2）疾病的范围：局限性AA可能会自行缓解或者仅需要局部治疗，泛发性AA则通常需要系统用药或者免疫疗法。

（3）疾病发展：更积极的治疗如口服激素或免疫抑制剂对活动性和快速进展的AA更有效。

（4）个体对疾病的应对：情感支持增加患者治疗的依从性。理解患者的需求有助于选择最佳的治疗方案。花费一些时间与患者讨论遮瑕方法、患者支持组织、心理/团体治疗会对患者提供很大帮助（图9-1）。

（5）依从性：治疗成功需要患者良好的依从性。有些治疗可以在家进行但需要

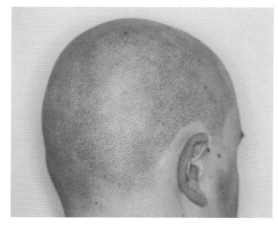

图9-1 一位全秃患者接受纹发治疗

N. E. Vazquez-Herrera
Tecnológico de Monterrey, Hospital San José, Monterrey, Nuevo León, Mexico

A. Tosti (✉)
Fredric Brandt Endowed Professor of Dermatology, Dr. Phillip Frost Department of Dermatology and Cutaneous Surgery, University of Miami Miller School of Medicine, Miami, FL, USA
e-mail: atosti@med.miami.edu

© Springer Nature Switzerland AG 2020
A. Tosti et al. (eds.), *Hair and Scalp Treatments*, https://doi.org/10.1007/978-3-030-21555-2_9

每天外用药物；有些治疗在医院进行但需要频繁的就诊。患者和医师应该讨论这些现实选择。

（6）医疗花费/保险覆盖：AA的治疗是长期过程，而且疾病常复发。这个因素显然对治疗依从性至关重要。

治疗策略以免疫抑制或免疫调节为主导，包括单药或联合治疗。具体方案应根据患者的个体年龄和疾病病程来决定。表9-1描述了不同类型AA的治疗方案，表9-2描述了特殊部位（胡须、眉毛和睫毛）AA的治疗。

表9-1　儿童和成人AA的治疗

0～10岁	>10岁
局限性[a] 一线治疗：外用糖皮质激素或准分子激光 二线治疗：局部免疫治疗、蒽林或光疗 泛发性[b] 一线治疗：局部免疫治疗、蒽林或光疗 二线治疗：系统糖皮质激素冲击疗法或外用米诺地尔 全秃/普秃 一线治疗：接触免疫疗法或蒽林 二线治疗：光疗	局限性 一线治疗：外用或皮损内注射糖皮质激素 二线治疗：局部免疫治疗或蒽林 三线治疗：光疗或准分子激光 泛发性 一线治疗：局部免疫治疗、蒽林或光疗 二线治疗：外用糖皮质激素封包[c]或口服糖皮质激素冲击疗法 三线治疗：口服托法替布，每天2次，每次5 mg 全秃/普秃 一线治疗：外用糖皮质激素封包或接触免疫疗法 二线治疗：口服托法替布，每天2次，每次5 mg 三线治疗：光疗、联合治疗[d]

注：[a]局限性：<50%头皮面积脱发。[b]泛发性：>50%头皮面积脱发。[c]14岁以上。[d]联合治疗：系统糖皮质激素作为诱导剂联合非激素药物/改善病情的抗风湿药物。

表9-2　胡须、眉毛和睫毛部位AA的治疗

胡须	眉毛[a]	睫毛
一线治疗：外用糖皮质激素、米诺地尔、前列腺素受体激动剂[b] 二线治疗：光疗、准分子激光 三线治疗：局部免疫治疗、外用蒽林或2%托法替布	一线治疗：皮损内注射糖皮质激素[c]、外用糖皮质激素、米诺地尔、前列腺素受体激动剂 二线治疗：局部免疫治疗、准分子激光 三线治疗：外用2%托法替布	一线治疗：外用糖皮质激素、前列腺素受体激动剂 二线治疗：外用2%托法替布

注：[a]眉毛部位使用糖皮质激素需要非常小心，治疗前后均需眼科检查。[b]外用前列腺素受体激动剂：拉坦前列素、比马前列素和曲伏前列素。[c]皮损内注射糖皮质激素，2.5 mg/ml浓度。

由于AA的确切病因未明，因此，作者认为无需进行广泛的实验室或影像学检查。AA与牙源性病灶或其他感染的关联不明确，也无须常规筛查自身免疫性疾病。患者常常询问接种疫苗后的复发风险；与AA发病相关的疫苗只有乙肝疫苗。

糖皮质激素：外用、皮损内注射、系统应用

外用激素是儿童AA和成人局限性AA的一线治疗方法。我们建议使用强效激素，如0.05%的丙酸氯倍他索凝胶、泡沫或溶液。只有在成人泛发性或急性AA，才使用强效激素霜剂封包过夜，单日剂量不超过2.5 g，大约5个指尖单位（fingertip units，FTU）[1]（图9-2和图9-3）。

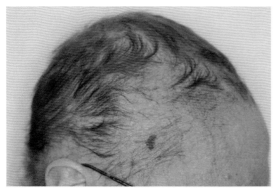

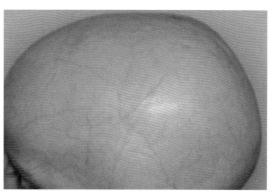

图9-2 强效激素封包治疗后头发再生。注意头皮萎缩引起的瘀斑

图9-3 长期外用激素的患儿出现严重的头皮萎缩

皮损内注射糖皮质激素是成人局限性斑片型AA的一线治疗，也可作为对其他无创治疗无效的年龄＞10岁的儿童AA的三线治疗方案。然而，注射会导致疼痛，给患者尤其是儿童带来痛苦。皮损内注射糖皮质激素也可用于治疗胡须和眉毛部位AA（见第2章治疗方法）。不同糖皮质激素皮损内的注射剂量见表9-3。

毛发镜找寻炎症表现（断发、黑点征和惊叹号发）以确定注射部位。治疗6个月无毛发再生则判定治疗无效。不良反应包括皮肤萎缩、毛囊炎、色素减退或色素沉着、脓疱和毛细血管扩张（图9-4和图9-5）。眼周区域注射可能导致青光眼和白内障，因此，强烈建议在治疗前后均请眼科会诊[2-4]。

表9-3 AA皮损内注射激素治疗的剂量

	激　素	剂　量（mg/ml）	疗　效
头皮	曲安奈德	2.5 ～ 10[a]	42.99% ～ 92%
	二丙酸倍他米松	1.25	44.4%
	醋酸氢化可的松	25	—
眉毛、胡须和身体其他部位	曲安奈德	2.5	—

注：[a]头皮部位2.5 mg/ml剂量与之前高浓度剂量显示出相同的疗效。

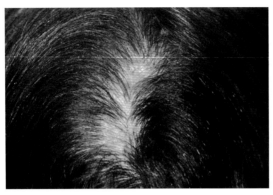

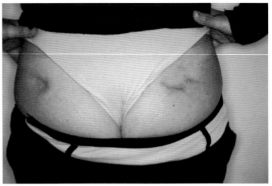

图9-4　皮损内注射激素后头皮萎缩　　　　图9-5　臀部浅表激素注射后皮肤萎缩

一个FTU激素量是指从标准管中挤出沿着成人示指（食指）尖最末端到第一折痕处的外用激素量，相当于0.5 g激素。

系统糖皮质激素治疗是急性快速进展期AA的可选方法，也可用于局限性但病情活动的病例。系统激素治疗对全秃/普秃不是一种好的选择，其有效率为11%～88%，复发率为28%～100%。与下丘脑-垂体-肾上腺轴抑制相关的不良反应限制了系统激素的长期应用，且复发率高。选择系统激素作为初始治疗手段的同时，需要计划一种更安全的系统或局部治疗作为维持方案。冲击疗法是推荐的方案，但是目前没有研究比较过不同激素或使用方法的疗效差异。当应用系统激素超过1个月时，应常规处方阿仑膦酸钠、钙剂和维生素D_3以预防骨质疏松。

表9-4、表9-5和表9-6总结了各种系统激素治疗方法（口服、肌内注射和静脉滴注）。

表9-4　口服激素治疗

	方　　　案	疗效	复发
泼尼松	口服泼尼松，每个月1次5 mg/kg（300 mg），3～6个月	82%	0%
地塞米松	口服地塞米松，每周2次，每次2 mg，6个月	75%	16%
	口服地塞米松，每天0.5 mg，6个月	37%	75%
泼尼松龙	每3个月连续服用3天，每天80 mg	66%	33%
	每4周服用300 mg	58%	不详
	每周200 mg	34%	25%
	每天0.5 g，连续5天	11%	不详
	1000 mg冲击（全秃和普秃）	42%	不详

表9-5 肌内注射激素治疗

	方　　案	疗效	复发
曲安奈德	每个月1次40mg连续6个月，之后每一个半月1次40mg，连续1年	74%	46%
	每4周1次40mg，不超过6个月，之后采取局部免疫治疗以减少复发	63%	47.11%

表9-6 静脉注射激素治疗

	方　　案	疗效	复发
甲泼尼龙	成人：每天一次500mg或每天2次、每次250mg，静滴时间大于1小时，每个月1次，连续3天，共3个疗程	20%～80%	16.7%～100%
	儿童：8～20mg/kg，静滴时间大于1小时，每个月1次，连续3天，共3个疗程	25%～67%	40%～81%
泼尼松龙	成人：每天100mg连续3天，每个月1次，共3个疗程	73%	30%
	成人：2g单次静脉注射	11%	不详

非糖皮质激素药物/改变病情的抗风湿药物

由于不推荐将系统糖皮质激素作为长期治疗手段，会使用不同的非糖皮质激素药物。这些药物的主要作用是抑制淋巴细胞增殖。环孢素、甲氨蝶呤和硫唑嘌呤单药或者与激素联合使用显示出不同的疗效。笔者极少使用环孢素，因为其对AA的治疗剂量很高 [6 mg/（kg·d）]，疗效不明确，安全性也需要顾虑。笔者使用甲氨蝶呤（每周15 mg加叶酸）联合系统激素治疗，治疗起效缓慢。笔者没有硫唑嘌呤的使用经验，硫唑嘌呤在一些研究中报道有效[5-11]。吗替麦考酚酯和外用钙调磷酸酶抑制剂治疗无效。

表9-7和表9-8总结了已发表的各种关于环孢素、甲氨蝶呤、硫唑嘌呤和柳氮磺吡啶单药和联合治疗的方案。

表9-7 非糖皮质激素药物单药治疗

	剂　　量	疗程	疗效	复发	不　良　反　应
环孢素	6 mg/（kg·d）	3～27个月	50%～53%	20%～100%	胃肠道症状、多毛症、高血压、体重增加、头痛/头晕、肾毒性
甲氨蝶呤	10～15 mg/w	28周	64%～89%	31%～73%	短暂性转氨酶升高、持续恶心、淋巴细胞减少症
硫唑嘌呤	2.5 mg/（kg·d）	10个月	43%	14.30%	腹泻、肝酶升高、胰腺炎、骨髓抑制
柳氮磺吡啶	3 g/d	6个月	25.60%	不详	不详

表9-8 系统激素联合非糖皮质激素药物/改变病情的抗风湿药物治疗

激　素	剂量	非激素药物	剂　量	疗程	疗效	复发
口服甲泼尼龙	每天2次，每次24 mg（男性）	环孢素	每天2次，每次200 mg	7～14周	76.60%	30%
	每天2次，每次20 mg（女性）					
	每天2次，每次12 mg（儿童）					
口服泼尼松	20 mg/d	—	5 mg/（kg·d）	24周	77.40%	不详
静脉滴注甲泼尼龙	500 mg/d，连续3天	—	2.5 mg/（kg·d）	5～8个月	33%	0
口服泼尼松	15～20 mg/d	甲氨蝶呤	15 mg/w	6个月	96%	73%
口服甲泼尼龙	1 mg/（kg·d）	硫唑嘌呤	初始剂量：1 g/d 逐渐加量：500 mg/w，直至3 g/d	10个月	病例报道	无

局部免疫治疗

局部免疫治疗（见第3章）是一种免疫调节方法，通过诱发可控的接触性皮炎而改变细胞因子类型。局部免疫治疗可以作为成人和儿童AA的二线治疗。局部免疫治疗只可用于稳定期AA，禁用于急性进展期。方正酸二丁酯和二苯基环丙酮可以作为变应原。有效率为22%～77%，两种变应原的疗效无显著差异[12,13]。不良反应包括中重度接触性皮炎、疼痛性颈部淋巴结病、泛发性湿疹、起疱、继发性白癜风和荨麻疹样反应。罕见的系统症状包括发热和关节痛[12]。

蒽林

局部外用蒽林也有免疫调节作用，有效率为25%～75%。将蒽林外涂于AA处，直至有轻度皮炎出现时洗去。剂量根据浓度和接触时间来测量，每周2次、每次5分钟使用0.5%蒽林霜，或每天使用1.0%蒽林霜30分钟，或者按照作者推荐每周3次每次不多于2小时使用1%蒽林霜。不良反应包括刺痛、皮肤刺激和褐变[14]。蒽林可用于急性和慢性病例。

前列腺素F2A类似物

前列腺素F2A类似物（比马前列素、拉坦前列素、曲伏前列素）是治疗睫毛和眉毛部位AA的适合药物。每天2次使用睫毛刷涂药。涂药时必须小心，避免入眼或者碰到皮肤以免引起色素沉着或接触性皮炎。

光疗 / 准分子激光

光疗和准分子激光是儿童及成人局限性AA的二线治疗。对AA有效的治疗包括光化学疗法、光化学-头巾疗法、窄波UVB和准分子激光。虽然此类治疗疗效各异，仍是优良的替代或辅助治疗手段。

治疗目的是出现持续48小时的轻度红斑。后续治疗通常需要逐渐增加剂量以维持轻度的红斑[15,16]。

表9-9总结了随机对照试验证实的对AA有效的光疗/激光疗法。其他治疗如点阵激

表9-9　AA的光疗/激光疗法

治　疗	方　案	疗效	不良反应	评价
准分子激光 308 nm	初始剂量：50 mJ/cm^{2}弱于最小红斑量，或70%最小红斑量，或200 mJ/cm^2 增量：每2次增加50 mJ/cm^2 频率：每周1或2次，每隔2周1次[17-19]	36%～80%	红斑、水疱、色素沉着、瘙痒、脱皮、治疗中疼痛	对局限性AA更有效
光化学疗法 315～400 nm	补骨脂素：8-甲氧补骨脂素局部使用 0.1%外用8-甲氧补骨脂素 0.6 mg/kg口服8-甲氧补骨脂素 剂量：应用补骨脂素后UVA暴露1～2小时 频率：每周2～3次[20]	15%～70%	皮肤红斑、头痛、恶心、瘙痒和烧灼感 鳞状细胞癌风险增加	补骨脂素可以口服或外用 避免作为环孢素的辅助治疗
光化学-头巾疗法 315～400 nm	使用：白色或不褪色的全棉毛巾浸透于补骨脂素后，用作头巾缠绕在患者头部			
	溶液：1 ml 0.5% 8-甲氧补骨脂素乙醇溶液加入 5 L 37℃水 （浓度0.000 1%）			
	初始剂量：0.3～0.5 J/cm^2 增量：每3次增加0.3～0.5 J/cm^2 频率：每周3～4次[21]			
UVA-1 340～400 nm	初始剂量：60 J/cm^2 增量：最高加至120 J/cm^2 频率：每周3次[22,23]	75%	—	单项研究。轻度病例疗效更佳
窄波UVB 311 nm	初始剂量：0.2 J/cm^2 增量：每次增加20% 频率：每周2次[24]	22%	—	一项研究显示IL-17A显著降低
脉冲红外半导体激光 904 nm	参数：直径3 mm，150 W/cm^2，每秒40脉冲 频率：每周1次[25]	94%	—	仅一项研究

光、Nd：YAG激光、铒激光和家用低能量激光设备，由于缺少科学依据或者仅在病例报道或动物模型中显示有效而没有被纳入。

限制疗效的最重要因素是治疗的依从性和效益费用比。光疗/激光治疗需要患者每周至少到医院2次。与居家治疗相比，既耗时花费又高。

居家光疗适合于事务繁忙或距离诊所很远的患者。只能对依从性好的患者提供这种治疗形式，他们必须接受详细的家用UVB使用方法的教育，包括治疗的目的以及如何识别不良反应，如红斑、烧灼或水疱。推荐前期进行门诊光疗，这是教育患者识别需要的红斑一个很好的途径。此外，患者教育必须个体化，每种光疗设备有不同的推荐治疗方案、安全措施和维修需求。治疗原则是逐渐增加UVB剂量至最小红斑量，然后维持UVB剂量略低于最小红斑量。患者需使用紫外线护目镜保护眼睛。如果出现不良反应，需要暂停治疗。轻度的烧灼/红斑可以使用中强效激素润肤剂。如果出现严重的烧伤或出现水疱则建议患者就诊。需要告知患者光疗会增加皮肤癌的风险。

靶向治疗

AA特异的信号通路需要被阐明以针对特定的轴开展靶向治疗。Th1、γ干扰素、IL-2、IL-15和Th2轴细胞因子可能参与AA。细胞因子谱分析提示Th2、Th9/IL9、IL-23细胞因子和PDE4参与AA。

JAK抑制剂是目前最有前景的靶向药物。这些药物已被用于治疗骨髓纤维化和其他炎症性疾病如类风湿性关节炎和银屑病。抑制JAK通路阻断细胞内信号和T细胞介导的炎症。芦可替尼、托法替布和巴瑞替尼可诱导重度AA（全秃和普秃）和匐行型AA患者毛发再生，但是大部分患者在停药后复发。最常见的不良反应包括上呼吸道感染、排便次数增加、血尿和痤疮，还会出现复发性单纯疱疹和带状疱疹。JAK抑制剂价格昂贵，大部分情况下患者需要自费购买。托法替布的标准剂量（JAK抑制剂在大部分国家/地区是处方药）是每天2次、每次5 mg；但是这个剂量并非对所有患者都足够，有些患者可能需要每天15 mg甚至20 mg。这些药物的长期不良反应未知，需要考虑严重感染的风险，并与患者讨论。治疗期间需要定期检查肝功能、血常规、肌酸激酶和血脂。在一项研究中，外用2%托法替布或0.6%芦可替尼软膏6个月或更短时间治疗无效。作者的经验是外用2%托法替布在6个月以上疗效明显（图9-6）。一项近期研究还显示外用2%托法替布溶液可治疗睫毛AA[26]。表9-10总结了试验的药物剂量。

其他靶向治疗如阿普斯特、阿巴西普、重组IL-2、乌司奴单抗、司库奇尤单抗、度普利尤单抗和tralokinumab目前处于临床试验阶段[32,33]。

辅助治疗

辅助治疗是低风险/证据有限的疗法，可以与任何其他治疗联合。虽然单独应用这些方法疗效欠佳，但是可以提高其他治疗的效果，不良反应小。辅助治疗包括外用米诺地尔、前列腺素F2a类似物、维生素D、依折麦布/辛伐他汀、非索非那定、依巴斯汀、PRP

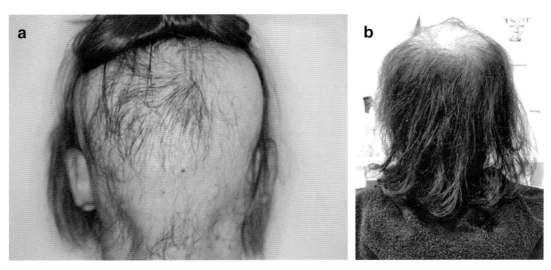

图9-6 a. 2%托法替布霜治疗前。b. 连续治疗2年后，除了胶合假体覆盖区域，头发完全再生

表9-10 JAK抑制剂

		剂 量	病 程	疗 效	复 发
口服	托法替布[27]	5 mg 每天2次	3个月	64%	100%
		10 mg 每天2次*	6～18个月	66%	6/7（85%）
	芦可替尼[28]	20 mg 每天2次	3～6个月	75%	3/9（33%）
	巴瑞替尼[29]	7 mg 每天1次	9个月	100%（1/1）	0/1（0%）
外用	托法替布[30,31]	2% 每天2次	24周	16%～75%	3/10（30%）
	芦可替尼[31]	0.6% 每天2次	18个月	50%（1/2）	N/A

注：*一项新近的黑框警告提示托法替布每天2次10 mg治疗类风湿关节炎会增加肺栓塞风险。

和芳香疗法。心理支持和头皮修复对改善患者的生活质量也很重要。

外用米诺地尔可以预防激素后AA复发和治疗头发弥漫稀疏。每天2次5%米诺地尔溶液或泡沫剂是胡须和眉毛部位AA不错的治疗选择。常见不良反应包括红斑和瘙痒。罕见的由于系统吸收引起的不良反应包括多毛症、头晕、心动过速和胸痛[34,35]。

依折麦布/辛伐他汀每天10/40 mg有免疫调节作用，作者个人的经验是可有效预防疾病复发。有一项研究显示治疗与病情稳定缓解有统计学显著相关。我们将此疗法与外用和皮损内注射激素联合应用。作为单一疗法对全秃/普秃无效[36-38]。

维生素

研究检测了AA患者的血清维生素D水平，发现维生素D水平低与AA的严重程度和病程相关。我们常规检测AA患者的维生素D水平，对于维生素D缺乏的患者需要给予累积剂量600000 U以补足维生素D（每天5000 U连续4个月）。

其他可能在AA患者中缺少的维生素包括锌和叶酸。需要进一步的研究明确补充微量元素对AA治疗的功效[39]。

抗组胺药如非索非那定和依巴斯汀被发现对AA治疗有效。依巴斯汀对年龄大于28岁的患者效果更佳。非索非那定可以增强接触免疫疗法的疗效[40,41]。

PRP（见第4章）对于斑片型AA是一种有效的辅助治疗，但是对全秃或普秃无效。

芳香疗法在一项随机对照试验中显示有效，采用香精油（百里香、迷迭香、薰衣草和雪松）和载体油（荷荷巴油和葡萄籽）混合，每天涂于头皮[42]。

槲皮素是一种强抗氧化剂，可以预防模型小鼠AA复发。每天可给予0.5～1 g。

抗病毒药可用于急性病例，作者常使用阿昔洛韦每次800 mg、每天5次，共5天。根据笔者的经验，可能有助于预防疾病进展。

已报道有2例接受了粪菌移植的AA患者出现了头发再生。病例报道中肠道菌群对免疫系统的影响依据逐渐增多。可以指导患者增加天然饮食益生菌例如酸奶和发酵乳，或者增加肠道丁酸生成的食物，如全谷物、青豆、豆类、绿叶蔬菜、苹果、猕猴桃、橙、奶酪、黄油、杏和菠萝油。

假发和掩饰非常重要，应常规提供给患者（见第18章）。

表9-11罗列了依据美国医师学会指南评分系统的AA循证医学治疗方法。表9-12罗列了对AA无效的治疗方法。

表9-11　依据美国医师学会指南评分系统的AA循证医学治疗方法

疗　　法	类　　型	推荐强度	证据强度	含　义
氯倍他索泡沫	面部的/局限性	强	中等	1
氯倍他索霜封包	泛发性	强	中等	1
皮损内注射激素	面部的/局限性	强	高	1
局部免疫治疗	所有	弱	高	1
蒽林	所有	强	中等	1
准分子激光	面部的/局限性	弱	低	4
UVA-1	所有	弱	低	4
窄波UVB	所有	不足	不足	5
系统激素治疗	泛发性/全秃/普秃	弱	高	3
环孢素	全秃/普秃	弱	低	4
甲氨蝶呤	全秃/普秃	弱	低	4
硫唑嘌呤	全秃/普秃	弱	低	4

（续表）

疗　法	类　型	推荐强度	证据强度	含　义
柳氮磺吡啶	全秃/普秃	弱	低	4
联合治疗	全秃/普秃	强	中等	1
外用JAK抑制剂	面部的	弱	低	4
系统JAK抑制剂	全秃/普秃	弱	中等	3
米诺地尔	面部的/局限性	弱	低	4
前列腺素F_{2a}类似物	面部的/局限性	弱	中等	4
辅助治疗				
米诺地尔	所有	弱	低	4
维生素D	所有	不足	不足	5
依折麦布/辛伐他汀	所有	弱	低	4
PRP	局限性	弱	中等	3
非索非那定	所有	弱	低	4
依巴斯汀	所有	弱	低	4
芳香疗法	局限性	强	中等	1

注：1：强烈推荐，在大部分情况下没有限制地适用于大部分患者。2：强烈推荐，不过在新的高质量证据出现情况下可能改变。3：弱推荐，根据患者的情况或社会价值观选择。4：极弱推荐，其他选择也同等合理。5：不推荐或反对常规使用。

表9-12　对AA无效的治疗方法

冷冻疗法	药妆品
营养品	无麸质饮食
针灸	顺势疗法
太阳灯	外用他克莫司/吡美莫司
外用咪喹莫特	TNF-α抑制剂
光动力疗法	外用维A酸

（盛友渔　译，胡瑞铭　校）

参考文献

[1]　Tosti A, Iorizzo M, Botta GL, Milani M. Efficacy and safety of a new clobetasol propionate 0.05% foam in alopecia

areata: a randomized, double-blind placebo-controlled trial. J Eur Acad Dermatol Venereol. 2006; 20(10): 1243−7.

[2] Kubeyinje E. Intralesional triamcinolone acetonide in alopecia areata amongst 62 Saudi Arabs. East Afr Med J. 1994; 71(10): 674−65.

[3] Melo DF, Dutra TB de S, Baggieri VMAC, Tortelly VD. Intralesional betamethasone as a therapeutic option for alopecia areata. An Bras Dermatol. 2018; 93(2): 311−2.

[4] Chang KH, Rojhirunsakool S, Goldberg LJ. Treatment of severe alopecia areata with intralesional steroid injections. J Drugs Dermatol. 2009; 8(10): 909−12.

[5] Gensure RC. Clinical response to combined therapy of cyclosporine and prednisone. J Investig Dermatol Symp Proc. 2013; 16(1): S58.

[6] Shaheedi-Dadras M, Karami A, Mollaei F, Mollaei M, Moravvej H, Moravej T, et al. The effect of methylprednisolone pulse-therapy plus oral cyclosporine in the treatment of alopecia totalis and universalis. Arch Iran Med. 2008; 11(1): 90−3.

[7] Köse O, Safali M, Bulent Tastan H, Gur AR. Mycophenolate mofetil in extensive alopecia areata: no effect in seven patients. Dermatology. 2004; 209(1): 69−70.

[8] Kanameishi S, Dainichi T, Endo Y, Otsuka A, Tanioka M, Kabashima K. Successful hair regrowth in an acute diffuse form of alopecia areata during oral tacrolimus treatment in a patient with rheumatoid arthritis. J Eur Acad Dermatology Venereol. 2017; 31(3): e137−8.

[9] Bakar O, Gurbuz O. Is there a role for sulfasalazine in the treatment of alopecia areata? J Am Acad Dermatol. 2007; 57(4): 703−6.

[10] Rashidi T, Mahd AA. Treatment of persistent alopecia areata with sulfasalazine. Int J Dermatol. 2008; 47(8): 850−2.

[11] Alkeraye S, Becquart C, Delaporte E, Staumont-Sallé D. Efficacy of combining pulse corticotherapy and methotrexate in alopecia areata: real-life evaluation. J Dermatol. 2017; 44(12): e319−20.

[12] Singh G, Lavanya M. Topical immunotherapy in alopecia areata. Int J Trichol. 2010; 2(1): 36−9.

[13] Happle R, Klein HM, Macher E. Topical immunotherapy changes the composition of the peribulbar infiltrate in alopecia areata. Arch Dermatol Res. 1986; 278(3): 214−8.

[14] Fiedler-weiss VC. Evaluation of anthralin in the treatment of alopecia areata. Arch Dermatol. 1987; 123: 21−3.

[15] Bulat V, Situm M, Dediol I, Ljubicić I, Bradić L. The mechanisms of action of phototherapy in the treatment of the most common dermatoses. Coll Antropol. 2011; 35 Suppl 2: 147−51.

[16] Ito T. Advances in the management of alopecia areata. J Dermatol. 2012; 39(1): 11−7.

[17] McMichael AJ. Excimer laser: a module of the alopecia areata common protocol. J Investig Dermatol Symp Proc. 2013; 16(1): S77−9.

[18] Zakaria W, Passeron T, Ostovari N, Lacour J-P, Ortonne J-P. 308−nm excimer laser therapy in alopecia areata. J Am Acad Dermatol. 2004; 51(5): 837−8.

[19] Al-Mutairi N. 308−nm excimer laser for the treatment of alopecia areata in children. Pediatr Dermatol. 2009; 26(5): 547−50.

[20] Whitmont KJ, Cooper AJ. PUVA treatment of alopecia areata totalis and universalis: a retrospective study. Australas J Dermatol. 2003; 44: 106−9.

[21] Behrens-Williams SC, Leiter U, Schiener R, Weidmann M, Peter RU, Kerscher M. The PUVA-turban as a new option of applying a dilute psoralen solution selectively to the scalp of patients with alopecia areata. J Am Acad Dermatol. 2001; 44(2): 248−52.

[22] Herz-Ruelas ME, Gomez-Flores M, Miranda-Maldonado I, Welsh E, Ocampo-Candiani J, Welsh O. Escalating dosimetry of UVA−1 in the treatment of alopecia areata. Int J Dermatol. 2017; 56(6): 653−9.

[23] França K, Castillo D, Tchernev G, Lotti T. UVA−1 in the treatment of alopecia areata. Dermatol Ther. 2017; 30(6): e12547.

[24] Bayramgürler D, Demirsoy EO, Aktürk AŞ, Kıran R. Narrowband ultraviolet B phototherapy for alopecia areata. Photodermatol Photoimmunol Photomed. 2011; 27(6): 325−7.

[25] Waiz M, Saleh AZ, Hayani R, Jubory SO. Use of the pulsed infrared diode laser (904 nm) in the treatment of alopecia areata. J Cosmet Laser Ther. 2006; 8(1): 27−30.

[26] Craiglow BG. Topical tofacitinib solution for the treatment of alopecia areata affecting eyelashes. JAAD Case Rep. 2018; 4(10): 988−9.

[27] Jabbari A, Sansaricq F, Cerise J, Chen JC, Bitterman A, Ulerio G, et al. An open-label pilot study to evaluate the efficacy of tofacitinib in moderate to severe patch-type alopecia areata, totalis, and Universalis. J Invest Dermatol. 2018; 138(7): 1539−45.

[28] Mackay-Wiggan J, Jabbari A, Nguyen N, Cerise JE, Clark C, Ulerio G, et al. Oral ruxolitinib induces hair regrowth in patients with moderate-to-severe alopecia areata. JCI Insight. 2016; 1(15).

[29] Jabbari A, Dai Z, Xing L, Cerise JE, Ramot Y, Berkun Y, et al. Reversal of alopecia areata following treatment with the

JAK1/2 inhibitor baricitinib. EBioMedicine. 2015; 2(4): 351−5.

[30] Liu LY, Craiglow BG, King BA. Tofacitinib 2% ointment, a topical Janus kinase inhibitor, for the treatment of alopecia areata: a pilot study of 10 patients. J Am Acad Dermatol. 2018; 78(2): 403−404.e1.

[31] Bayart CB, DeNiro KL, Brichta L, Craiglow BG, Sidbury R. Topical Janus kinase inhibitors for the treatment of pediatric alopecia areata. J Am Acad Dermatol. 2017; 77(1): 167−70.

[32] Renert-Yuval Y, Guttman-Yassky E. A novel therapeutic paradigm for patients with extensive alopecia areata. Expert Opin Biol Ther. 2016; 16(8): 1005−14.

[33] Zorn E, Mohseni M, Kim H, Porcheray F, Lynch A, Bellucci R, et al. Combined CD4+ donor lymphocyte infusion and low-dose recombinant IL−2 expand FOXP3+ regulatory T cells following allogeneic hematopoietic stem cell transplantation. Biol Blood Marrow Transplant. 2009; 15(3): 382−8.

[34] Tsai T-Y, Huang Y-C. Vitamin D deficiency in patients with alopecia areata: a systematic review and meta-analysis. J Am Acad Dermatol. 2018; 78(1): 207−9.

[35] Mahamid M, Abu-Elhija O, Samamra M, Mahamid A, Nseir W. Association between vitamin D levels and alopecia areata. Isr Med Assoc J. 2014; 16(6): 367−70.

[36] Lattouf C, Jimenez JJ, Tosti A, Miteva M, Wikramanayake TC, Hershkovitz I, et al. Treatment of alopecia areata with simvastatin/ezetimibe. J Am Acad Dermatol. 2015; 72(2): 359−61.

[37] Ballantyne C, Ridker P, Person T. Effects of ezetimibe/simvastatin compared to simvastatin monotherapy in reducing C-reactive protein and low density lipoprotein-cholesterol. J Am Coll Cardiol. 2006; 4(suppl A): 316A.

[38] Robins DN. Alopecia Universalis: hair growth following initiation of simvastatin and ezetimibe therapy. J Drugs Dermatol. 2007; 6(9): 946−7.

[39] Thompson JM, Mirza MA, Park MK, Qureshi AA, Cho E. The role of micronutrients in alopecia areata: a review. Am J Clin Dermatol. 2017; 18(5): 663−79.

[40] Inui S, Nakajima T, Toda N, Itami S. Fexofenadine hydrochloride enhances the efficacy of contact immunotherapy for extensive alopecia areata: retrospective analysis of 121 cases. J Dermatol. 2009; 36(6): 323−7.

[41] Ohyama M, Shimizu A, Tanaka K, Amagai M. Experimental evaluation of ebastine, a second-generation anti-histamine, as a supportive medication for alopecia areata. J Dermatol Sci. 2010; 58(2): 154−7.

[42] Hay IC, Jamieson M, Ormerod AD. Randomized trial of aromatherapy. Successful treatment for alopecia areata. Arch Dermatol. 1998; 134(11): 1349−52.

第10章 休止期脱发

Telogen Effluvium

Brandon Burroway, Jacob Griggs, Maria Abril Martinez-Velasco, and Antonella Tosti

引言

休止期脱发（telogen effluvium，TE）是最常见的脱发疾病之一，常具有发病诱因。因为许多病例属于亚临床病例，患者不会到医院就诊，因此，确切的病例数很难评估[1]。如果发病诱因未被识别、去除，则TE的治疗仅是对症治疗，而无法解决根本问题。认识到这一点非常重要。TE分为两种亚型：急性和慢性。

TE在女性中似乎更常见，但是这种倾向可能是由男性病例报道较少所致[2]。急性TE可继发于毛囊内部或外部损伤，由毛囊从生长期到休止期的急性转变导致[1]。年龄对急性TE的影响不完全清楚，但一些研究显示老年妇女更容易受到影响[2]，而在儿童中少见[3,4]。慢性TE好发于30～60岁[5]女性。

病因

TE的可能机制列于表10-1[6]。

虽然众所周知许多疾病和药物为TE诱因，但没有研究统计它们引起TE的概率。表10-2中列出了最常见的病因[8]。应当注意到，许多病例因为未发现任何诱因，被认为是特发性的[1]。

临床特征

TE通常会影响头发，但不一定局限于头皮[18]。脱发通常在接触病因后2～3个月后

B. Burroway · J. Griggs
Dr. Phillip Frost Department of Dermatology and Cutaneous Surgery, University of Miami, Leonard M. Miller School of Medicine, Miami, FL, USA

M. A. Martinez-Velasco
National University of Mexico, Department of Onco-dermatology and Trichology Clinic, Mexico City, Mexico

A. Tosti (✉)
Fredric Brandt Endowed Professor of Dermatology, Dr. Phillip Frost Department of Dermatology and Cutaneous Surgery, University of Miami Miller School of Medicine, Miami, FL, USA
e-mail: atosti@med.miami.edu

© Springer Nature Switzerland AG 2020
A. Tosti et al. (eds.), *Hair and Scalp Treatments*, https://doi.org/10.1007/978-3-030-21555-2_10

表 10-1　TE 的可能机制

机　　制	特　　　　点
生长期提前停滞	最常见的类型 接触致病因素 2 ~ 3 个月后，毛发开始脱落。毛发由生长期到退行期最后过渡到休止期，最终休止期毛发脱落。例如，生理压力、发热、药物、头皮炎症、体重减轻、吸烟和大手术
生长期过度延长	毛囊保持处于延长的生长期，而不循环进入休止期。当最终毛囊从生长期中脱落，TE 发生。例如，产后 TE 和局部外用米诺地尔或口服避孕药中断后产生的 TE
生长期缩短	TE 的背后机制有时与 AGA、甲状腺功能减退、铁缺乏和衰老性脱发同时发生
延后凋亡	毛囊保持在延长的休止期，而不是脱落并循环回生长期。例如，头皮银屑病
过早凋亡	与某些药物同时出现，促进生长期重新进入循环或钙黏蛋白水解破裂米诺地尔局部用药引发 TE 的机制[7]角蛋白分解和维甲酸也涉及其中

表 10-2　TE 的原因

生理性	产后、新生儿脱发、季节性脱发
疾病相关性	发热后及感染（如伤寒、疟疾、结核、梅毒）、慢性疾病（如 HIV 感染）
压力性	严重创伤、大手术、失血、饥饿或快速减肥、巨大的心理压力、剧烈运动
营养性	营养不良[9]、速效饮食[10]、缺铁性贫血、获得性锌缺乏症、肠病性肢端皮炎
药物性	口服维甲酸类、抗甲状腺药物、抗惊厥药、降血脂药、重金属[11]、β 受体阻滞剂、卡托普利[12]、安非他明[12]、抗凝药[12]、停用口服避孕药[13]、干扰素-α-2b[13]
内分泌性	甲状腺功能亢进、甲状腺功能减退
脏器功能损伤	肾衰竭、肝衰竭
局部因素	毛发移植[14]、接触性皮炎（如染发剂）[15]、局部手术[16]、头皮炎症（如银屑病、脂溢性皮炎）、头皮感染（如真菌、细菌、病毒）
其他	皮肌炎[17]、系统性红斑狼疮、梅毒、特发性、含碘或甲状腺提取物的消脂霜、非处方减肥药、从低日照到高日照地区旅行（更改时区）、去角质洗发水、某些草药

发生，但在过早发生细胞凋亡的情况下可能会更早出现脱发，例如，在局部使用米诺地尔后[12]。患者抱怨毛发脱落增加、毛发数量减少，但毛发变薄通常不是 TE 的特征，因为需要脱落 50% 的毛发才能使头皮可见[19]。在多数情况下，脱发对医师来说并不明显，尤其是对以前有浓密毛发的患者。双颞侧毛发变薄是慢性 TE 的共同特征[8,19]。患者通常会带几包

毛发（图10-1）或他们的梳子（图10-2）向医师展示他们的脱发严重程度，这种情况并不罕见。患有慢性TE的患者甚至会用笔记本记录每天的脱发情况（图10-3）。即使毛发看起来正常，但该病也可能对心理产生重大影响[2]。这种心理影响在男性和女性都会发生，但据报道在女性中更为明显[20]。

急性TE

急性TE通常在症状发作的3～6个月内缓解[12,21]。由于毛发长到足够的长度需要时间，因此，临床上明显的毛发再生长通常需要6～12个月。由于伴有AGA和毛囊衰老，

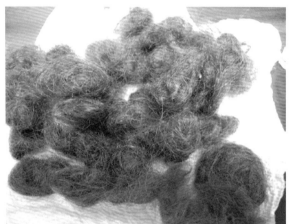

图10-1 患者1年内的脱发收集袋

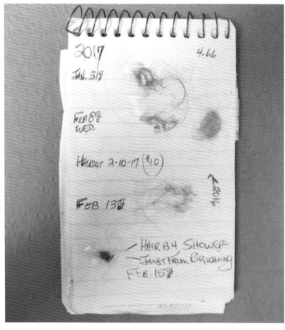

图10-3 脱发患者使用笔记本记录每天脱发量

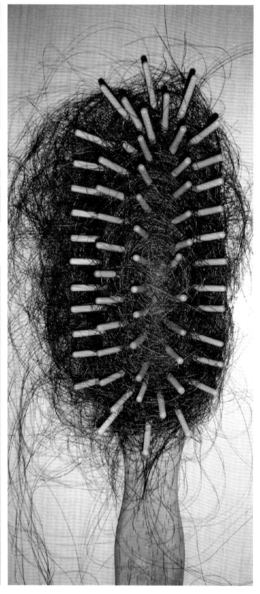

图10-2 TE患者保留发梳证明脱发

老年妇女可能延迟恢复或者无法完全康复[22]。有证据表明，急性TE延迟恢复时，医师诊断AGA的情况较普遍[2]。

慢性TE

慢性TE的典型表现是隐匿发作，病程起伏较长，预后不确定，复发持续数年[5,23]。

病因多样，难以确定。目前理论认为慢性TE可能由毛发周期的间歇性病理同步、生长期缩短或早期凋亡引起。诊断是排他性的，因此，必须牢记，多种原因可能与TE有关，其中包括毛发生长、脱落的明显季节性波动。TE可以完全自行恢复，但可能要花费数年甚至数十年[24]。

诊断标准

TE为典型的临床诊断。通过用手指抓住40～60根毛发，轻轻地将毛发拉起，避免任何快速或有力的运动来进行拉发试验（图10-4）[8]。一般来说，建议患者在进行拉发试验前5天避免洗头，如果拔出的毛发超过原始毛发的10%（5～6根），则被认为拉发试验阳性。但是，新的指南规定在拉发试验之前可以随时进行梳理和清洗毛发，并将多于两根的毛发脱落认为阳性[25]。除了毛发计数外，可以在显微镜下观察脱落的毛发，以区分休止期和生长期毛根（图10-5）[26]。另外，要求患者使用脱发视觉量表来量化洗发过程中的脱发量，对于快速评估过多的脱发与正常的脱发非常有帮助[27,28]。表10-3概述了提示TE的病史和体格检查结果。多达1/3的病例可能未发现急性诱发因素[1]。确认慢性TE的诱因可能性更小。头皮炎症或毛囊毛干改变不一定能排除TE，因为TE可与头皮炎症性疾病有关。实验室检查对于确定可能的常见诱发因素非常重要（表10-4）[8]。

诊断通常不需要做病理检查。但当诊断不确切或者TE持续超过6个月时，可进行活检以明确诊断[2]。活检显示休止期毛囊比例超过15%则提示TE，若大于25%则可明确诊断[8]。鉴别诊断要点见表10-5[2,8,32]。

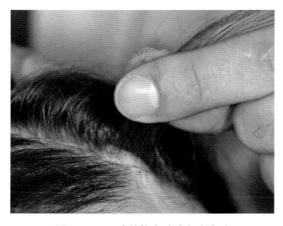

图10-4　正确的拉发试验方法演示

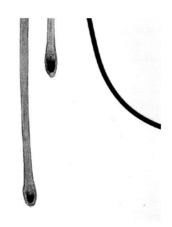

图10-5　显微镜下休止期毛球

表10-3 病史和体格检查提示TE

病　　　　　史	体　格　检　查
脱发之前2～5个月内有急性诱发因素（表10-2）[2] 尽管没有特异性，但有时会出现疼痛（疼痛，不适或头皮感觉异常）[29] 季节性发作的患者可以确定症状开始的确切日期	拉发试验强阳性（超过10根脱发）[8] 拉发试验脱落的毛发显微镜下显示休止期毛球[30]（图10-5） 前额毛发生长期缩短 指甲Beau线可能预示近期严重的内科疾病[30] 皮肤镜检查[31]： 　急性：空毛囊，多种长度的短毛发，粗细正常，可能与并发AGA引起的变异有关 　慢性：毛发直径差异小于20%，与AGA不同，仅在慢性TE中出现： 　　毛发直径无改变[5] 　　双颞侧毛发变薄[5] 　　马尾辫长度及厚度减少 　　夏季加重 　　拉发试验正常

表10-4 怀疑TE时应完善的实验室检查

血常规	血常规
T3、T4、TSH 铁、铁蛋白 梅毒螺旋体检测	根据其他症状考虑ANA和血清锌检测
维生素B$_{12}$、维生素D、维生素A和叶酸	特殊病例检测重金属（铊、砷，汞）

表10-5 TE的鉴别诊断

AGA（常伴发TE）	生长期脱发
隐匿性AA	短生长期综合征
瘢痕性秃发早期	

治疗策略

治疗概述

　　TE的治疗策略主要围绕在确定潜在的诱因及患者教育。初次就诊时拍摄照片可能有助于追踪和随访毛发的再生情况。微量元素及维生素补给剂的作用尚有争议，但铁缺乏的患者应补充铁剂和维生素C。局部使用米诺地尔可能对慢性TE提供一些益处。图10-6显示一位急性TE患者发病时两颞侧毛发变薄，治疗后毛发恢复正常。治疗概述见表10-6。

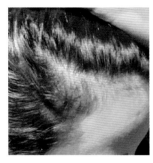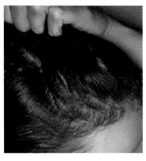

图10-6　急性TE患者起病及恢复后的颞部毛发情况

表10-6　TE的治疗选择概述

一线	治疗潜在病因
二线	教育与保证 开具具有护发功效的洗发水 要求患者每天洗头（慢性休止期患者）
三线	外用米诺地尔（慢性TE患者），5%浓度每天1次或2%浓度每天2次。局部中/强效糖皮质激素每天使用。对于难治性病例，可以系统使用糖皮质激素（如有必要，可以肌内注射40 mg曲安奈德，1个月内重复1次）

针对病因治疗

尝试找出导致患者发生TE的根本原因（表10-1列出了可能原因）。如果该病因持续存在，则治疗的第一步应该是治疗可能的根本病因。

若药物为可疑致病因素，应停药3个月或更久再评估改善情况[2]。若患者有其他毛发或头皮疾病，如银屑病或脂溢性皮炎，应当接受正规治疗[30]。如果发现饮食营养不足，可以通过饮食调整或补剂治疗。这在素食者中尤其重要。如果铁蛋白水平低，可以给予足够的铁剂将铁蛋白水平维持在正常范围内，女性特别容易缺铁[8]。维生素C由于其螯合和还原作用，在铁的肠道吸收中起着至关重要的作用，有助于铁的动员和肠道吸收[33]。因此，维生素C的摄入对于伴缺铁的患者很重要。应仔细询问非处方药的使用情况，尤其是多种维生素，因为许多防脱配方中均含有维生素A和硒，如果维生素A和硒过量，会导致脱发。过量补充甲状腺素（T3配方）可能导致难以控制的脱发。在这种情况下，应与患者的内分泌科医师沟通。此外，应询问患者是否做过剧烈运动的体育锻炼，尤其是有氧运动会由于氧化应激增加而导致脱发。由于毛母质细胞的新陈代谢率高，患者应保持每天至少5023 kJ（1200 kcal）热量的饮食。

营养补剂在TE中的作用尚不清楚[30]。但是某些患者可能受益，尤其是那些特发性患者[34]。表10-7总结了研究过的营养补充剂。

高剂量（每天最多10 mg）的生物素补充剂处方在许多欧美国家的皮肤科医师中非常普遍。值得注意的是，口服生物素可能会干扰实验室检测结果，包括甲状腺功能、维生素D水平和肌钙蛋白。

表10-7 治疗休止期脱发的营养补充剂汇总表

补充剂名称(制造商)	补充剂成分	试验设计	结 果
Viviscal™额外强化（Lifes2good, Inc.）[35]	海洋蛋白质补充剂-鲨鱼和软体动物粉末的混合物。包含维生素C、烟酸、生物素、钙、铁、锌和天然二氧化硅[36]	安慰剂对照，双盲试验（n=60）。受试者自认为脱发与不良的饮食习惯、压力、荷尔蒙的影响，或月经周期异常有关	终毛数量增加，毛发脱落数量减少，生活质量提高
Nutrafol®女士胶囊（营养保健公司）[37]	植物活性提取物、维生素、矿物质和植物提取物的专有混合物。主要成分包括南非醉茄、姜黄素、锯棕榈、生育三烯酚/生育酚复合物、胡椒碱、辣椒素、水解的海洋胶原蛋白、透明质酸和有机海藻提取物	随机，双盲，安慰剂对照试验。受试者自觉毛发稀疏。试验周期6个月。n=40（药物组26例，安慰剂组14例）	Nutrafol®组的终毛数量和总毛发数量显著增加。研究对象的主观参数包括毛发生长、厚度、体积和生活质量的改善
Pantogar® aka Pantovigar（Marcyrl）[38]	角蛋白、胱氨酸、对氨基苯甲酸、医用酵母菌、硝酸硫胺素和泛酸钙	开放，多中心，上市后监控研究。n=1 629，包括1 194名没有潜在疾病证据的弥漫性脱发患者	每天脱落的平均毛发数量减少（治疗开始时为142根，治疗结束时为53根，$P < 0.01$）在弥漫性脱发患者中（n=1 194），有87.5%的患者将治疗效果评为"良好"或"很好"
Eximia Fortalize KeraD®（Farmoquimica S.A.）[34]	维生素A、维生素C、维生素E、维生素D、维生素B（维生素B_1、维生素B_2、维生素B_3、维生素B_5、维生素B_6、维生素B_7生物素、叶酸和维生素B_{12}）、锌、铁、镁以及必需氨基酸和非必需氨基酸	两组：Eximia Fortalize KeraD®和Pantogar®。治疗180天。各组之间相互比较并与基线进行比较（重要说明：未使用安慰剂）。受试者TE病程 ≥6个月（n=92）	毛发镜评估显示Eximia Fortalize KeraD®组在180天时毛发密度较基线增多。两组均表现出毛发体积和脱发的改善；然而，这些参数是主观测量的，在没有真正安慰剂的情况下，研究设计容易产生偏倚
（Innéov）[39]	鱼油、黑加仑子油、维生素E、维生素C和番茄红素	6个月，随机分组，研究者盲。受试者患有Ludwig I级脱发。n=120（治疗组80例，安慰剂组40例）	治疗组可感知脱发量减少，微小化毛囊比例减少，毛发直径增加。TE患者被排除于该研究；然而，与对照组相比，通过毛发镜测量发现休止期毛发比例显著降低，这提示了该补充剂可能对TE有效
Forti5®（Q-skin science®）[40]	褪黑素、绿茶提取物、维生素D、β-谷甾醇和大豆异黄酮	为期6个月，开放，研究者盲，概念验证研究	终毛数量显著改善（所检查区域的终毛数量平均增加5.9%或4.2根，$P=0.014$）和毛发质量指数显著改善（毛发质量指数平均数增加9.5%或4.5分，$P=0.003$）

患者教育与指导

应该让患者放心，这种疾病不会导致毛发完全脱落，并且会自行缓解。应教育他们，当毛发脱落时，新的毛发已经开始长出。这是正常的毛发生长周期。用皮肤镜显示正在再生的短发有助于患者教育。

脱发可能需要3～6个月才能停止，在解除诱因后3～6个月可见毛发再生。可能需要长达12～18个月的时间才能达到美观效果[8,18]。

患者经常因脱发而受到很大程度的心理影响[41]。此外，与脱发有关的压力可能会成为持续的诱因再次加重病情。心理支持治疗对这些患者可能有效[5]。

许多TE患者担心脱发过多而减少洗发频率。然而，这只会导致随后的洗发中毛发脱落增加，增加患者对脱发的感知和恐惧，并降低生活质量[9]。因此，建议患者使用具有护发功效的洗发水，并告知患者每天洗发非常重要。

药物治疗

大多数患者不需要药物治疗。外用米诺地尔可以通过延长毛发生长期和缩短休止期来治疗慢性TE[42]。不应在怀孕期间使用米诺地尔，但可用于哺乳期患者[43]。

患者一开始可以每天1次使用5%米诺地尔泡沫剂，或每天2次使用2%米诺地尔溶液。外用米诺地尔应涂在头皮的患处，应在睡前至少2小时使用，以防止米诺地尔通过枕头扩散到面部。应告知患者在使用外用米诺地尔的最初几个月可能会导致毛发脱落短暂增加，并且切勿突然中断治疗[44]。口服低剂量米诺地尔，0.25～1.25 mg/d也是一种治疗选择。

外用糖皮质激素也可能有助于治疗，特别是在头皮出现红斑或脱屑的情况下[18]。在严重的情况下，作者建议短期应用全身性糖皮质激素治疗，1次肌内注射40 mg曲安奈德，必要时可在1个月后重复使用。

进展

在某些类型的脱发中，使用PRP注射是一种有前景的新疗法，但将其用于TE的研究显示其效果非常有限。研究报道，一例TE患者每个月进行1次PRP治疗，为期3个月，毛发数量和直径增加[45]。根据笔者的个人经验，PRP非常有效。

LLLT对AGA有效，但其在TE中的功效尚不清楚。针对AGA的研究表明，LLLT可增加毛发密度，与其促进毳毛或中间毛囊转化为活性终毛毛囊，以及休止期毛囊转化为生长期毛囊有关[46]。LLLT用于治疗TE也可能与该机制有关，但仍需进一步研究以明确。

（齐思思　译，王季安　校）

参考文献

[1]　Harrison S, Sinclair R. Telogen effluvium. Clin Exp Dermatol. 2002; 27(5): 389−5. http: //www. ncbi.nlm.nih.gov/

pubmed/12190639. Accessed 8 Oct 2018.

[2] Grover C, Khurana A. Telogen effluvium. Indian J Dermatol Venereol Leprol. 2013; 79(5): 591−603. https: //doi. org/10.4103/0378−6323.116731.

[3] Nnoruka EN, Obiagboso I, Maduechesi C. Hair loss in children in South-East Nigeria: common and uncommon cases. Int J Dermatol. 2007; 46(s1): 18−22. https: //doi. org/10.1111/j.1365−4632.2007.03457.x.

[4] Al-Refu K. Hair loss in children: common and uncommon causes; clinical and epidemiological study in Jordan. Int J Trichology. 2013; 5(4): 185. https: //doi.org/10.4103/0974−7753.130393.

[5] Whiting DA. Chronic telogen effluvium: increased scalp hair shedding in middle-aged women. J Am Acad Dermatol. 1996; 35(6): 899−906. http: //www.ncbi.nlm.nih.gov/pubmed/8959948. Accessed 8 Oct 2018.

[6] Trüeb RM. Telogen effluvium: is there a need for a new classification? Ski Appendage Disord. 2016; 2(1−2): 39−44. https: //doi.org/10.1159/000446119.

[7] Headington JT. Telogen effluvium. New concepts and review. Arch Dermatol. 1993; 129(3): 356−63. http: //www.ncbi.nlm.nih.gov/pubmed/8447677. Accessed 8 Oct 2018.

[8] Malkud S. Telogen effluvium: a review. J Clin Diagn Res. 2015; 9(9): WE01−3. https: //doi. org/10.7860/JCDR/2015/15219.6492.

[9] Rushton DH. Nutritional factors and hair loss. Clin Exp Dermatol. 2002; 27(5): 396−404. http: //www.ncbi.nlm.nih.gov/pubmed/12190640. Accessed 8 Oct 2018.

[10] Goette DK, Odom RB. Alopecia in crash dieters. JAMA. 1976; 235(24): 2622−3. http: //www. ncbi.nlm.nih.gov/pubmed/946869. Accessed 9 Oct 2018.

[11] Yavuz IH, Yavuz GO, Bilgili SG, Demir H, Demir C. Assessment of heavy metal and trace element levels in patients with telogen effluvium. Indian J Dermatol. 2018; 63(3): 246−50. https: //doi.org/10.4103/ijd.IJD_610_17.

[12] Sinclair R. Diffuse hair loss. Int J Dermatol. 1999; 38 Suppl 1: 8−18. http: //www.ncbi.nlm.nih. gov/pubmed/10369535. Accessed 9 Oct 2018.

[13] Sperling LC, Sinclair RD, El Shabrawi-Caelen L. Dermatology 4th Edition Chapter 69. In: Bolognia JL, Schaffer JV, Cerroni L, editors. Dermatology. 4th ed. Philadelphia: Elsevier; 2017. p. 1168−71.

[14] Loh SH, Lew BL, Sim WY. Localized telogen effluvium following hair transplantation. Ann Dermatol. 2018; 30(2): 214−7. https: //doi.org/10.5021/ad.2018.30.2.214.

[15] Tosti A, Piraccini BM, van Neste DJ. Telogen effluvium after allergic contact dermatitis of the scalp. Arch Dermatol. 2001; 137(2): 187−90. http: //www.ncbi.nlm.nih.gov/pubmed/11176691. Accessed 10 Oct 2018.

[16] Kim JH, Lew BL, Sim WY. Localized telogen effluvium after face lift surgery. Ann Dermatol. 2015; 27(1): 119−20. https: //doi.org/10.5021/ad.2015.27.1.119.

[17] Cassano N, Amerio P, D'Ovidio R, Vena GA. Hair disorders associated with autoimmune connective tissue diseases. G Ital Dermatol Venereol. 2014; 149(5): 555−65. http: //www.ncbi.nlm. nih.gov/pubmed/24975949. Accessed 10 Oct 2018.

[18] Bergfeld WF, Mulinari-Brenner F. Shedding: how to manage a common cause of hair loss. Cleve Clin J Med. 2001; 68(3): 256−61. http: //www.ncbi.nlm.nih.gov/pubmed/11263854. Accessed 8 Oct 2018.

[19] Trüeb RM. Systematic approach to hair loss in women. J Dtsch Dermatol Ges. 2010; 8(4): 284−97, 284−298. https: //doi.org/10.1111/j.1610−0387.2010.07261.x.

[20] Cash TF, Price VH, Savin RC. Psychological effects of androgenetic alopecia on women: comparisons with balding men and with female control subjects. J Am Acad Dermatol. 1993; 29(4): 568−75. http: //www.ncbi.nlm.nih.gov/pubmed/8408792. Accessed 9 Oct 2018.

[21] Whiting DA. Chronic telogen effluvium. Dermatol Clin. 1996; 14(4): 723−31. http: //www.ncbi. nlm.nih.gov/pubmed/9238330. Accessed 9 Oct 2018.

[22] Chen W, Yang CC, Todorova A, Al Khuzaei S, Chiu HC, Worret WI, et al. Hair loss in elderly women. Eur J Dermatol. 2010; 20(2): 145−51. https: //doi.org/10.1684/ejd.2010.0828.

[23] Rebora A. Intermittent chronic telogen effluvium. Ski Appendage Disord. 2017; 3(1): 36−8. https: //doi.org/10.1159/000455882.

[24] Sinclair R. Chronic telogen effluvium: a study of 5 patients over 7 years. J Am Acad Dermatol. 2005; 52(2 Suppl 1): 12−6. https: //doi.org/10.1016/j.jaad.2004.05.040.

[25] McDonald KA, Shelley AJ, Colantonio S, Beecker J. Hair pull test: evidence-based update and revision of guidelines. J Am Acad Dermatol. 2017; 76(3): 472−7. https: //doi.org/10.1016/J. JAAD.2016.10.002.

[26] Xu L, Liu KX, Senna MM. A practical approach to the diagnosis and management of hair loss in children and adolescents. Front Med. 2017; 4: 112. https: //doi.org/10.3389/fmed.2017.00112.

[27] Martínez-Velasco MA, Vázquez-Herrera NE, Maddy AJ, Asz-Sigall D, Tosti A. The hair shedding visual scale: a quick tool to assess hair loss in women. Dermatol Ther (Heidelb). 2017; 7(1): 155−65. https: //doi.org/10.1007/s13555−017−0171−8.

[28] Sinclair R. Hair shedding in women: how much is too much? Br J Dermatol. 2015; 173(3): 846−8. https: //doi.org/10.1111/bjd.13873.

[29] Kivanç-Altunay I, Savaş C, Gökdemir G, Köşlü A, Ayaydin EB. The presence of trichodynia in patients with telogen effluvium and androgenetic alopecia. Int J Dermatol. 2003; 42(9): 691–3. http: //www.ncbi.nlm.nih.gov/pubmed/12956679. Accessed 10 Oct 2018.

[30] Bergfeld W. Telogen effluvium. In: Hordinsky M, Ofori AO, editors. UpToDate. Waltham, MA: UpToDate. Accessed on 13 Oct 2018.

[31] Miteva M, Tosti A. Hair and scalp dermatoscopy. J Am Acad Dermatol. 2012; 67(5): 1040–8. https: //doi.org/10.1016/j.jaad.2012.02.013.

[32] Harth W, Hermes B, Niemeier V, Gieler U. Clinical pictures and classification of somatoform disorders in dermatology. Eur J Dermatol. 2006; 16(6): 607–14. http://www.ncbi.nlm.nih.gov/pubmed/17229599. Accessed 9 Oct 2018.

[33] Valdés F. Vitamin C. Actas Dermosifiliogr. 2006; 97(9): 557–68. http: //www.ncbi.nlm.nih.gov/pubmed/17173758. Accessed 25 Nov 2018.

[34] Sant'Anna Addor FA, Donato LC, Melo CSA. Comparative evaluation between two nutritional supplements in the improvement of telogen effluvium. Clin Cosmet Investig Dermatol. 2018; 11: 431–6. https: //doi.org/10.2147/CCID.S173082.

[35] Ablon G. A 3-month, randomized, double-blind, placebo-controlled study evaluating the ability of an extra-strength marine protein supplement to promote hair growth and decrease shedding in women with self-perceived thinning hair. Dermatol Res Pract. 2015; 2015: 841570. https: //doi.org/10.1155/2015/841570.

[36] Viviscal. Viviscal extra strength. https: //www.viviscal.com/advanced-hair-health-supple-ments/. Accessed 21 Nov 2018.

[37] Ablon G, Kogan S. A six-month, randomized, double-blind, placebo-controlled study evaluating the safety and efficacy of a nutraceutical supplement for promoting hair growth in women with self-perceived thinning hair. J Drugs Dermatol. 2018; 17(5): 558–65. http://www.ncbi.nlm.nih.gov/pubmed/29742189. Accessed 21 Nov 2018.

[38] Bergner T. Diffuse effluvium, damage to hair structure, and disturbances of nail growth treated successfully. Dt Derm. 1999; 47: 881–4. http://www.assospharma.com/pdf/panplus/Bergner1999.pdf. Accessed 21 Nov 2018.

[39] Le Floc'h C, Cheniti A, Connétable S, Piccardi N, Vincenzi C, Tosti A. Effect of a nutritional supplement on hair loss in women. J Cosmet Dermatol. 2015; 14(1): 76–82. https: //doi. org/10.1111/jocd.12127.

[40] Nichols AJ, Hughes OB, Canazza A, Zaiac MN. An open-label evaluator blinded study of the efficacy and safety of a new nutritional supplement in androgenetic alopecia: a pilot study. J Clin Aesthet Dermatol. 2017; 10(2): 52–6. http://www.ncbi.nlm.nih.gov/pubmed/28367262. Accessed 12 Jan 2019.

[41] Hadshiew IM, Foitzik K, Arck PC, Paus R. Burden of hair loss: stress and the underestimated psychosocial impact of telogen effluvium and androgenetic alopecia. J Invest Dermatol. 2004; 123(3): 455–7. https://doi.org/10.1111/j.0022-202X.2004.23237.x.

[42] Messenger AG, Rundegren J. Minoxidil: mechanisms of action on hair growth. Br J Dermatol. 2004; 150(2): 186–94. http://www.ncbi.nlm.nih.gov/pubmed/14996087. Accessed 13 Oct 2018.

[43] The Transfer of Drugs and Other Chemicals Into Human Milk. http: //pediatrics.aappublications.org/content/108/3/776.full.html located on the World Wide Web at: AMERICAN ACADEMY OF PEDIATRICS The Transfer of Drugs and Other Chemicals Into Human Milk. 2001. http: //pediatrics.aappublications.org/content/108/3/776.full.html. Accessed 25 Nov 2018.

[44] Blumeyer A, Tosti A, Messenger A, Reygagne P, Del Marmol V, Spuls PI, et al. Evidence-based (S3) guideline for the treatment of androgenetic alopecia in women and in men. J Dtsch Dermatol Ges. 2011; 9(Suppl 6): S1–57. https: //doi.org/10.1111/j.1610-0379.2011.07802.x.

[45] Garg S, Manchanda S. Platelet-rich plasma-an "Elixir" for treatment of alopecia: personal experience on 117 patients with review of literature. Stem Cell Investig. 2017; 4: 64. https: //doi. org/10.21037/sci.2017.06.07.

[46] Jimenez JJ, Wikramanayake TC, Bergfeld W, Hordinsky M, Hickman JG, Hamblin MR, et al. Efficacy and safety of a low-level laser device in the treatment of male and female pattern hair loss: a multicenter, randomized, sham device-controlled, double-blind study. Am J Clin Dermatol. 2014; 15(2): 115–27. https://doi.org/10.1007/s40257-013-0060-6.

第 **11** 章 瘢痕性秃发

Scarring Alopecias

Sergio Vañó-Galván, David Saceda-Corralo, and Rodrigo Pirmez

引言

秃发已经被证实会对患者的自信及自尊产生负面影响，甚至导致更高水平的焦虑、抑郁或社会影响。瘢痕性秃发患者尤其会受到生活质量及情绪的严重影响[1]。

疤痕性或瘢痕性秃发是一组以毛囊不可逆性破坏为特征的疾病，其毛囊损害可以是原发性或继发性的。在原发性瘢痕性秃发（primary cicatricial alopecia，PCA）中，毛囊本身是主要的被攻击目标。继发性瘢痕性秃发最初的损害并不针对毛囊单位，但最终却影响并破坏毛囊，这通常是原发病变部位与毛囊邻近所造成的[2]。

在临床上，瘢痕性秃发的特征是毛囊开口缺失；而在病理学上，其特征是毛囊结构被纤维组织取代[3]。

2001年，北美毛发研究学会（North American Hair Research Society，NAHRS）根据头皮活检中主要炎性浸润的不同提出了PCA分类（表11-1）[4]。尽管这一分类可能会存在异议，但它为这一大类疾病提供了一种合理而实用的分类方法，因此，本章采用这一分类进行详述。

最近一项涉及22家毛发疾病研究机构的多中心研究数据显示，前额纤维化性秃发（frontal fibrosing alopecia，FFA）是目前最常见的PCA类型，其次是毛发扁平苔藓（lichen planopilaris，LPP）、秃发性毛囊炎（folliculitis decalvans，FD）、盘状红斑狼疮（discoid lupus erythematosus，DLE）和模式性分布的纤维化性秃发（fibrosing alopecia in a pattern distribution，FAPD）[5]。

PCA的治疗很多时候具有挑战性，目前还没有完全令人满意的循证方法的治疗方式。

S. Vañó-Galván (✉)
Ramon y Cajal Hospital, Trichology Unit, Dermatology Department, Madrid, Spain

D. Saceda-Corralo
Ramón y Cajal University Hospital, Department of Dermatology, Madrid, Spain
R. Pirmez
Department of Dermatology Santa Casa da Misericordia, Rio De Janeiro, Brazil

© Springer Nature Switzerland AG 2020
A. Tosti et al. (eds.), *Hair and Scalp Treatments*, https://doi.org/10.1007/978-3-030-21555-2_11

表 11-1　NAHRS 原发性秃发分类

淋巴细胞性	经典假性斑秃（Brocq）	混合性
慢性皮肤红斑狼疮	中央离心性瘢痕性秃发	项部瘢痕疙瘩性毛囊炎（痤疮）
LPP	黏蛋白性秃发	坏死性毛囊炎（痤疮）
经典 LPP	秃发性小棘毛囊角化病	糜烂性脓疱性皮肤病
FFA	*嗜中性*	*非特异性*
Graham Little 综合征	*秃发性毛囊炎*	
模式性分布的纤维性秃发（FAPD）[a]	分割性蜂窝织炎 / 毛囊炎	

注：[a]FAPD 尽管没有在最初的分类中包括，但也在此列举。

在这里，我们将根据已知的数据和我们在该领域的经验，重点讨论针对 PCA 主要病因的治疗。在瘢痕形成的情况下，治疗的中心目标不是毛发的再生，而是减轻症状，最重要的是阻止疾病的进展。早期治疗是将永久性秃发的程度降至最低的关键。

毛发扁平苔藓

LPP 是一种 PCA，表现为毛发峡部水平出现淋巴细胞性炎性浸润，破坏毛囊隆突部的毛囊干细胞。该病主要发生于女性，但男性也有可能出现[6]。

其发病机制尚不完全明确。毛囊干细胞中 PPAR-γ 的缺失会引起类似的炎症反应，导致上皮-间充质干细胞的转化和纤维化[7,8]。

LPP 可能出现在头皮的任何部位，但通常多发生在顶区。典型的临床表现为弥漫性分布的小片状秃发，伴有毛囊周围炎症。秃发斑可聚集成片，留下大面积的瘢痕，严重病例通常可伴有瘙痒和头皮感觉异常[6,9]。

毛发镜检查可看到毛囊开口消失，毛囊周围少量红斑和鳞屑，该检查有助于评估治疗反应（图 11-1）。

组织病理学表现为以漏斗部和峡部为靶点的苔藓样浸润，伴有板层同心性纤维化。在疾病早期就可以看到皮脂腺破坏。

治疗

轻度炎症建议局部外用糖皮质激素，也可在皮损内规律注射激素（表 11-2）。如果炎症加重或出现症状，应加用一种或多种口服药物治疗，如羟氯喹、多西环素或维甲酸[10,11]。有关使用羟氯喹的基线和随访建议以及可能的不良反应，请参阅章节末尾的表 11-10 和表 11-11。对于急性炎症或出现严重症状，推荐使用糖皮质激素（泼尼松、地塞米松）或免疫抑制剂［环孢素、霉酚酸酯、甲氨蝶呤（每周 15 ～ 25 mg）］进行系统治疗[12,13]。

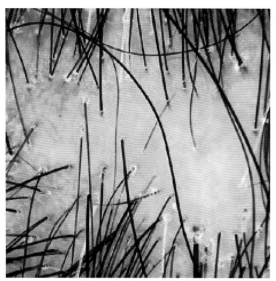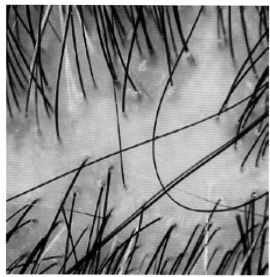

图 11-1　LPP 系统治疗前后毛囊镜下表现

表 11-2　LPP 治疗建议

	治 疗 方 式	剂　量	疗　程
轻度炎症（轻度毛囊红斑及角化过度）			
无症状	局部糖皮质激素	每周 4 ～ 7 次	可停止治疗并关注有无复发
轻度瘙痒	局部糖皮质激素	每周 4 ～ 7 次	直到症状改善
	可考虑皮损内注射激素（曲安奈德）	每 8 ～ 12 周 4 ～ 8 mg/ml	直到症状改善
中度炎症（中度角化过度或中度瘙痒）			
维持上述局部和皮损内糖皮质激素的使用建议，直到病情好转			
增加一种或多种下述口服药物	羟氯喹	200 mg/12 ～ 24 h [5 mg/（kg · d）]	12 个月
	多西环素	50 ～ 100 mg/d	3 个月
	口服维甲酸类	异维 A 酸 0.5 ～ 1 mg/（kg · d）	6 ～ 12 个月
		阿维 A 25 ～ 50 mg/d	6 ～ 12 个月
重度炎症（重度角化过度及红斑/重度瘙痒/疼痛）			
维持上述局部和皮损内糖皮质激素的使用建议，直到病情好转			
选择下述治疗中的一种	口服环孢素	3.5 ～ 5 mg/（kg · d）	4 ～ 6 个月后逐渐减量
	口服激素	泼尼松 1 mg/（kg · d）	1 ～ 2 个月后逐渐减量

（续表）

治疗方式	剂量	疗程
选择下述治疗中的一种 口服激素	地塞米松0.1 mg/kg 每周2次	3～4个月后逐渐减量
口服霉酚酸酯	1 g 每天2次	4～6个月后逐渐减量
急性炎症控制后，保留此前中度炎症选项之一		
如果疾病控制不佳，可以考虑增加口服纳曲酮（3 mg/d）、口服吡格列酮（15 mg/d）、低强度激光疗法（655 nm，15分钟/天）或PRP注射		

其他一些疗法也已经被提出用来控制秃发的症状和进展，如小剂量口服纳曲酮、低强度激光治疗、口服吡格列酮和PRP注射等。

毛发扁平苔藓活动指数（lichen planopilaris activity index，LPPAI）是评估LPP治疗反应的临床量表，其中包括症状（疼痛、瘙痒、灼热）、临床炎症程度（红斑、鳞屑）、拉发试验和疾病进展[10]。

前额纤维化性秃发

前额纤维化性秃发（frontal fibrosing alopecia，FFA）近十年来发病率呈上升趋势，很可能是目前最常见的PCA[5]，主要发生在绝经后的女性，但也可在年轻的女性和男性中出现[14]。

该病病因目前尚不明确。遗传易感性个体的内分泌失衡可能会引发针对毛囊皮脂腺单位的自身免疫反应。与LPP一样，炎性浸润可诱导上皮-间充质干细胞转化和纤维化。

临床上，常见到额颞部发际线的进行性后退。由于局部炎症的存在，可见毛囊周围红斑和鳞屑，偶尔还会伴有瘙痒或灼热。瘢痕性秃发的头皮区域苍白，并可见局部萎缩伴有额静脉凹陷。常可见眉毛和体毛全部或部分脱落。目前临床上有三种常见的进展模式：线性（图11-2）、弥漫性（预后最差）和假边缘性（预后最好）[15]。毛发镜检查和活检病理可表现为与LPP相似的特征。

FFA患者的面部皮肤还有其他临床表现，如面部丘疹、弥漫性红斑、眉间红点和色素性LPP[16,17]。面部丘疹表现为肤色小丘疹，最常出现在太阳穴及下颌处（图11-3）。虽然早期的报道描述其为毳毛毛囊的炎症[18]，但最近的证据表明，这些丘疹是由皮脂腺增大引起的[19]。

治疗

FFA的治疗（表11-3）旨在阻止额颞部发际线后退的进展。局部治疗包括局部外用糖皮质激素和钙调神经磷酸酶抑制剂，使用频率取决于炎症程度[20]。根据现有证据，口服5α还原酶抑制剂（度他雄胺、非那雄胺）是阻止秃发进展最有效的系统治疗方法[21]。

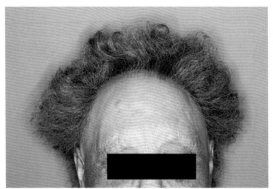

图11-2　线性FFA患者表现

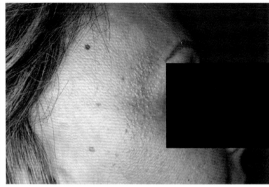

图11-3　FFA患者面部丘疹

表11-3　FFA治疗建议

治 疗 方 式		剂 量	疗 程
局部治疗			
轻度炎症	1%吡美莫司乳膏或0.1%他克莫司软膏	每周1～2次，必要时每天	直到症状改善可长期维持
	他克莫司与丝塔芙洗剂混合以得到0.03%浓度涂剂	每天	
中度炎症	外用钙调神经磷酸酶抑制剂	每周4～7次	直到症状改善（短期随访）
	0.05%丙酸氯倍他索溶液	每周4～7次	
	可考虑皮损内注射曲安奈德	每8～12周4～8 mg/ml	
重度炎症	0.05%丙酸氯倍他索溶液	每周4～7次	直到症状改善（短期随访）
	皮损内曲安奈德注射	每8～12周4～8 mg/ml	
注：部分眉毛脱落：局部外用钙调神经磷酸酶抑制剂＋前列腺素激动剂滴眼液 ± 皮损内曲安奈德注射1～2 mg/ml。			
系统治疗			
一线治疗	口服5α还原酶抑制剂	度他雄胺0.5 mg 每周3～7次 非那雄胺2.5～5 mg/d	2年
二线治疗	羟氯喹	200 mg 每天1～2次[5 mg/（kg·d）]	1～2年
	口服维甲酸类	异维A酸20 mg/d	1～2年
		阿维A 20 mg/d	6～12个月

（续表）

治 疗 方 式		剂 　 量	疗 　 程
三线治疗	吡格列酮	15 mg/d	6 ～ 12 个月
美容治疗			
面部丘疹：口服异维 A 酸（5 ～ 30 mg/d，2 ～ 12 个月）			
眉毛完全缺失：微刮或美容纹绣			
发际线后退：局部假发或植发（病情 2 年无进展）			

　　然而，对于有乳腺癌个人或家族病史的女性，使用药物时应该谨慎。FFA 患者可使用的其他口服药物包括抗疟药（羟氯喹）、维甲酸类（异维 A 酸、阿维 A）和吡格列酮[22,23]。为了评估治疗效果，我们建议对额颞发际线后退进行系统评估，并在每 3 ～ 6 个月的随访中使用毛发镜评估毛周炎症[24,25]。如果秃发停止进展，口服治疗在完全停药前应该维持 2 年，以确保临床疗效。

　　眉毛脱落会严重影响美观，因此对于眉毛的治疗是必须的。皮损内注射曲安奈德 1 ～ 2 mg/ml 可用于部分眉毛缺失，并有可能在早期使眉毛再生。同时推荐长期局部外用拉坦前列素 / 比马前列素或曲伐前列素眼药水和钙调神经磷酸酶抑制剂。当眉毛完全脱落时，鼓励使用眉毛微刮和美容纹绣。

　　面部丘疹可以口服小剂量异维 A 酸治疗，但在停药后常复发[26]。为了改善发际线后退所致的外观影响，如果秃发进程明确停止 2 年，可以局部以假发或毛发移植改善。

模式性分布的纤维化性秃发

　　模式性分布的纤维化性秃发（fibrosing alopecia in a pattern distribution，FAPD）是一种累及 AGA 区域的 PCA。病例报告表明女性的患病率略高，但男性也有可能出现[27-29]。这种瘢痕性秃发的病因尚不清楚，但目前已知的是，毛囊微小化和苔藓样炎性浸润共同导致其永久性秃发[27,30]。

　　其秃发模式类似于男性或女性 AGA（图 11-4）。头皮可见毛囊开口消失，伴有毛囊周围红斑和鳞屑，但其没有像 LPP 那

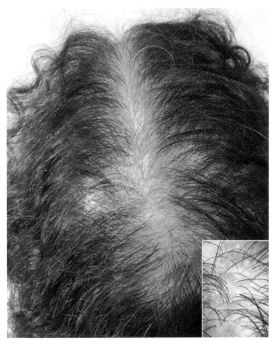

图 11-4　一位 64 岁老年女性模式性分布的纤维化性秃发表现

样的多灶性斑片性秃发。有报道表明其可与前额纤维化性秃发共存[27]。该病患者可存在瘙痒和疼痛。毛发镜下表现类似于LPP，但微小化是其典型特征。临床上，特别是对于可疑病例，高度推荐活检，其病理表现为微小化和苔藓样浸润。

治疗

建议采用联合治疗（表11-4）。口服5α还原酶抑制剂目前是阻止秃发进程的最佳选择，系统抗雄激素治疗（环丙孕酮、避孕药）对女性也可能有用。外用糖皮质激素可以减轻毛囊周围炎症和症状[27,30]。对LPP有用的其他治疗方案（口服吡格列酮、低强度激光治疗、PRP注射等）在特定的情况下也可以考虑。

表11-4 模式性分布的纤维化性秃发治疗建议

	治 疗 方 式	剂 量	疗 程
局部治疗			
轻度炎症	0.05%丙酸氯倍他索溶液	每周4～7次	直到症状改善（短期随访）
中度炎症和/或症状	0.05%丙酸氯倍他索溶液	每周4～7次	直到症状改善（短期随访）
	可考虑皮损内注射曲安奈德	每8～12周4～8 mg/ml	
联合外用2%～5%米诺地尔，每天一次或两次（低丙二醇制剂更好）			
口服治疗			
非那雄胺		男性：1 mg/d 女性：2.5～5 mg/d	与AGA的建议相同
度他雄胺		0.5 mg/d	
根据女性AGA的建议，可考虑为女性提供其他抗雄激素选择			
根据治疗LPP的建议，可考虑口服抗生素治疗（多西环素、羟氯喹等）			

盘状红斑狼疮

秃发是DLE的常见症状，大约60% DLE患者的头皮可见片块瘢痕性秃发[31]。其与SLE的相关性并不常见，只有5%～15%的患者会发展成SLE[32]。

临床上，头皮DLE病变表现为明确的红斑鳞屑性的秃发斑（图11-5），皮损区域逐渐呈现皮肤萎缩、色素沉着（深肤色患者）和永久性秃发，同时可能会存在瘙痒或触痛等症状[31]。毛发镜下以毛囊红点、毛囊角栓、粗大的树枝状血管和蓝灰色的小点为主要特征（图11-6）[33]。在组织病理学上，可观察到表皮和毛囊上皮基底部空泡化及苔藓样浸润，

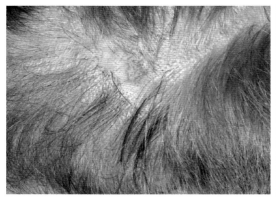

图 11-5　DLE 的秃发斑

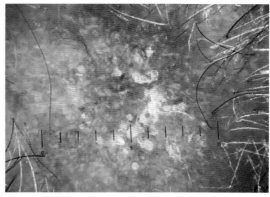

图 11-6　DLE 皮损在毛发镜下的毛囊角栓

真皮中的黏蛋白沉积也是特征性的。直接免疫荧光可见 IgG 和 C3 的颗粒状沉积，但也可以是阴性的[34]。

治疗

在早期阶段，DLE 病变可能对治疗有很好的反应，并且毛发有再生的可能。在后期，治疗必须根据疾病的活动性和复发的风险进行调整（表 11-5）。

表 11-5　DLE 治疗建议

	治 疗 方 式	剂 量	疗 程
局部治疗			
急性皮损	外用 0.05% 丙酸氯倍他索	每周 4～7 次	直到症状改善（短期随访）
	和（或）注射曲安奈德	每 8～12 周 4～12 mg/ml	
慢性皮损及复发预防	0.05% 丙酸氯倍他索溶液	每周 1～2 次	3～4 个月
	和（或）外用钙调神经磷酸酶抑制剂	每天	根据复发情况调整
系统治疗			
一线治疗	抗疟药	羟氯喹 200 mg 每天 1～2 次 [5 mg/（kg·d）]	6～12 个月 依据效果调整，根据复发情况可考虑长期使用
		氯喹 155 mg 每天 3 次，10 天后 155 mg 每天 1 次	
二线治疗	添加奎纳克林	100 mg 每天 1 次	
三线治疗	甲氨蝶呤	15～25 mg 每周 1 次	
其他治疗选择：维甲酸类、霉酚酸酯、氨苯砜			
光保护（防晒霜、帽子、避晒） 戒烟			

局限性皮损推荐局部外用或皮损内注射糖皮质激素[35]。从长远来看，局部应用钙调神经磷酸酶抑制剂也是有用的[36]。口服抗疟药（羟氯喹、氯喹）是一线系统治疗，如果效果不佳，必须考虑加用奎纳克林。其他治疗方案包括甲氨蝶呤、霉酚酸酯、维A酸、沙利度胺和氨苯砜，同时强烈建议使用防晒霜和戒烟[37,38]。

中央离心性瘢痕性秃发

中央离心性瘢痕性秃发（central centrifugal cicatricial alopecia，CCCA）是一种淋巴细胞介导的疾病，是非洲裔妇女最常见的PCA类型[39]。该病最早在1968年由LoPresti等描述，最初被命名为"热梳型秃发"[40]。这个说法后来被取消，因为使用热梳子似乎并不是疾病发展的决定性因素。后来，人们提出了不同的名称，直到2001年，NAHRS才采用现在的说法。

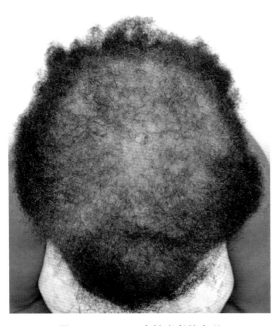

图11-7 CCCA女性患者的表现

CCCA表现为进行性秃发，通常在头顶和/或中央头皮（图11-7），还曾有报道一种以多个不规则斑块为特征的特殊变异类型[41]。受累区域的头发断裂可能是疾病的早期征兆[42]。毛发镜下可见毛发周围白灰色光晕，病理上与外毛根鞘周围的板层纤维化相对应。炎症征象，如毛囊周围红斑和鳞屑，往往微乎其微，甚至不存在。在大多数CCCA患者中可以看到毛干直径的多样性[43]。

虽然有一些相关因素，但本病的发病机制仍然不确定。创伤性的头发打理方式，如梳紧辫子、使用松弛剂和热拉发器似乎会引发或加重本病，但这在文献中也是有争议的[39,44]。

治疗

即使CCCA和护发方式之间没有明确的联系，大多数学者仍建议患者避免牵拉和化学刺激。外用糖皮质激素是一种主流治疗方法（表11-6），钙调神经磷酸酶抑制剂更多地被用来作为维持治疗或出现皮肤萎缩（继发于使用糖皮质激素）时的替代药物。对于急性和炎症性疾病，建议使用多西环素或羟氯喹治疗[45]。病灶内注射曲安奈德有助于控制疾病活动，且已经被观察到有注射后部分毛发再生的病例。米诺地尔与上述治疗方法结合使用时，对增加头发体积很有效，可以在疾病的任何阶段使用[46]。

表 11-6 CCCA治疗建议

治 疗 方 式	剂 量	疗 程
轻度CCCA（轻度炎症征象）		
使用下述之一进行局部治疗：		
1. 局部糖皮质激素	每周4～7次	直到症状改善（数月） 疾病缓解后逐渐减量
2. 局部钙调神经磷酸酶抑制剂	每天1～2次	直到症状改善（数月） 疾病缓解后逐渐减量
中到重度CCCA（突出的炎症征象和（或）疾病进展）		
维持上述建议直至症状改善，同时加用下述方式中的一种或多种：		
1. 多西环素	100 mg/d	直到症状改善（至少3个月）
2. 羟氯喹	200～400 mg/d[5mg/（kg·d）]	直到症状改善（至少3个月）
3. 皮损内激素（曲安奈德）	每4～8周2～5 mg/ml	直到症状改善
由于头发稀疏在临床上很常见，局部应用米诺地尔可以作为所有阶段治疗的一部分		
在疾病活动严重且持续的患者中，已有报道可使用环孢素、霉酚酸酯或沙利度胺[8]		
在疾病达到缓解1～2年后，可以尝试毛发移植 但患者和医师都应明确，在手术后，疾病复发和随之产生的移植物脱落是有可能的		

分割性蜂窝织炎

头皮分割性蜂窝织炎（dissecting cellulitis，DSC）是一种中性粒细胞浸润的瘢痕性秃发，表现为头皮炎性结节、脓肿和痛性斑块，继而慢性进展为永久性秃发[47]。其主要发生于非洲裔美国男性，是一种不常见的秃发疾病[48,49]。

尽管毛囊过度角化、毛囊闭塞、继发细菌感染以及随后的嗜中性粒细胞性和肉芽肿性炎症反应可能与毛囊破坏有关，但DSC的病因尚未完全明确[48,49]。

该病主要受累区域位于顶枕部头皮（图11-8），皮损处通常会出现瘙痒和疼痛[50]。

毛发镜检查有助于DSC的诊断，镜下表现为毛囊开口消失及大的、黄色的、无定形的区域。"3D"黄点的存在被认为是该病毛发镜下最具特征的表现之一，也可以看到常见的黑点征和孤立的黄点征。在新近发病的DSC患者中可以看到断发和感叹号样发[51,52]。在病程较长的患者中，由于形成块状瘢痕性秃发，可见到与毛囊纤维化相对应的白点征。

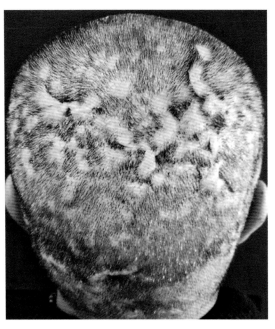

图11-8 46岁男性头皮DSC患者的表现

治疗

治疗包括改善头皮卫生，外用消毒剂、抗生素和糖皮质激素（表11-7）。中度患者可皮损内注射糖皮质激素。全身治疗包括口服抗生素（四环素、夫西地酸、大环内酯类、喹诺酮类、克林霉素联合利福平）、口服异维A酸，严重时可口服糖皮质激素[53]。其他治疗方法包括英夫利昔单抗、阿达木单抗、光动力疗法和手术。

秃发性毛囊炎

FD是继FFA和LPP后第三常见的PCA[5]，通常多发于年轻男性，以中性粒细胞浸润为主[54,55]，25岁之前发病的患者常

表11-7 头皮DSC治疗建议

	治 疗 方 式	剂 量	疗 程
轻至中度头皮DSC			
维持治疗	1. 外用抗生素+糖皮质激素	每周2～7次	直到症状改善（数月）
	2. 可考虑皮损内注射糖皮质激素（曲安奈德）	曲安奈德8～12 mg/ml	必要时每2～3个月一次
急性复发	口服抗生素	多西环素100 mg每天1次（推荐）	2～3个月
		阿奇霉素500 mg每周2次	1个月
重度头皮DSC			
维持治疗	1. 外用抗生素+糖皮质激素	每周3～7次	直到症状改善（数月）
	2. 皮损内注射糖皮质激素（曲安奈德）	曲安奈德8～12 mg/ml	每1～2个月一次直到症状改善
	3. 口服异维A酸	10～30 mg/d 炎症较重的患者可考虑更高起始剂量[1 mg/（kg·d）]	6～12个月
	4. 氨苯砜（可与口服异维A酸联合使用，特别是在有明显炎症的情况下）	50～100 mg/d	直到炎症好转
	5. 顽固性病例可考虑：手术、TNF-α拮抗剂治疗、光动力疗法		

（续表）

治疗方式		剂量	疗程
急性复发	1. 口服抗生素	阿莫西林克拉维酸钾 1 mg 每天 3 次	7 ～ 10 天
		环丙沙星或左氧氟沙星 500 mg 每天 2 次	7 ～ 10 天
		克林霉素 300 mg 每天 2 次 + 利福平 300 mg 每天 2 次	10 周
		磺胺甲噁唑-甲氧苄啶 800 mg+160 mg 每天 2 次	4 ～ 8 周
	2. 口服糖皮质激素	泼尼松 1 mg/（kg·d）	5 ～ 10 天
	3. 外用抗生素+糖皮质激素	每天 2 次	15 天

出现较重的临床表现[55]。该病的病因尚不清楚，然而，大多数病例中金黄色葡萄球菌的存在和局部免疫反应的异常改变被认为是疾病可能的触发因素[56]。

临床上，炎性皮损和秃发斑最常发生在顶部头皮（图 11-9）。超过 70% 的患者会出现瘙痒、烧灼感或阵发性疼痛等症状[55]。毛囊簇状发是临床和毛发镜检查中的典型表现，其他毛发镜下表现包括红斑、角化过度和毛囊周围纤维带、淡黄色鳞屑、结痂和毛囊脓疱。毛囊脓疱常提示疾病较严重[55,57,58]。在疾病后期，可在镜下见到淡红色和瓷白色的无毛囊开口区域。临床上，FD 依据瘢痕区域的最大直径进行分类[55]：I 级（< 2 cm），II 级（2 ～ 5 cm），III 级（> 5 cm）。诊断需结合临床表现、

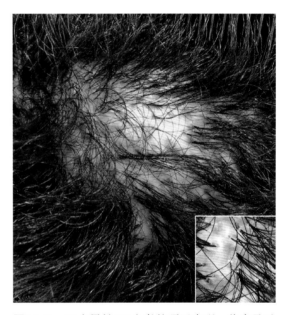

图 11-9 38 岁男性 FD 患者的顶区表现，临床及毛发镜下均可见毛囊簇

毛发镜检查和组织病理学。临床上推荐行疱液和鼻咽拭子的细菌培养及药敏试验，以排除金黄色葡萄球菌的存在[4]。

治疗

FD 是一种治疗较困难的慢性疾病，具有持续暴发的特点，随着时间的推移可有减

少的趋势。本病虽然不能治愈，但应该在早期进行积极干预，以防止产生不可逆的秃发斑[59]。

治疗包括改善头皮卫生、外用消毒剂、抗生素和糖皮质激素（表11-8）。中度病例可在皮损内注射糖皮质激素。系统治疗包括口服抗生素（四环素、呋西地酸、大环内酯类、喹诺酮类、克林霉素联合利福平）、口服异维A酸，严重时可口服糖皮质激素[59]。其他治疗方式包括氨苯砜、TNF-α拮抗剂、光动力疗法甚至手术。

表11-8　FD治疗建议

	治　疗　方　式	剂　　量	疗　　程
轻至中度FD			
维持治疗	1. 外用抗生素+糖皮质激素	每周2～7次	直到症状改善（数月）
	2. 可考虑皮损内注射糖皮质激素（曲安奈德）	曲安奈德8～12 mg/ml	必要时每2～3个月一次
急性复发	1. 口服抗生素	多西环素100 mg 每天1次（推荐）	2～3个月
		阿奇霉素500 mg 每周3次	1个月
		呋西地酸500 mg 每天3次	3周
		磺胺甲噁唑-甲氧苄啶，每天2次：4～8周	每天2次，4～8周
	2. 皮损内注射糖皮质激素（曲安奈德）	曲安奈德8～12 mg/ml	每个月一次直到症状改善
重度FD（症状明显、出现脓疱）			
维持治疗	1. 外用抗生素+糖皮质激素	每周3～7次	直到症状改善（数月）
	2. 皮损内注射糖皮质激素（曲安奈德）	曲安奈德8～12 mg/ml	每1～2个月一次直到症状改善
	3. 口服小剂量抗生素	多西环素100 mg，每周2～3次	按需
	4. 顽固性病例可考虑： 光动力治疗：每4周1次，4次为一个疗程。在对治疗反应较好的患者中，如果症状再次出现，可以重复疗程。光动力疗法可以与局部和全身治疗相结合 口服异维A酸（10～30 mg/d） 氨苯砜（100 mg/d） TNF-α拮抗剂 手术		

（续表）

	治 疗 方 式	剂 量	疗 程
急性复发	1. 口服抗生素	克林霉素300 mg 每天2次 +利福平300 mg 每天2次	10周
		环丙沙星或左氧氟沙星 500 mg 每天2次	7～10天
		夫西地酸500 mg 每天3次	3周
		磺胺甲噁唑-甲氧苄啶，每天2次：4～8周	每天2次，4～8周
	2. 皮损内注射糖皮质激素（曲安奈德）	曲安奈德8～12 mg/ml	每月一次直到症状改善
	3. 外用抗生素+糖皮质激素	每天	15天
	4. 可考虑口服糖皮质激素	地塞米松0.1 mg/（kg·d），每周2天	1～2个月

项部瘢痕疙瘩性痤疮

项部瘢痕疙瘩性痤疮（acne keloidalis nuchae，AKN）是一种罕见的PCA，最常见于非洲裔男性[60]，主要出现项部和（或）枕部，青春期后发病，平均发病年龄为29岁[61]。一些因素可能导致易患个体发病，如雄激素、感染、炎症过程、剃须和内生毛发[62]。

本病在临床上主要表现为丘疹、脓疱，甚至偶尔在枕部和项部出现瘢痕疙瘩样肿块（图11-10），主要发生在青春期之后。患者常诉从皮损出现前几个小时开始会出现瘙痒或疼痛，瘙痒会导致抓挠、刺激和随之而来的炎症。疾病早期行毛发镜检查可见成簇出现的毛囊炎和毛囊角化过度，

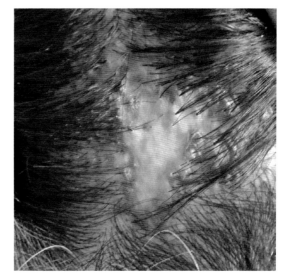

图11-10　29岁AKN男性患者表现

后期可见白点征和毛囊开口消失。确诊需行活检，根据疾病的不同阶段可表现为不同的病理结果。该病被归类为混合性瘢痕性秃发，因为其具有与其他类型的瘢痕性秃发相似的特征，并且可以与它们共存[4]。

治疗

在疾病早期，须积极干预以防止疾病进展和随后瘢痕性秃发的形成。患者应避免剃须、频繁理发、戴很紧的头饰和抓挠等诱发因素[63]。

药物治疗（表11-9）包括改善头皮卫生、外用消毒剂、抗生素和糖皮质激素、皮损内注射糖皮质激素、口服抗生素（四环素）和口服异维A酸。其他治疗方式包括手术、冷冻治疗和Nd：YAG或CO$_2$激光。

有关使用羟氯喹的基线标准、随访建议以及可能的不良反应，请参阅表11-10和表11-11。

表11-9　AKN治疗建议

治　疗　方　式		剂　　量	疗　　程
轻至中度AKN			
维持治疗	1. 外用糖皮质激素	每周1～3次	直到症状改善（数月）
	2. 皮损内注射糖皮质激素（曲安奈德）	曲安奈德10～20 mg/ml	每2～3个月1次
急性复发	1. 口服抗生素	多西环素100 mg 每天1次（推荐）	2～3个月
	2. 皮损内注射糖皮质激素（曲安奈德）	曲安奈德10～20 mg/ml	每个月1次直到症状改善
重度AKN			
维持治疗	1. 外用糖皮质激素	每周4～7次	直到症状改善（数月）
	2. 皮损内注射糖皮质激素（曲安奈德）	曲安奈德10～20 mg/ml	每1～2个月一次直到症状改善
	3. 口服异维A酸	异维A酸10～30 mg 每天1次	3～9个月
	4. 顽固性病例可考虑：手术、冷冻治疗、Nd:YAG激光、CO$_2$激光		
急性复发	1. 口服糖皮质激素	泼尼松1 mg/（kg·d）	10～15天
	2. 皮损内注射糖皮质激素（曲安奈德）	曲安奈德10～20 mg/ml	每个月1次直到症状改善
	3. 外用抗生素+糖皮质激素	每天	15天
	4. 可考虑口服小剂量异维A酸维持治疗	异维A酸10 mg 每天1次，剂量可逐渐增加	数月

表11-10 羟氯喹使用基线标准及随访建议[64-67]

眼科
羟氯喹相关眼毒性基线筛查：用药第1年内 每年眼毒性相关筛查：用药5年后开始，但对于高危患者［同时使用他莫昔芬、肾功能损害、羟氯喹用量超过5 mg/（kg·d）］需更早开始筛查
实验室
基线全血细胞计数（complete blood count，CBC） 基线血生化（comprehensive metabolic panel，CMP）检查（重点关注肝功能） CMP和CBC应定期检测，但间隔时间并没有明确规定
G6PD筛查：羟氯喹规范剂量下使用一般不会发生G6PD缺乏所导致的溶血，不建议将G6PD缺乏筛查列入常规

表11-11 羟氯喹可能的不良反应[64-67]

眼毒性（参照表11-10）
胃肠道不耐受——常见
肝功能异常——转氨酶升高罕见
皮肤呈现蓝灰色或黑色的异色样表现——10%～30%的患者在治疗4个月后出现
各型皮疹
银屑病加重——尚存争议
血液异常——罕见
神经及精神症状：情绪波动（常见）、头痛（常见）
眩晕、耳鸣、精神疾病和癫痫发作——罕见或发病率未知

（张悦 译，李政 校）

参考文献

[1] Chiang YZ, Bundy C, Griffiths CEM, Paus R, Harries MJ. The role of beliefs: lessons from a pilot study on illness perception, psychological distress and quality of life in patients with primary cicatricial alopecia. Br J Dermatol. 2015; 172(1): 130-7. https: //doi.org/10.1111/bjd.13259.

[2] Whiting DA. Cicatricial alopecia: clinico-pathological findings and treatment. Clin Dermatol. 2001; 19(2): 211-25. http: //www.ncbi.nlm.nih.gov/pubmed/11397600. Accessed October 10, 2016.

[3] Harries MJ, Trueb RM, Tosti A, et al. How not to get scar(r)ed: pointers to the correct diagnosis in patients with suspected primary cicatricial alopecia. Br J Dermatol. 2009; 160(3): 482-501. https: //doi.org/10.1111/j.1365-2133.2008.09008.x.

[4] Olsen EA, Bergfeld WF, Cotsarelis G, et al. Summary of North American Hair Research Society (NAHRS)-Sponsored workshop on cicatricial alopecia, Duke University Medical Center, February 10 and 11, 2001. J Am Acad Dermatol. 2003; 48(1): 103-10. https: //doi. org/10.1067/mjd.2003.68.

[5] Vaño-Galván S, Saceda-Corralo D, Blume-Peytavi U, et al. Frequency of the types of alopecia at 22 specialist hair clinics:

a multicenter study. Ski Appendage Disord. 2019; In press.

[6] Soares VC, Mulinari-Brenner F. Souza TE de. Lichen planopilaris epidemiology: a retrospective study of 80 cases. An Bras Dermatol. 2015; 90(5): 666−70. https: //doi.org/10.1590/abd1806−4841.20153923.

[7] Karnik P, Tekeste Z, McCormick TS, et al. Hair follicle stem cell-specific PPAR γ deletion causes scarring alopecia. J Invest Dermatol. 2009; 129(5): 1243−57. https: //doi.org/10.1038/jid.2008.369.Hair.

[8] Imanishi H, Ansell DM, Chéret J, et al. Epithelial-mesenchymal stem cell transition in a human organ: lessons from lichen planopilaris. J Invest Dermatol. 2018; 138: 511. https: //doi. org/10.1016/j.jid.2017.09.047.

[9] Meinhard J, Stroux A, Lünnemann L, et al. Lichen planopilaris: epidemiology and prevalence of subtypes-a retrospective analysis in 104 patients. J Dtsch Dermatol Ges. 2014; 12(3): 229−35. https: //doi.org/10.1111/ddg.12264.

[10] Chiang C, Sah D, Cho BK, Ochoa BE, Price VH. Hydroxychloroquine and lichen planopilaris: efficacy and introduction of Lichen Planopilaris Activity Index scoring system. J Am Acad Dermatol. 2010; 62(3): 387−92. https: //doi.org/10.1016/j.jaad.2009.08.054.

[11] Rácz E, Gho C, Moorman P, Noordhoek Hegt V, Neumann H. Treatment of frontal fibrosing alopecia and lichen planopilaris: a systematic review. J Eur Acad Dermatol Venereol. 2013; 27(12): 1461−70. https: //doi.org/10.1111/jdv.12139.

[12] Cho BK, Sah D, Chwalek J, et al. Efficacy and safety of mycophenolate mofetil for lichen planopilaris. J Am Acad Dermatol. 2010; 62(3): 393−7. https: //doi.org/10.1016/j.jaad.2009.05.018.

[13] Mirmirani P, Willey A, Price VH. Short course of oral cyclosporine in lichen planopilaris. J Am Acad Dermatol. 2003; 49(4): 667−71. https: //doi.org/10.1067/S0190−9622(03)00873−9.

[14] Vañó-Galván S, Molina-Ruiz AM, Serrano-Falcón C, et al. Frontal fibrosing alopecia: a multicenter review of 355 patients. J Am Acad Dermatol. 2014; 70(4): 670−8. https: //doi. org/10.1016/j.jaad.2013.12.003.

[15] Moreno-Arrones OM, Saceda-Corralo D, Fonda-Pascual P, et al. Frontal fibrosing alopecia: clinical and prognostic classification. J Eur Acad Dermatol Venereol. 2017; 31(10): 1739−45. https: //doi.org/10.1111/jdv.14287.

[16] López-Pestaña A, Tuneu A, Lobo C, et al. Facial lesions in frontal fibrosing alopecia (FFA): clinicopathological features in a series of 12 cases. J Am Acad Dermatol. 2015; 73(6): 987. e1−6. https: //doi.org/10.1016/j.jaad.2015.08.020.

[17] Pirmez R, Duque-Estrada B, Donati A, et al. Clinical and dermoscopic features of lichen planus pigmentosus in 37 patients with frontal fibrosing alopecia. Br J Dermatol. 2016; 175(6): 1387−90. https: //doi.org/10.1111/bjd.14722.

[18] Donati A, Molina L, Doche I, et al. Facial papules in frontal fibrosing alopecia: evidence of vellus follicle involvement. Arch Dermatol. 2011; 147: 1424−7.

[19] Pirmez R, Barreto T, Duque-Estrada B, Quintella DC, Cuzzi T. Facial papules in frontal fibrosing alopecia: beyond vellus hair follicle involvement. Ski Appendage Disord. 2018; 4(3): 145−9. https: //doi.org/10.1159/000481695.

[20] Heppt MV, Letulé V, Laniauskaite I, et al. Frontal fibrosing alopecia: a retrospective analysis of 72 patients from a German academic center. Facial Plast Surg. 2018; 34(1): 88−94. https: //doi.org/10.1055/s−0037−1615281.

[21] Murad A, Bergfeld W. 5−alpha-reductase inhibitor treatment for frontal fibrosing alopecia: an evidence-based treatment update. J Eur Acad Dermatol Venereol. 2018; 32(8): 1385−90. https: //doi.org/10.1111/jdv.14930.

[22] Rakowska A, Gradzińska A, Olszewska M, Rudnicka L. Efficacy of isotretinoin and acitretin in treatment of frontal fibrosing alopecia: retrospective analysis of 54 cases. J Drugs Dermatol.2017; 16(10): 988−92.

[23] Samrao A, Chew A-L, Price V. Frontal fibrosing alopecia: a clinical review of 36 patients. Br J Dermatol. 2010; 163(6): 1296−300. https: //doi.org/10.1111/j.1365−2133.2010.09965.x.

[24] Martínez-Velasco M, Vázquez-Herrera N, Misciali C, et al. Frontal fibrosing alopecia severity index: a trichoscopic visual scale that correlates thickness of peripilar casts with severity of inflammatory changes at pathology. Ski Appendage Disord. 2018; 4(4): 277−80. https: //doi. org/10.1159/000487158.

[25] Saceda-Corralo D, Moreno-Arrones ÓM, Fonda-Pascual P, et al. Development and validation of the frontal fibrosing alopecia severity score. J Am Acad Dermatol. 2018; 78(3): 522−9. https: //doi.org/10.1016/j.jaad.2017.09.034.

[26] Pirmez R, Duque-Estrada B, Barreto T, Quintella DC, Cuzzi T. Successful treatment of facial papules in frontal fibrosing alopecia with oral isotretinoin. Ski Appendage Disord. 2017; 3(2): 111−3. https: //doi.org/10.1159/000464334.

[27] Zinkernagel MS, Trueb RM. Fibrosing alopecia in a pattern distribution: patterned lichen planopilaris or androgenetic alopecia with a lichenoid tissue reaction pattern? Arch Dermatol.2000; 136(2): 205−11. http: //www.ncbi.nlm.nih.gov/entrez/query.fcgi?cmd=Retrieve&db=PubMed&dopt=Citation&list_uids=10677097.

[28] Mardones F, Hott K, Martinez MC. Clinical study of fibrosing alopecia in a pattern distribution in a Latin American population. Int J Dermatol. 2018; 57(2): e12−4. https: //doi.org/10.1111/ijd.13871.

[29] Missio DM, Dias MFRG, Trüeb RM. Familial cicatricial alopecia: report of familial frontal fibrosing alopecia and fibrosing alopecia in a pattern distribution. Int J Trichol. 2017; 9(3): 130−4. https: //doi.org/10.4103/ijt.ijt_59_17.

[30] Chiu HY, Lin SJ. Fibrosing alopecia in a pattern distribution. J Eur Acad Dermatol Venereol. 2010; 24(9): 1113−4. https: //doi.org/10.1111/j.1468−3083.2010.03580.x.

[31] Callen JP. Chronic cutaneous lupus erythematosus: clinical, laboratory, therapeutic, and prog-nostic examination of 62 patients. Arch Dermatol. 1982; 118(6): 412−6. https: //doi.org/10.1001/archderm.1982.01650180046015.

[32] Grönhagen CM, Fored CM, Granath F, Nyberg F. Cutaneous lupus erythematosus and the associ-ation with systemic lupus erythematosus: a population-based cohort of 1088 patients in Sweden. Br J Dermatol. 2011; 164(6): 1335−41. https: //doi.org/10.1111/j.1365−2133.2011.10272.x.

[33] Duque-Estrada B, Estrada BD, Tamler C, Sodré CT, Barcaui CB, Pereira FBC. Dermoscopy patterns of cicatricial alopecia resulting from discoid lupus erythematosus and lichen planopilaris. An Bras Dermatol. 2010; 85(2): 179−83. http: //www.ncbi.nlm.nih.gov/pubmed/20520933. Accessed 20 Jan 2016.

[34] Ross EK, Tan E, Shapiro J. Update on primary cicatricial alopecias. J Am Acad Dermatol. 2005; 53(1): 1−37. https: //doi.org/10.1016/j.jaad.2004.06.015.

[35] Roenigk HJ, Martin J, Eichorn P, Gilliam J. Discoid lupus erythematosus. Diagnostic features and evaluation of topical corticosteroid therapy. Cutis. 1980; 25: 281−5.

[36] Harries MJ, Sinclair RD, Macdonald-Hull S, Whiting DA, Griffiths CE, Paus R. Management of primary cicatricial alopecias: options for treatment. Br J Dermatol. 2008; 159: 1−22.

[37] Kuhn A, Aberer E, Bata-Csörgő Z, et al. S2k guideline for treatment of cutaneous lupus ery-thematosus−guided by the European Dermatology Forum (EDF) in cooperation with the European Academy of Dermatology and Venereology (EADV). J Eur Acad Dermatol Venereol. 2017; 31(3): 389−404. https: //doi.org/10.1111/jdv.14053.

[38] Garza-Mayers A, McClurkin M, Smith G. Review of treatment for discoid lupus erythematosus. Dermatol Ther. 2016; 29(4): 274−83. https: //doi.org/10.1111/dth.12358.

[39] Gathers RC, Jankowski M, Eide M, Lim HW. Hair grooming practices and central centrifugal cicatricial alopecia. J Am Acad Dermatol. 2009; 60(4): 574−8. https: //doi.org/10.1016/j. jaad.2008.10.064.

[40] LoPresti P, Papa CM, Kligman AM. Hot comb alopecia. Arch Dermatol. 1968; 98(3): 234−8. http: //www.ncbi.nlm.nih.gov/pubmed/5673883. Accessed 11 Oct 2018.

[41] Miteva M, Tosti A. Central centrifugal cicatricial alopecia presenting with irregular patchy alopecia on the lateral and posterior scalp. Ski Appendage Disord. 2015; 1(1): 1−5. https: //doi. org/10.1159/000370315.

[42] Callender VD, Wright DR, Davis EC, Sperling LC. Hair breakage as a presenting sign of early or occult central centrifugal cicatricial alopecia: clinicopathologic findings in 9 patients. Arch Dermatol. 2012; 148(9): 1047−52. https: //doi.org/10.1001/archdermatol.2011.3428.

[43] Miteva M, Tosti A. Dermatoscopic features of central centrifugal cicatricial alopecia. J Am Acad Dermatol. 2014; 71(3): 443−9. https: //doi.org/10.1016/j.jaad.2014.04.069.

[44] Khumalo NP, Gumedze F. Traction: risk factor or coincidence in central centrifugal cicatricial alopecia? Br J Dermatol. 2012; 167(5): 1191−3. https: //doi. org/10.1111/j.1365−2133.2012.11050.x.

[45] Gathers RC, Lim HW. Central centrifugal cicatricial alopecia: past, present, and future. J Am Acad Dermatol. 2009; 60(4): 660−8. https: //doi.org/10.1016/j.jaad.2008.09.066.

[46] Price VH. The medical treatment of cicatricial alopecia. Semin Cutan Med Surg. 2006; 25(1): 56−9. https: //doi.org/10.1016/j.sder.2006.01.008.

[47] Spitzer L. Dermatitis follicularis et perifollicularis conglobate. Dermatol Zeitschrift. 1903; 10: 109−20.

[48] Van der Zee HH, Laman JD, Boer J, Prens EP. Hidradenitis suppurativa: viewpoint on clinical phenotyping, pathogenesis and novel treatments. Exp Dermatol. 2012; 21(10): 735−9. https: //doi.org/10.1111/j.1600−0625.2012.01552.x.

[49] Hoffman E. Perifolliculitis capitis abscedens et suffodiens. Dermatol Zeitschrift. 1908; 15: 122−3.

[50] Segurado-Miravalles G, Camacho-Martínez FM, Arias-Santiago S, et al. Epidemiology, clinical presentation and therapeutic approach in a multicentre series of dissecting cellulitis of the scalp. J Eur Acad Dermatol Venereol. 2016; 31: e199−200. https: //doi.org/10.1111/jdv.13948.

[51] Tosti A, Torres F, Miteva M. Dermoscopy of early dissecting cellulitis of the scalp simulates alopecia areata. Actas Dermosifiliogr. 2013; 104(1): 92−3. https: //doi.org/10.1016/j.ad.2012.05.008.

[52] Segurado-Miravalles G, Camacho-Martinez F, Arias-Santiago S, et al. Trichoscopy of dissect-ing cellulitis of the scalp: exclamation mark hairs and white dots as markers of disease chronicity. J Am Acad Dermatol. 2016; 75(6): 1267−8. https: //doi.org/10.1016/j.jaad.2016.08.035.

[53] Jerome MA, Laub DR. Dissecting cellulitis of the scalp: case discussion, unique considerations, and treatment options. Eplasty. 2014; 14: ic17. http: //www.ncbi.nlm.nih.gov/pubmed/24966998. Accessed 15 May 2017.

[54] Otberg N, Kang H, Alzolibani AA, Shapiro J. Folliculitis decalvans. Dermatol Ther. 2008; 21(4): 238−44. https: //doi.org/10.1111/j.1529−8019.2008.00204.x.

[55] Vañó-Galván S, Molina-Ruiz AM, Fernández-Crehuet P, et al. Folliculitis decalvans: a multicentre review of 82 patients. J Eur Acad Dermatol Venereol. 2015; 29(9): 1750−7. https: //doi. org/10.1111/jdv.12993.

[56] Ekmekci TR, Koslu A. Tufted hair folliculitis causing skullcap-pattern cicatricial alopecia [8]. J Eur Acad Dermatol Venereol. 2006; 20(2): 227−9. https: //doi. org/10.1111/j.1468−3083.2005.01384.x.

[57] Fernández-Crehuet P, Vañó-Galván S, Molina-Ruiz AM, et al. Trichoscopic features of folliculitis decalvans: results in 58 patients. Int J Trichol. 2017; 9(3): 140−1. https: //doi.org/10.4103/ijt.ijt_85_16.

[58] Rudnicka L, Olszewska M, Rakowska A, Slowinska M. Trichoscopy update 2011. J Dermatol Case Rep. 2011; 5(4): 82−

8. https: //doi.org/10.3315/jdcr.2011.1083.

[59] Miguel-Gómez L, Rodrigues-Barata AR, Molina-Ruiz A, et al. Folliculitis decalvans: effectiveness of therapies and prognostic factors in a multicenter series of 60 patients with long-term follow-up. J Am Acad Dermatol. 2018; 79: 878–83. https: //doi.org/10.1016/j. jaad.2018.05.1240.

[60] Dinehart SM, Herzberg AJ, Kerns BJ, Pollack SV. Acne keloidalis: a review. J Dermatol Surg Oncol. 1989; 15(6): 642–7. https: //doi.org/10.1111/j.1524–4725.1989.tb03603.x.

[61] Adegbidi H, Atadokpede F, do Ango-Padonou F, Yedomon H. Keloid acne of the neck: epidemiological studies over 10 years. Int J Dermatol. 2005; 44(Suppl1): 49–50. https: //doi. org/10.1111/j.1365–4632.2005.02815.x.

[62] Ogunbiyi A. Acne keloidalis nuchae: prevalence, impact, and management challenges. Clin Cosmet Investig Dermatol. 2016; 9: 483–9. https: //doi.org/10.2147/CCID.S99225.

[63] Maranda EL, Simmons BJ, Nguyen AH, Lim VM, Keri JE. Treatment of acne keloidalis nuchae: a systematic review of the literature. Dermatol Ther (Heidelb). 2016; 6(3): 363–78. https: //doi.org/10.1007/s13555–016–0134–5.

[64] Fernandez AP. Updated recommendations on the use of hydroxychloroquine in dermatologic practice. J Am Acad Dermatol. 2017; 76(6): 1176–82. https: //doi.org/10.1016/j.jaad.2017.01.012.

[65] Hughes G. Hydroxychloroquine: an update. Lupus. 2018; 27(9): 1402–3. https: //doi. org/10.1177/0961203318787040.

[66] Callen JP, Camisa S. Antimalarial agents. In: Wolverton SE, editor. Comprehensive dermatologic drug therapy. 3th ed. USA: Elsevier; 2013. p. 241–51.

[67] Plaquinol™ drug information. http: //www.anvisa.gov.br/datavisa/fila_bula/frmVisualizarBula. asp?pNuTransacao=74150 02015&pIdAnexo=2812605. Accessed on 13 Feb 2019.

第12章 脂溢性皮炎

Seborrheic Dermatitis

Daniel Asz-Sigall and Antonella Tosti

引言

脂溢性皮炎（seborrheic dermatitis，SD）是一种常见的慢性炎症性皮肤病，表现为在皮脂腺分布较为丰富的区域出现红棕色鳞屑性斑片，常见于健康人群，但在免疫功能低下（如HIV）患者和神经系统疾病患者中的患病率尤其高（34%～83%）。SD好发于男性，且往往在寒冷干燥的气候和精神压力大时更为严重。新生儿SD表现为头皮厚厚的黄白色油腻性鳞屑，通常良性且能自行缓解；在青少年和成年人中，SD典型表现为头皮、鼻唇沟、耳部、眉毛和前胸出现油腻性鳞屑性红斑。该疾病的发病机制目前尚未完全了解，诱发因素包括：真菌定植、皮脂腺丰富、个体易感性、表皮屏障功能异常和遗传易感性。马拉色菌（图12-1和图12-2）会引起非特异性免疫反应，导致皮肤角质层的一系列变化，释放脂肪酶和游离脂肪酸。这种现象会导致角质层过度增生（鳞屑）、炎症和角质细胞分化不全，改变皮肤屏障，从而损害其功能[1-15]。

治疗前需要的诊断步骤和实验室检查

SD的诊断基于病史、发病部位和皮损表现。头皮皮肤镜是非常实用的诊断工具，镜下可见分支状血管增多（图12-3）、红斑、黄色油腻性鳞屑（图12-4）、小脓疱和抓痕。对于诊断不明确或治疗无效的病例，需进行皮肤活检。急性或亚急性红斑进行组织病理示浅层血管周围和毛囊周围炎症细胞浸润（淋巴细胞和组织细胞），毛囊开口周围可见海绵水肿、银屑病样增生和角化不全（"两侧表皮角化不全"）；慢性皮损组织病理示明显的银屑病样增生、角化不全和血管扩张，但不同于银屑病，皮脂腺保留并增大[1-16]。

D. Asz-Sigall (✉)
National University of Mexico, Department of Onco-dermatology and Trichology Clinic, Mexico City, Mexico

A. Tosti
Fredric Brandt Endowed Professor of Dermatology, Dr. Phillip Frost Department of Dermatology and Cutaneous Surgery, University of Miami Miller School of Medicine, Miami, FL, USA

© Springer Nature Switzerland AG 2020
A. Tosti et al. (eds.), *Hair and Scalp Treatments*, https://doi.org/10.1007/978-3-030-21555-2_12

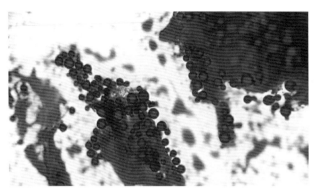 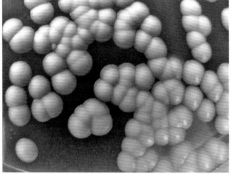

图12-1　革兰染色涂片示大量的酵母菌（放大100×）　　图12-2　采用Dixon琼脂培养分离马拉色菌

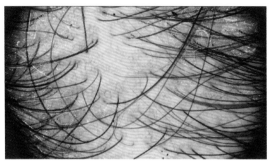 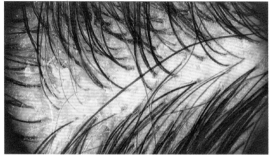

图12-3　分支状血管数量增多（皮肤镜放大70×）　　图12-4　一例重度SD患者：大量黄色油腻性鳞屑（皮肤镜放大70×）

治疗策略：概述

SD是一种慢性疾病，治疗的主要目标是清除可见体征，减少相关症状（红斑和瘙痒），促进皮肤结构和功能正常化，长期治疗维持病情缓解无复发。马拉色菌的增殖以及局部皮肤刺激和炎症是主要的发病机制，因此，一线治疗包括局部抗真菌和抗炎（甾体类和非甾体类）药物；二线的局部治疗包括二硫化硒、角质溶解剂和光疗；口服抗真菌药物和异维A酸用于治疗严重或难治性病例。替代方案包括芦荟和茶树油等（见表12-1）。治疗方案选择取决于疾病的表现、药物疗效、不良反应和患者年龄[1-15]。

表12-1　头皮SD治疗选择

一线治疗	b. 非甾体类抗炎药物
局部治疗	1. 红没药醇
A. 抗真菌药物	2. 甘草次酸
B. 抗炎药物	3. 氯咪巴唑/吡罗克酮
a. 糖皮质激素	4. Promiseb®

（续表）

5.乳铁蛋白	C.氟康唑
二线治疗	D.普拉康唑
局部治疗	E.异维A酸
A.二硫化硒	**三线治疗**
B.角质溶解剂	局部治疗
a.煤焦油	A.芦荟
b.水杨酸/脂羟基酸	B.琉璃苣油和茶树油
c.K301	C.苦木
d.光疗	D.多裂水茄
系统治疗	E.顺势疗法矿物药
A.伊曲康唑	F.维生素
B.特比萘芬	

注：改编自Borda LJ, Perper M, Keri JE. Treatment of seborrheic dermatitis: a comprehenive review. J Dermatolog Treat. 2018; 24: 1-12。

一线治疗

外用抗真菌药物

抗真菌药物可减少患处皮肤马拉色菌的数量，还具有抗炎的特性。外用唑类抗真菌药（2%酮康唑、1%克霉唑、2%咪康唑、2%舍他康唑）能够通过抑制细胞色素P450导致真菌细胞壁的渗透性改变；1%特比萘芬是丙烯胺类抗真菌药，可影响细胞膜发挥杀菌作用；1%环吡酮胺抑制真菌细胞内金属依赖酶；吡硫翁锌具有抗真菌和抗细菌特性。抗真菌商品包括抗真菌洗发水，每天或每周3～4次在沐浴时使用，静置5分钟后冲洗；抗真菌洗剂每天或每周使用3～4次，可在头皮保留过夜（见表12-2）。可能的不良反应包括接触性皮炎、瘙痒、烧灼感和干燥[1,2,17-22]。

表12-2 头皮SD治疗方案[a]

药　　　物	制　　　剂	使　用　方　法
外用抗真菌药物	1%～1.5%环吡酮胺 1%～2%酮康唑 1%～2%吡硫翁锌 洗发水或洗剂	每天或每周3～4次使用，持续4周或直至临床缓解 维持治疗：每周1～2次，维持数月以防止复发
非甾体类抗炎药物	吡罗克酮，红没药醇，甘草次酸、乳铁蛋白、Promiseb® 洗发水或洗剂	每天或每周3～4次使用，持续4周或直至临床缓解 维持治疗：每周1～2次，维持数月以防止复发

（续表）

药　　　　物	制　　　　剂	使　用　方　法
外用弱效糖皮质激素 （Ⅰ～Ⅱ类）	Ⅰ类强度：1%氢化可的松 Ⅱ类强度：0.05%地奈德 洗剂	每天使用，持续2～4周，而后减量
外用强效糖皮质激素 （Ⅲ～Ⅳ类）	Ⅲ类强度：0.01%氟轻松 Ⅳ类强度：0.05%丙酸氯倍他索 洗发水或洗剂	每天使用，持续2周，而后减量
二线治疗	2.5%二硫化硒 洗发水或洗剂	每天使用或每周使用3～4次，持续4周或直至临床缓解 维持治疗：每周1～2次，维持数月防止复发
角质剥脱剂	1%～2%煤焦油，3%水杨酸 洗发水或洗剂	每天使用或每周使用3～4次，持续4周或直至临床缓解 维持治疗：每周1～2次，维持数月以防止复发
系统使用抗真菌药物	伊曲康唑100 mg/片	第一周每天口服200 mg，而后每个月200 mg/d口服2天，持续2～3个月
	特比萘芬250 mg/片	持续治疗：250 mg/d口服4～6周 间歇治疗：每月250 mg/d口服12天，持续3个月
	氟康唑150 mg/片	每周口服50～300 mg，持续2～4周
口服异维A酸	—	每天口服5～10 mg或每周5～10 mg/d口服3天，持续数月

注：ᵃ改编自参考文献［4］。

外用抗炎药物

■ 糖皮质激素

糖皮质激素是清除SD体征和症状（炎症、红斑和瘙痒）最有效的药物，可以单独使用，也可以联合抗真菌药物使用。但由于其潜在的不良反应（毛细血管扩张、多毛、皮肤萎缩和口周皮炎），不建议长期使用。建议每天外用弱至中效糖皮质激素（Ⅰ～Ⅱ类）持续2～4周。笔者更喜欢洗剂而非洗发水，以避免身体其他部位不必要的接触。建议好转后逐渐停药[1,2,23-25]。

■ 非甾体类抗炎药

非甾体类抗炎药通过其抗炎、抗真菌、促进角质剥脱和抗氧化作用抑制马拉色菌的生长，常与洗发水和洗剂中的其他成分联合使用，每天使用或每周使用3～4次。这些药物通常耐受性好、有效、可行性高且安全。不良反应可能包括针刺感、刺痛、瘙痒、灼热感、红斑和病毒性胃肠炎[1,2,26-28]。

（1）红没药醇：单环倍半萜烯醇具有抗氧化和抗炎作用，可减少人体中性粒细胞的释放。其在SD中的抗炎特异性比糖皮质激素和抗真菌药物更强，但单独使用时可能强度不够、疗效欠佳[1,2,28,29]。

（2）**甘草次酸**：甘草次酸是黑甘草的一种成分，具有抗菌和抗炎作用，可以抑制类固醇代谢中的 11-β-羟类固醇脱氢酶，增强其抗炎效果[1,2,30]。

（3）**氯咪巴唑/吡罗克酮**：吡罗克酮是一种乙醇胺盐，具有抗真菌作用，在真菌细胞膜中形成铁离子复合物；氯咪巴唑是一种咪唑类抗真菌药物，具有阻断 P450 作用[1,2,26,31,32]。

（4）**Promiseb®**：Promiseb® 含有多种活性成分（如甘草次酸和吡罗克酮），具有较强抗炎、抗真菌活性，可治疗 SD[1,2,33]。

（5）**乳铁蛋白**：乳铁蛋白确切的作用机制还不清楚，目前认为乳铁蛋白能调节免疫细胞的迁移、成熟和功能，铁结合以及与其他化合物的相互作用[1,2,34]。

二线治疗

二硫化硒

二硫化硒是一种具有抗真菌作用的重金属盐，能促使被感染的角质层脱落。推荐使用含有 2.5% 二硫化硒的洗发水，每天使用或每周使用 3～4 次，持续 4～8 周。不良反应有瘙痒、灼热感和头发/头皮变色。其他有效的替代药物包括 3% 沉淀硫磺和 5% 胶体硫磺[35,36]。

角质剥脱剂

■ 煤焦油

煤焦油是一种酚类、多环芳香烃和杂环化合物的复杂混合物，具有抗真菌、抗炎、止痒和角质剥脱作用。产品包括洗发水和洗剂，每周使用 2～3 次，持续 4～8 周。不良反应有皮肤刺激、光敏、过敏反应和皮肤变色。不建议在怀孕和哺乳期使用[37-40]。

■ 水杨酸/脂羟基酸（lipohydroxy acid，LHA）

LHA 的作用机制包括去角质、刺激表皮更新和抑制马拉色菌的抗菌作用。每天使用或每周使用 3～4 次，持续 4～8 周以清除鳞屑[41]。

■ K301

K301 是一种含尿素、丙二醇和乳酸混合制成的溶液，具有角质剥脱、去角质、抗真菌和保湿的作用。每天使用，持续 4 周，而后每周使用 3 次，持续 1 个月。不良反应包括刺痛、皮肤发红、灼热感、皮疹、瘙痒、湿疹和溃疡[42]。

光疗

UVB 疗法具有诱导免疫抑制、T 细胞凋亡和减少细胞增殖的作用，可用于治疗一些炎症性皮肤疾病。目前还没有公认的 SD 光疗方案，但临床已证实每周 3 次的窄波 UVB（narrow-band UVB，NB-UVB）治疗可以达到症状完全消失。家用光疗设备可与抗真菌和抗炎治疗联合使用，治疗头皮 SD[43-46]。

系统治疗

伊曲康唑

伊曲康唑属于三唑类，具有较高的亲角质性和亲脂性特点，且安全性高。该药物还通过抑制5-低氧酶代谢物合成发挥抗炎作用。推荐的治疗方法是每天2次，每次100 mg，治疗1周，而后采用冲击疗法，每个月第1、2天，每天口服200 mg，持续2～3个月。不良反应包括恶心、呕吐、腹泻、头痛、胃部不适或头晕。不过这些不良反应在冲击疗法中较少见[47-51]。

特比萘芬

特比萘芬具有抗氧化和抗炎特性，可治疗皮肤癣菌、丝状真菌、双相型真菌和其他致病酵母菌。推荐的剂量为每天口服250 mg，持续4～6周，或间断治疗（每个月12天，每天口服250 mg，连续治疗3个月）。不良反应包括轻度心动过速、失眠、肠胃不适、偏头痛、皮疹、味觉减退和嗅觉减退[52-54]。

氟康唑

氟康唑是广谱的双三唑衍生物，能抑制皮肤癣菌、酵母菌和双相型真菌。在每周剂量为150 mg或300 mg，持续4～8周时，已被证实可经皮脂排泄而发挥作用。不良反应包括肝功能升高和恶心[55-57]。

酮康唑

由于肝毒性风险和睾酮代谢改变，酮康唑不适用于SD[58]。

普拉康唑

普拉康唑是一种三唑类抗真菌药，能抑制麦角固醇合成，对假丝酵母菌、皮肤癣菌和马拉色菌有广泛的抗菌活性。对细胞色素P450有较高的亲和力，因此，对马拉色菌疗效最好。推荐剂量为每天口服200 mg，持续1～4周可以改善红斑、瘙痒和鳞屑。不良反应包括腹泻和胃肠道不适[59-61]。

异维A酸

口服异维A酸可以通过减少皮脂腺体积和促进皮脂腺基底细胞凋亡从而减少皮脂分泌。该药也有抗炎作用，能减少白介素的产生、Toll样受体2的活性和多形核细胞的趋化。中度至重度SD患者可选择低剂量（5～10 mg/d或每周3次用药），持续数月。女性使用该药物需采取有效的避孕措施[62-66]。

三线和四线治疗

芦荟

芦荟具有抗炎、抗菌和抗真菌的特性，已被广泛用于预防SD和其他真菌感染、伤口愈合和麻醉[67,68]。

琉璃苣及茶树油（外用精油）

琉璃苣油含有大约25%的γ-亚麻酸（gamma-linolenic acid，GLA），是参与皮肤屏障修复的几种必需氨基酸之一。茶树油（tea tree oil，TTO）从互叶白千层叶中提取，具有抗菌、抗炎、抗真菌、抗氧化和抗皮肤癌的特性。4-萜烯醇是茶树油的主要成分，可以减少肿瘤坏死因子、IL-1、IL-8、IL-10、前列腺素E2的产生。茶树油是一种潜在的过敏原，可能会产生接触性皮炎的不良反应[69-73]。

苏里南苦木

苏里南苦木是一种来自南美洲的小型树种，含有大量的活性植物化学成分（三萜类苦木素），具有抗菌、抗炎和抗真菌作用[74]。

多裂水茄

多裂水茄的主要成分（甾体皂苷）具有抗真菌作用，可治疗酵母菌和皮肤癣菌[75,76]。

顺势疗法矿物药

低剂量口服顺势疗法药物（溴化钾、溴化钠、硫酸镍和氯化钠）是 SD 的替代疗法。不良反应很小，包括胃部不适、胃痛和恶心[77]。

维生素

一些营养物质，如必需脂肪酸、维生素 A、维生素 E 和维生素 D、维生素 B_1、维生素 B_2、维生素 B_6、烟酸、生物素、维生素 C、硒、锌和铁均会对 SD 治疗发挥作用。生物素（维生素 H）对长链脂肪酸的合成至关重要，烟酰胺调节细胞炎症，锌调节皮脂产生（上皮细胞分化与抗炎、抗菌、抗雄激素作用）。生物素的推荐剂量是 5 ～ 10 mg/d。因服药会干扰检查结果，故需告知患者在相关实验室检查前几天停药[78-84]。

治疗选择

为了选择合适的 SD 治疗方案，必须考虑疾病状况、药物疗效、潜在不良反应和外观可接受性（图 12-5）。

轻度患者

对于轻度患者（无炎症的弥漫性细鳞屑），推荐使用抗真菌洗发水（2% 酮康唑、1% 环吡酮胺、1% 吡硫翁锌或 2.5% 二硫化硒）每天使用或每周使用 3 ～ 4 次，直至缓解。洗发水应在头皮上停留 5 ～ 10 分钟后再冲洗，还可以联合使用抗真菌洗剂，可在头皮上停留过夜。

对于维持治疗，每周应使用洗发水 1 ～ 2 次防止复发。一些马拉色菌菌株最终会对唑类抗真菌药物产生耐药性，患者也会抱怨洗发水不再有效，在这种情况下，建议每隔 3 个月换一种抗酵母菌或抗炎洗发水。对于病情顽固的患者，我们建议每天外用弱至中效的糖皮质激素洗剂（Ⅰ ～ Ⅱ类），持续 2 ～ 4 周[1,2,15,18,23]。

中至重度患者

对于中至重度患者（鳞屑、炎症和瘙痒）（图 12-6），初始治疗包括每天使用或每周使用 3 ～ 4 次抗真菌洗发水，联合每天外用弱至中效的糖皮质激素洗剂（Ⅰ ～ Ⅱ类），持续 2 ～ 4 周。对于病情顽固的患者，我们建议抗真菌或非甾体类抗炎洗发水联合每天使用强效（Ⅲ、Ⅳ类）糖皮质激素洗剂，持续 2 周。对于病情尤为严重或耐药的患者，建议考虑联合系统使用抗真菌药物、口服异维 A 酸、低能量光治疗或 UVB 光疗[1,2,15,18,23,85-87]。

对于长期维持治疗，抗真菌和非甾体类抗炎洗发水可以每周使用 2 次，持续数月。

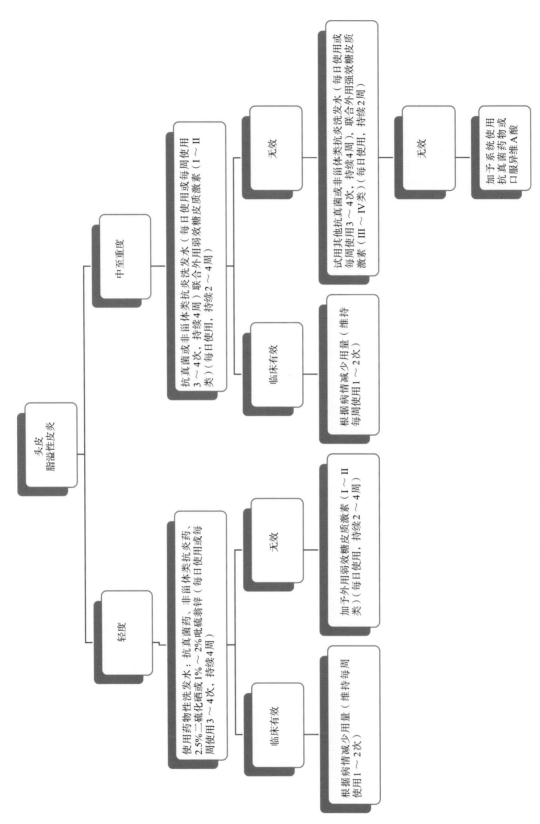

图12-5 头皮 SD 的治疗流程（改编自参考文献［4］）

婴儿的治疗

婴儿SD的头皮和毛发区域仅需简单处理：用婴儿洗发水定期清洗头皮，轻柔刷掉鳞屑。白凡士林能帮助软化鳞屑。另一种治疗方法包括使用2%酮康唑或其他非甾体类抗炎洗发水，每周使用2～3次[88-91]。

严重或难治性SD

关于治疗这些患者的文献中缺乏科学证据。可选择的治疗方案包括口服伊曲康唑、氟康唑、特比萘芬和普拉康唑。其中，最推荐口服伊曲康唑，每天口服200 mg，持续7天，而后每个月口服2天，维持数月。如果临床上明显的SD对任何治疗均无反应，则应重新考虑诊断[1,2,85,92,93]。

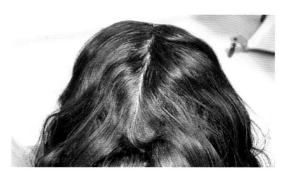

图12-6　重度SD患者：头皮和头发上可见大量黄色油腻性鳞屑

（胡瑞铭　译，倪春雅　校）

参考文献

[1] Borda LJ, Perper M, Keri JE. Treatment of seborrheic dermatitis: a comprehensive review. J Dermatolog Treat. 2019; 30: 158-69.

[2] Sasseville D. Seborrheic dermatitis. In: Post TW, editor. UpToDate. Waltham, MA: UptoDate Inc. http: //www.uptodate. com. Accessed on July 2018.

[3] Arenas R. Dermatologia Atlas, diagnóstico y tratamiento. 6th ed. New York: McGraw Hill Mexico; 2015. p. 65-70.

[4] Cheong WK, Yeung CK, Torsekar RG, Suh DH, Ungpakorn R, Widaty S, et al. Treatment of seborrhoeic dermatitis in Asia: a consensus guide. Skin Appendage Disord. 2016; 1(4): 187-96.

[5] Clark GW, Pope SM, Jaboori KA. Diagnosis and treatment of seborrheic dermatitis. Am Fam Physician. 2015; 91(3): 185-90.

[6] Borda LJ, Wikramanayake TC. Seborrheic dermatitis and dandruff: a comprehensive review. J Clin Investig Dermatol. 2015; 3(2).

[7] Sampaio AL, Mameri AC, Vargas TJ, Ramos-e-Silva M, Nunes AP, Carneiro SC. Seborrheic dermatitis. An Bras Dermatol. 2011; 86(6): 1061-71.

[8] Baumert C, Melo M, Vincent EC. Topical medications for seborrheic dermatitis. Am Fam Physician. 2017; 95(5): 329.

[9] Kamamoto CSL, Nishikaku AS, Gompertz OF, Melo AS, Hassun KM, Bagatin E. Cutaneous fungal microbiome: Malassezia yeasts in seborrheic dermatitis scalp in a randomized, comparative and therapeutic trial. Dermatoendocrinol. 2017; 9(1): e1361573.

[10] Okokon EO, Verbeek JH, Ruotsalainen JH, Ojo OA, Bakhoya VN. Topical antifungals for seborrhoeic dermatitis. Cochrane Database Syst Rev. 2015; 5: CD008138.

[11] Karakadze MA, Hirt PA, Wikramanayake TC. The genetic basis of seborrhoeic dermatitis: a review. J Eur Acad Dermatol Venereol. 2018; 32(4): 529-36.

[12] Mameri ACA, Carneiro S, Mameri LMA, Telles da Cunha JM, Ramos-E-Silva M. History of seborrheic dermatitis: conceptual and clinico-pathologic evolution. Skinmed. 2017; 15(3): 187-94.

[13] Dessinioti C, Katsambas A. Seborrheic dermatitis: etiology, risk factors, and treatments: facts and controversies. Clin Dermatol. 2013; 31(4): 343-51.

[14] Angiolella L, Carradori S, Maccallini C, Giusiano G, Supuran CT. Targeting Malassezia species for novel synthetic and natural antidandruff agents. Curr Med Chem. 2017; 24(22): 2392-412.

[15] Kastarinen H, Okokon EO, Verbeek JH. Topical anti-inflammatory agents for seborrheic dermatitis of the face or scalp: summary of a Cochrane Review. JAMA Dermatol. 2015; 151(2): 221-2.

[16] Tosti A. Dermoscopy of the hair and nails, vol. 115. 2nd ed. Boca Raton, FL: CRC Press; 2016.

[17] Apasrawirote W, Udompataikul M, Rattanamongkolgul S. Topical antifungal agents for seborrheic dermatitis: systematic

review and meta-analysis. J Med Assoc Thai. 2011; 94(6): 756−60.

[18] Dall'Oglio F, Lacarrubba F, Verzì AE, Micali G. Noncorticosteroid combination shampoo versus 1% ketoconazole shampoo for the management of mild-to-moderate seborrheic dermatitis of the scalp: results from a randomized, investigator-single-blind trial using clinical and tricho-scopic evaluation. Skin Appendage Disord. 2016; 1(3): 126−30.

[19] Buechner SA. Multicenter, double-blind, parallel group study investigating the non-inferiority of efficacy and safety of a 2% miconazole nitrate shampoo in comparison with a 2% ketoconazole shampoo in the treatment of seborrhoeic dermatitis of the scalp. J Dermatolog Treat. 2014; 25(3): 226−31.

[20] Schwartz JR. Zinc pyrithione: a topical antimicrobial with complex pharmaceutics. J Drugs Dermatol. 2016; 15(2): 140−4.

[21] Piérard-Franchimont C, Goffin V, Decroix J, Piérard GE. A multicenter randomized trial of ketoconazole 2% and zinc pyrithione 1% shampoos in severe dandruff and seborrheic dermatitis. Skin Pharmacol Appl Skin Physiol. 2002; 15(6): 434−41.

[22] Barak-Shinar D, Green LJ. Scalp seborrheic dermatitis and dandruff therapy using a herbal and zinc pyrithione-based therapy of shampoo and scalp lotion. J Clin Aesthet Dermatol. 2018; 11(1): 26−31.

[23] Kastarinen H, Oksanen T, Okokon EO, Kiviniemi VV, Airola K, Jyrkka J. et al. Topical anti-inflammatory agents for seborrhoeic dermatitis of the face or scalp. Cochrane Database Syst Rev. 2014; (5): CD009446.

[24] Faergemann J. Seborrhoeic dermatitis and Pityrosporum orbiculare: treatment of seborrhoeic dermatitis of the scalp with miconazole-hydrocortisone (Daktacort), miconazole and hydrocortisone. Br J Dermatol. 1986; 114(6): 695−700.

[25] Ortonne JP, Lacour JP, Vitetta A, Le Fichoux Y. Comparative study of ketoconazole 2% foaming gel and betamethasone dipropionate 0.05% lotion in the treatment of seborrheic dermatitis in adults. Dermatology. 1992; 184(4): 275−80.

[26] Youn HJ, Kim SY, Park M, Jung WH, Lee YW, Choe YB, et al. Efficacy and safety of cream containing climbazole/piroctone olamine for facial seborrheic dermatitis: a single- center, open-label split-face clinical study. Ann Dermatol. 2016; 28(6): 733−9.

[27] Turlier V, Viode C, Durbise E, Bacquey A, LeJeune O, Oliveira Soares R, et al. Clinical and biochemical assessment of maintenance treatment in chronic recurrent seborrheic dermatitis: randomized controlled study. Dermatol Ther (Heidelb). 2014; 4(1): 43−59.

[28] Braga PC, Dal Sasso M, Fonti E, Culici M. Antioxidant activity of bisabolol: inhibitory effects on chemiluminescence of human neutrophil bursts and cell-free systems. Pharmacology. 2009; 83(2): 110−5.

[29] Del Rosso JQ. Adult seborrheic dermatitis: a status report on practical topical management. J Clin Aesthet Dermatol. 2011; 4(5): 32−8.

[30] Kroes BH, Beukelman CJ, van den Berg AJ, Wolbink GJ, van Dijk H, Labadie RP. Inhibition of human complement by beta-glycyrrhetinic acid. Immunology. 1997; 90(1): 115−20.

[31] Schmidt-Rose T, Braren S, Folster H, Hillemann T, Oltrogge B, Philipp P, et al. Efficacy of a piroctone olamine/climbazol shampoo in comparison with a zinc pyrithione shampoo in subjects with moderate to severe dandruff. Int J Cosmet Sci. 2011; 33(3): 276−82.

[32] Kim Y, Alpmann P, Blaum-Feder S, Kramer S, Endo T, Lu D, et al. Increased in vivo efficacy of lenalidomide by addition of piroctone olamine. In Vivo. 2011; 25(1): 99−103.

[33] Elewski B. An investigator-blind, randomized, 4−week, parallel-group, multicenter pilot study to compare the safety and efficacy of a nonsteroidal cream (Promiseb Topical Cream) and desonide cream 0.05% in the twice-daily treatment of mild to moderate seborrheic dermatitis of the face. Clin Dermatol. 2009; 27(Suppl 6): S48−53.

[34] Legrand D, Elass E, Carpentier M, Mazurier J. Lactoferrin: a modulator of immune and inflammatory responses. Cell Mol Life Sci. 2005; 62(22): 2549−59.

[35] Danby FW, Maddin WS, Margesson LJ, Rosenthal D. A randomized, double-blind, placebo-controlled trial of ketoconazole 2% shampoo versus selenium sulfide 2.5% shampoo in the treatment of moderate to severe dandruff. J Am Acad Dermatol. 1993; 29(6): 1008−12.

[36] Gupta AK, Nicol K. The use of sulfur in dermatology. J Drugs Dermatol. 2004; 3(4): 427−31.

[37] Garcia RL, Miller JD, Miller WN. Occlusive tar extract therapy for recalcitrant psoriasis and seborrheic dermatitis of the scalp. Cutis. 1978; 22(1): 90−1.

[38] Piérard-Franchimont C, Piérard GE, Vroome V, Lin GC, Appa Y. Comparative anti-dandruff efficacy between a tar and a non-tar shampoo. Dermatology. 2000; 200(2): 181−4.

[39] Veien NK, Pilgaard CE, Gade M. Seborrhoeic dermatitis of the scalp treated with a tar/zinc pyrithione shampoo. Clin Exp Dermatol. 1980; 5(1): 53−6.

[40] Goldman WJ. Carcinogenicity of coal-tar shampoo. Lancet. 1995; 345(8945): 326.

[41] Seite S, Rougier A, Talarico S. Randomized study comparing the efficacy and tolerance of a lipohydroxy acid shampoo to a ciclopiroxolamine shampoo in the treatment of scalp seborrheic dermatitis. J Cosmet Dermatol. 2009; 8(4): 249−53.

[42] Emtestam L, Svensson A, Rensfeldt K. Treatment of seborrhoeic dermatitis of the scalp with a topical solution of urea, lactic acid, and propylene glycol (K301): results of two double-blind, randomised, placebo-controlled studies. Mycoses. 2012; 55(5): 393−403.

[43] Van Weelden H, De La Faille HB, Young E, van der Leun JC. A new development in UVB phototherapy of psoriasis. Br J Dermatol. 1988; 119(1): 11−9.

[44] Honig B, Morison WL, Karp D. Photochemotherapy beyond psoriasis. J Am Acad Dermatol. 1994; 31(5 Pt 1): 775−90.

[45] Herzinger T, Berneburg M, Ghoreschi K, Gollnick H, Holzle E, Honigsmann H, et al. S1−Guidelines on UV phototherapy and photochemotherapy. J Dtsch Dermatol Ges. 2016; 14(8): 853−76.

[46] Pirkhammer D, Seeber A, Honigsmann H, Tanew A. Narrow-band ultraviolet B (ATL−01) phototherapy is an effective and safe treatment option for patients with severe seborrhoeic dermatitis. Br J Dermatol. 2000; 143(5): 964−8.

[47] Ghodsi SZ, Abbas Z, Abedeni R. Efficacy of oral itraconazole in the treatment and relapse prevention of moderate to severe seborrheic dermatitis: a randomized, placebo- controlled trial. Am J Clin Dermatol. 2015; 16(5): 431−7.

[48] Das J, Majumdar M, Chakraborty U, Majumdar V, Mazumdar G, Nath J. Oral itraconazole for the treatment of severe seborrhoeic dermatitis. Indian J Dermatol. 2011; 56(5): 515−6.

[49] Shemer A, Kaplan B, Nathansohn N, Grunwald MH, Amichai B, Trau H. Treatment of moderate to severe facial seborrheic dermatitis with itraconazole: an open non-comparative study. Isr Med Assoc J. 2008; 10(6): 417−8.

[50] Gupta AK, Richardson M, Paquet M. Systematic review of oral treatments for seborrheic dermatitis. J Eur Acad Dermatol Venereol. 2014; 28(1): 16−26.

[51] Abbas Z, Ghodsi SZ, Abedeni R. Effect of itraconazole on the quality of life in patients with moderate to severe seborrheic dermatitis: a randomized, placebo-controlled trial. Dermatol Pract Concept. 2016; 6(3): 11−6.

[52] Vena GA, Micali G, Santoianni P, Cassano N, Peruzzi E. Oral terbinafine in the treatment of multi-site seborrheic dermatitis: a multicenter, double-blind placebo-controlled study. Int J Immunopathol Pharmacol. 2005; 18(4): 745−53.

[53] Cassano N, Amoruso A, Loconsole F, Vena GA. Oral terbinafine for the treatment of seborrheic dermatitis in adults. Int J Dermatol. 2002; 41(11): 821−2.

[54] Scaparro E, Quadri G, Virno G, Orifici C, Milani M. Evaluation of the efficacy and tolerability of oral terbinafine (Daskil) in patients with seborrhoeic dermatitis. A multicentre, randomized, investigator-blinded, placebo-controlled trial. Br J Dermatol. 2001; 144(4): 854−7.

[55] Zisova LG. Fluconazole and its place in the treatment of seborrheic dermatitis-new therapeutic possibilities. Folia Med (Plovdiv). 2006; 48(1): 39−45.

[56] Zisova LG. Treatment of Malassezia species associated seborrheic blepharitis with fluconazole. Folia Med (Plovdiv). 2009; 51(3): 57−9.

[57] Comert A, Bekiroglu N, Gurbuz O, Ergun T. Efficacy of oral fluconazole in the treatment of seborrheic dermatitis: a placebo-controlled study. Am J Clin Dermatol. 2007; 8(4): 235−8.

[58] Ford GP, Farr PM, Ive FA, Shuster S. The response of seborrhoeic dermatitis to ketoconazole. Br J Dermatol. 1984; 111(5): 603−7.

[59] Odds F, Ausma J, Van Gerven F, Woestenborghs F, Meerpoel L, Heeres J, et al. In vitro and in vivo activities of the novel azole antifungal agent r126638. Antimicrob Agents Chemother. 2004; 48(2): 388−91.

[60] Vanden Bossche H, Ausma J, Bohets H, Vermuyten K, Willemsens G, Marichal P, et al. The novel azole R126638 is a selective inhibitor of ergosterol synthesis in Candida albicans, Trichophyton spp, and Microsporum canis. Antimicrob Agents Chemother. 2004; 48(9): 3272−8.

[61] Pierard GE, Ausma J, Henry F, Vroome V, Wouters L, Borgers M, et al. A pilot study on seborrheic dermatitis using pramiconazole as a potent oral anti-Malassezia agent. Dermatology. 2007; 214(2): 162−9.

[62] Zouboulis CC. Isotretinoin revisited: pluripotent effects on human sebaceous gland cells. J Invest Dermatol. 2006; 126(10): 2154−6.

[63] Nelson AM, Zhao W, Gilliland KL, Zaenglein AL, Liu W, Thiboutot DM. Isotretinoin temporally regulates distinct sets of genes in patient skin. J Invest Dermatol. 2009; 129(4): 1038−42.

[64] King K, Jones DH, Daltrey DC, Cunliffe WJ. A double-blind study of the effects of 13−cisretinoic acid on acne, sebum excretion rate and microbial population. Br J Dermatol. 1982; 107(5): 583−90.

[65] Rademaker M. Low-dose isotretinoin for seborrhoeic dermatitis. J Cutan Med Surg. 2017; 21(2): 170−1.

[66] de Souza Leão Kamamoto C, Sanudo A, Hassun KM, Bagatin E. Low-dose oral isotretinoin for moderate to severe seborrhea and seborrheic dermatitis: a randomized comparative trial. Int J Dermatol. 2017; 56(1): 80−5.

[67] Hashemi SA, Madani SA, Abediankenari S. The review on properties of Aloe Vera in healing of cutaneous wounds. Biomed Res Int. 2015; 2015: 714216.

[68] Rosca-Casian O, Parvu M, Vlase L, Tamas M. Antifungal activity of Aloe vera leaves. Fitoterapia. 2007; 78(3): 219−22.

[69] Tollesson A, Frithz A. Borage oil, an effective new treatment for infantile seborrhoeic dermatitis. Br J Dermatol. 1993; 129(1): 95.

[70] Tollesson A, Frithz A, Stenlund K. Malassezia furfur in infantile seborrheic dermatitis. Pediatr Dermatol. 1997; 14(6): 423−5.

[71] Pazyar N, Yaghoobi R, Bagherani N, Kazerouni A. A review of applications of tea tree oil in dermatology. Int J Dermatol. 2013; 52(7): 784−90.

[72] Satchell AC, Saurajen A, Bell C, Barnetson RS. Treatment of dandruff with 5% tea tree oil shampoo. J Am Acad Dermatol. 2002; 47(6): 852−5.

[73] Nenoff P, Haustein UF, Brandt W. Antifungal activity of the essential oil of Melaleuca alternifolia (tea tree oil) against pathogenic fungi in vitro. Skin Pharmacol. 1996; 9(6): 388−94.

[74] Diehl C, Ferrari A. Efficacy of topical 4% Quassia amara gel in facial seborrheic dermatitis: a randomized, double-blind, comparative study. J Drugs Dermatol. 2013; 12(3): 312−5.

[75] Herrera-Arellano A, Jimenez-Ferrer E, Vega-Pimentel AM, Martinez-Rivera Mde L, Hernandez-Hernandez M, Zamilpa A, et al. Clinical and mycological evaluation of therapeutic effectiveness of Solanum chrysotrichum standardized extract on patients with Pityriasis capitis (dandruff). A double blind and randomized clinical trial controlled with ketoconazole. Planta Med. 2004; 70(6): 483−8.

[76] Caspeta L, Nieto I, Zamilpa A, Alvarez L, Quintero R, Villarreal ML. Solanum chrysotrichum hairy root cultures: characterization, scale-up and production of five antifungal saponins for human use. Planta Med. 2005; 71(11): 1084−7.

[77] Smith SA, Baker AE, Williams JH. Effective treatment of seborrheic dermatitis using a low dose, oral homeopathic medication consisting of potassium bromide, sodium bromide, nickel sulfate, and sodium chloride in a double-blind, placebo-controlled study. Altern Med Rev. 2002; 7(1): 59−67.

[78] Brenner S, Horwitz C. Possible nutrient mediators in psoriasis and seborrheic dermatitis. II. Nutrient mediators: essential fatty acids; vitamins A, E and D; vitamins B1, B2, B6, niacin and biotin; vitamin C selenium; zinc; iron. World Rev Nutr Diet. 1988; 55: 165−82.

[79] Schwartz JR, Marsh RG, Draelos ZD. Zinc and skin health: overview of physiology and pharmacology. Dermatol Surg. 2005; 31(7 Pt 2): 837−47.

[80] Nisenson A, Barness LA. Treatment of seborrheic dermatitis with biotin and vitamin B complex. J Pediatr. 1972; 81(3): 630−1.

[81] Keipert JA. Oral use of biotin in seborrhoeic dermatitis of infancy: a controlled trial. Med J Aust. 1976; 1(16): 584−5.

[82] Fabbrocini G, Cantelli M, Monfrecola G. Topical nicotinamide for seborrheic dermatitis: an open randomized study. J Dermatolog Treat. 2014; 25(3): 241−5.

[83] Nakayama J. Four cases of sebopsoriasis or seborrheic dermatitis of the face and scalp successfully treated with 1a−24 (R)-dihydroxycholecalciferol (tacalcitol) cream. Eur J Dermatol. 2000; 10(7): 528−32.

[84] Pierard GE, Pierard-Franchimont C. Effect of a topical erythromycin-zinc formulation on sebum delivery. Evaluation by combined photometric-multi-step samplings with Sebutape. Clin Exp Dermatol. 1993; 18(5): 410−3.

[85] Shuster S, Meynadier J, Kerl H, Nolting S. Treatment and prophylaxis of seborrheic dermatitis of the scalp with antipityrosporal 1% ciclopirox shampoo. Arch Dermatol. 2005; 141(1): 47−52.

[86] Lebwohl M, Plott T. Safety and efficacy of ciclopirox 1% shampoo for the treatment of seborrheic dermatitis of the scalp in the US population: results of a double-blind, vehicle-controlled trial. Int J Dermatol. 2004; 43 (Suppl 1): 17−20.

[87] Reygagne P, Poncet M, Sidou F, Soto P. Clobetasol propionate shampoo 0.05% in the treatment of seborrheic dermatitis of the scalp: results of a pilot study. Cutis. 2007; 79(5): 397−403.

[88] O'Connor NR, McLaughlin MR, Ham P. Newborn skin. I Common rashes. Am Fam Physician. 2008; 77(1): 47−52.

[89] Brodell RT, Patel S, Venglarcik JS, Moses D, Gemmel D. The safety of ketoconazole shampoo for infantile seborrheic dermatitis. Pediatr Dermatol. 1998; 15(5): 406−7.

[90] David E, Tanuos H, Sullivan T, Yan A, Kircik LH. A double-blind, placebo-controlled pilot study to estimate the efficacy and tolerability of a nonsteroidal cream for the treatment of cradle cap (seborrheic dermatitis). J Drugs Dermatol. 2013; 12(4): 448−52.

[91] Wannanukul S, Chiabunkana J. Comparative study of 2% ketoconazole cream and 1% hydrocortisone cream in the treatment of infantile seborrheic dermatitis. J Med Assoc Thail. 2004; 87(suppl 2): S68−71.

[92] Gupta AK, Bluhm R. Seborrheic dermatitis. J Eur Acad Dermatol Venereol. 2004; 18(1): 13−26.

[93] Peter RU, Richarz-Barthauer U. Successful treatment and prophylaxis of scalp seborrhoeic dermatitis and dandruff with 2% ketoconazole shampoo: results of a multicentre, double-blind, placebo-controlled trial. Br J Dermatol. 1995; 132(3): 441−5.

第13章 头皮银屑病

Scalp Psoriasis

Daniel Asz-Sigall and Antonella Tosti

引言

银屑病（psoriasis）是一种全身性炎症性疾病，占世界人口的1%～3%。皮肤损害的特点是边界清楚的红色斑块覆银白色鳞屑。病因是多方面的，有明确的遗传易感性和影响病程的环境和行为因素。银屑病是一种复杂的免疫介导疾病，T淋巴细胞和树突状细胞在其中起主要作用。头皮是最常见也是最先发生的疾病受累部位。西欧头皮银屑病的人群患病率约为2%。然而，多达80%的患者报道了不同程度的头皮受累，其中大多数人报道疾病对他们的生活质量产生了负面影响。头皮银屑病（scalp psoriasis，SP）的治疗是困难的，因头皮通常被头发掩盖所以可见性有限，使患者对治疗不敏感。尽管有很多治疗方法，但长期疗效一直不令人满意，通常是因为担忧长期使用药物的安全性[1-5]。

治疗开始之前需要的诊断程序和实验室检查

SP可通过临床表现诊断，表现为红斑、鳞屑和瘙痒。鳞屑可以是银白色或黄色，常伴有脱发（图13-1）。同时在皮肤和指甲上也能寻找银屑病的其他特征。头皮皮肤镜检查对确认诊断非常有用，可显示毛囊间和毛囊周围的黄白色鳞屑（图13-2）、血管性红点和小球（图13-3）、扭曲的毛细血管环（图13-4）和肾小球样血管。这些特征并不局限于头皮的受累区域；它们也存在于看似未受累的头皮中。扭曲的毛细血管环的数量与疾病的严重程度相关。在SD中，皮肤镜显示树枝状血管，但没有扭曲的环。必要时可进行皮肤活检以排除其他情况。组织学表现包括表皮增生、角化不全、角质层中性粒细胞聚集、颗粒细胞层缺失、真皮乳头上层变薄、真皮乳头毛细血管扭曲扩张。与SD不同的是，皮脂腺是不存在的。SP的严重程度可以用银屑病头皮严重指数（psoriasis scalp severity index，PSSI）

D. Asz-Sigall (✉)
National University of Mexico, Department of Onco-dermatology and Trichology Clinic, Mexico City, Mexico

A. Tosti
Fredric Brandt Endowed Professor of Dermatology, Dr. Phillip Frost Department of Dermatology and Cutaneous Surgery, University of Miami Miller School of Medicine, Miami, FL, USA

© Springer Nature Switzerland AG 2020
A. Tosti et al. (eds.), *Hair and Scalp Treatments*, https://doi.org/10.1007/978-3-030-21555-2_13

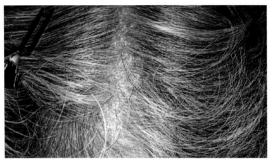

图 13-1　头皮银屑病。红斑和银白色鳞屑

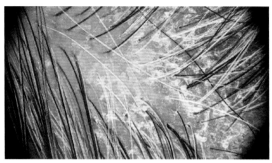

图 13-2　毛囊间和毛囊周围白色鳞屑（皮肤镜检查 20×）

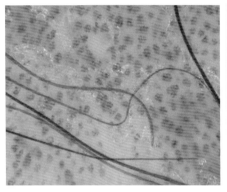

图 13-3　血管形态：红点和小球（皮肤镜检查 20×）

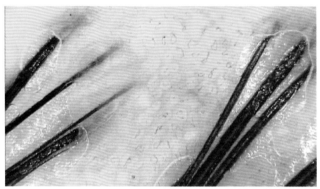

图 13-4　扭曲的红色环（皮肤镜检查 50×）

来评估，该指数考虑了头皮受累面积的百分比、红斑的严重度、浸润性和鳞屑。也有学者提出皮肤镜检查头皮银屑病的严重程度指数[1-8]。

治疗策略：概论

清除 SP 的明显体征、减少相关症状（红斑和瘙痒）、维持疾病缓解是治疗的主要目标，同时避免长期治疗的不良反应。头皮上的毛发使局部治疗变得困难，因为患者可能会发现某些产品很难使用。认识到患者对药物载体的偏好可能有助于提高治疗依从性。对于许多患者来说，溶液、洗发水、乳液、凝胶、泡沫或喷雾剂比质地偏厚重的乳膏和软膏更好用。外用糖皮质激素是治疗 SP 的主要外用药物。超强效或强效外用糖皮质激素比外用维生素 D 衍生物更有效。糖皮质激素和维生素 D 衍生物的联合使用可能会带来额外的好处。其他有效的局部治疗药物包括煤焦油、水杨酸、他扎罗汀和蒽林。对于不能通过局部用药获得充分改善的患者，光疗和全身用药是另外的治疗选择（表 13-1）[9-11]。

一线治疗[12-14]

外用糖皮质激素

尽管新药层出不穷，局部外用糖皮质激素仍然是治疗 SP 的一线药物[15]。糖皮质激素

表13-1 头皮银屑病治疗

一线治疗	（A.2）阿维A
（A）外用糖皮质激素	（A.3）环孢素
（B）维生素D衍生物	（A.4）阿普斯特
（B.1）卡泊三醇	（A.5）生物制剂
（B.2）骨化三醇	（A.5.1）依那西普
（C）煤焦油	（A.5.2）英夫利昔单抗
（D）外用水杨酸和其他 α-羟基酸	（A.5.3）阿达木单抗
（E）外用蒽林	（A.5.4）乌司奴单抗
（F）外用他扎罗汀	（A.5.5）司库奇尤单抗
	（A.5.6）依奇珠单抗
二线治疗	（A.5.7）布罗达单抗
（A）光疗	（A.5.8）古塞奇尤单抗
（A.1）UVB	（A.5.9）替拉珠单抗
（A.2）窄波UVB	（A.5.10）聚乙二醇结合赛妥珠单抗
（A.3）光化学疗法（photochemotherapy，PUVA）	（A.5.11）伊曲珠单抗
（A.4）准分子激光	（A.6）其他免疫抑制剂
	（A.7）富马酸酯
三线治疗	（A.8）针对Th17通路的疗法（瑞莎珠单抗和比美吉珠单抗）
（A）全身治疗	（A.9）小分子（JAK抑制剂）
（A.1）甲氨蝶呤	

具有影响基因转录的抗炎、抗增殖和免疫抑制特性。在头皮上，建议使用强效糖皮质激素溶液（0.05% 醋酸氟轻松或0.05%丙酸氯倍他索）。也可以使用其他剂型，如洗发水、泡沫或喷雾剂，它们是清除SP体征和症状（炎症、红斑、鳞屑和瘙痒）的最有效药物。由于可能的不良反应（毛细血管扩张、多毛症、萎缩和口周皮炎），不推荐长时间连续使用。每天用大或很大剂量的糖皮质激素，连续4周严重者会闭塞毛孔。与洗发水相比，作者更喜欢乳液或凝胶剂，以避免不必要的身体其他部位暴露[16]。对于皮损迅速复发的患者，可以间歇性地局部使用糖皮质激素（每周2次，持续几周或几个月）以维持效果。倍他米松/水杨酸的组合对清除鳞屑非常有用[17-20]。

外用维生素D衍生物

治疗银屑病的局部维生素D衍生物包括卡泊三醇、骨化三醇和他卡西醇。虽然它们作为单一疗法对部分患者是有效的，但与局部糖皮质激素联合治疗更有效[15,16,21-25]。

卡泊三醇

卡泊三醇的作用机制尚不清楚，它对角质形成细胞有抑制增殖的作用，并起免疫调节剂的作用。皮肤刺激是主要的不良反应。在临床试验中，卡泊三醇与超强效糖皮质激素联合使用比单独使用任何一种药物都显示出更高的临床疗效和耐受性。作为单一疗法，可每天2次使用，持续8～12周；当与糖皮质激素联合使用时，可每天使用一次，持续4～8周。酸性产品（水杨酸洗发水）会使局部的卡泊三醇失活，因此每种产品都必须每天在不同的时间使用。以酮康唑为基础的洗发水可能会减少刺激性，因为局部应用卡泊三醇治疗后头皮马拉色菌会增多[15,16,21-26]。

骨化三醇

骨化三醇的作用机制与卡泊三醇相似，另外还有抑制T细胞增殖和其他炎症介质的作用。在一项系统评价中，卡泊三醇和骨化三醇同样有效。每天使用2次，持续8～12周。

煤焦油

煤焦油是酚类、多环芳烃和杂环化合物的混合物，具有抗炎、止痒和溶解角质的特性。焦油产品无须处方即可获得，剂型有洗发水、乳霜、乳液、溶液、泡沫、软膏和油剂，必须每天或每周2～3次使用，持续4～8周。不良反应包括皮肤刺激、光敏感、过敏反应和皮肤变色，在怀孕和哺乳时不推荐使用。煤焦油洗发水与外用糖皮质激素或维生素D衍生物联合使用会很有帮助。目前市场上还没有糖皮质激素/煤焦油混合物。一种治疗SP很好的选择是4%～10%的煤焦油洗涤剂[（liquor carbonis detergens，LCD)（一种混合在矿物油中的焦油馏分）]，每天使用或每周使用2～3次，持续4～8周。应该警告患者煤焦油产品有可能污染头发、皮肤和衣服。晚上穿便宜的睡衣（旧睡衣）可能会更好。患者可能会发现煤焦油产品的气味令人不悦。对于洗发水，一定要确保产品到达头皮。煤焦油洗发水在漂洗前应停留5～10分钟[27-29]。

外用水杨酸和其他 α-羟基酸

水杨酸（salicylic acid，SA）和α-羟基酸都是角质溶解剂，有助于去除银屑病的鳞屑，增加外用药物的渗透性。这些酸的作用机制包括剥脱和刺激表皮更新。虽然在SP中使用角质溶解剂的实际收益尚不清楚，但作者经常会在凡士林、杏仁油和羊毛脂的等量成分中开出含有5%水杨酸的复方配方，持续4～5天，以去除厚厚的鳞屑。在此之后，含有水杨酸的乳液可以单独使用或与糖皮质激素联合使用，每天或每周3～4次，持续4～8周。一旦临床好转，应减少使用频率（每周2次，连续数月）。含有水杨酸的洗发水可以一周使用2次，建议患者不要用来洗头发，只用在头皮上。水杨酸会使维生素D衍生物失活，所以它们不应该一起使用[30-32]。

外用蒽林（二苯丙醇）

二苯丙醇能抑制角质形成细胞的过度增殖和中性粒细胞功能，具有免疫抑制作用。双酚分子同时含有亲水性和亲脂性中心，可以加入洗涤剂中，以便容易地从头发上去除。这一特性导致在乳化油基（生物洗涤油）或洗发水中加入了二氢呋喃。为了最大限度地减少刺激，治疗通常采用短接触疗法，根据患者的耐受性进行调整。例如，治疗可以从低浓度的0.1%或0.25%开始，时间为10～20分钟/天，每周逐步增加持续时间，达到总接触时间长达1小时。然后，根据患者的耐受性和临床反应，每周连续增加蒽林浓度（0.5%、1%和2%）。在有效的接触期过去后，应该将蒽林从治疗区域冲洗掉，确保它不会与眼睛接触。不良反应包括皮肤刺激性、光敏感、过敏反应、衣服上的永久性红棕色污渍和皮肤的暂时性污渍[33-35]。

外用他扎罗汀

他扎罗汀是一种维甲酸受体特异性维甲酸类药物，在银屑病的局部治疗中显示出疗效。它下调角质形成细胞分化、角质形成细胞增殖和炎症的标志物。0.1%的凝胶比0.05%的凝胶更有效，但局部不良反应的发生率略高。每天或每周3次，每晚涂抹凝胶，持续4～8周。不良反应包括严重的皮肤刺激、光敏感和过敏反应。它可以与外用糖皮质激素或光疗联合使用，以改善效果[36,37]。

二线治疗

光疗

UV照射对控制银屑病皮损非常有效。紫外线具有抗增殖和抗炎作用（诱导致病T细胞凋亡）。用光疗（UVA或UVB）或准分子激光治疗SP是有难度的，因为头发保护头皮免受UV辐射。UV梳子已经被开发用于头皮使用，吹风机可以帮助暴露头皮进行准分子激光（308 nm）治疗[38-50]。

三线和四线治疗

系统治疗

治疗银屑病的药物种类繁多，适用于身体表面积超过5%的受累或复发的患者。大多数指南建议在局部用药无效时进行这些治疗，并建议密切监测不良事件[51,52]。

全身治疗包括免疫抑制或免疫调节药物，如甲氨蝶呤、环孢素、阿维A、阿普斯特和生物制剂。生物制剂是治疗中重度银屑病最有效的方法。尽管系统治疗银屑病的有效性已得到证实，但在选择治疗方案时，考虑其他因素，如不良反应、患者偏好、药物可获得性和成本也起着重要作用[49,50]。

甲氨蝶呤

叶酸拮抗剂对表皮细胞DNA合成有抑制作用，对活化的T细胞有免疫抑制作用。通常采用间歇性低剂量给药（每周1次）。给药可以是口服、静脉注射、肌内注射或皮下注射；通常的剂量范围是每周7.5～25 mg。治疗通常每周开始10～15 mg。然后，根据耐受性、有效性和毒性，剂量可以每4～8周升级一次。甲氨蝶呤可用于长期治疗，但必须监测骨髓抑制和肝毒性。叶酸每天1 mg可以预防一些常见的不良反应。同时使用其他干扰叶酸代谢的药物，如磺胺类抗生素，可能会增加甲氨蝶呤的毒性。在给予3.5～4g的甲氨蝶呤累积剂量后，应考虑肝活检[53,54]。

阿维A

全身性维甲酸用于严重银屑病患者，包括脓疱型和红皮病型，以及HIV相关银屑病患者。首选的维甲酸是阿维A，剂量范围为每天25～50 mg。阿维A可联合UVB或PUVA治疗，有效率较高。维甲酸治疗需要监测高甘油三酯血症和肝毒性。常见的不良反应包括唇炎和脱发，因此，SP合并脱发或AGA的患者应避免使用该药。阿维A具有致畸性，因此，它只适用于暂无生育需求的男性和女性。停药后3年内禁止怀孕[55-57]。

环孢素

T细胞抑制剂环孢素对严重银屑病有效。通常剂量为每天3 ～ 5 mg/kg，一般在4周内能观察到改善。需要密切监测肾毒性和高血压[58,59]。

阿普斯特

阿普斯特是一种磷酸二酯酶4抑制剂，可减少银屑病发病过程中多种细胞因子的产生。适用于接受光疗或全身治疗的中至重度斑块型银屑病患者的治疗。推荐剂量为每天2次，每次30 mg。双盲临床试验证实了SP的有效性。当治疗开始时，短期内有腹泻的风险（15% ～ 20%）。在开始治疗的前6天，通过缓慢增加剂量来提高耐受性。不良反应包括恶心、上呼吸道感染、头痛和体重减轻。恶化的抑郁症、自杀想法或其他情绪变化也有报道[60,61]。

生物制剂

现有的治疗银屑病的生物制剂具有良好的近、远期疗效和良好的耐受性，包括依那西普、英夫利昔单抗、阿达木单抗、乌司奴单抗、司库奇尤单抗、依奇珠单抗、布罗达单抗、古塞奇尤单抗、替拉珠单抗和聚乙二醇结合赛妥珠单抗。TNF-α 抑制剂有可能激活结核病和带状疱疹等潜伏感染，而抗IL-17与念珠菌感染风险的轻微增加有关[62-65]。依那西普、英夫利昔单抗、阿法西普、乌司奴单抗和司库奇尤单抗已专门用于一些SP研究[66-70]。但是在使用TNF-α 抑制剂治疗炎症性肠道疾病期间，可能会出现严重的头皮银屑病。

■ 依那西普

依那西普是FDA批准的一种TNF-α 抑制剂，适用于患有银屑病的成年人和患有慢性中至重度斑块型银屑病的患者（ > 4岁）。成人的标准剂量是最初3个月每周2次皮下注射50 mg，然后每周注射1次50 mg用于维持治疗。儿科标准剂量为每周0.8 mg/kg，最大剂量为每周50 mg[71,72]。

■ 英夫利昔单抗

英夫利昔单抗是一种TNF-α 抑制剂，适用于中重度斑块型银屑病。它耐受性好，起效快于其他生物制剂。成人的标准剂量是在第0、2和6周静脉滴注5 mg/kg体重，此后每8周静脉滴注一次。英夫利昔单抗也是治疗银屑病关节炎的有效方法。对银屑病、炎症性肠病和类风湿关节炎的研究表明，英夫利昔单抗抗体的产生可能是导致反应丧失的原因之一。据报道，5% ～ 44%的银屑病患者会出现抗英夫利昔单抗的抗体[73-75]。

■ 阿达木单抗

阿达木单抗是一种人源化的单克隆抗体，具有抗TNF-α 的活性，被FDA批准用于治疗适合系统治疗或光疗的成年人的中重度慢性斑块型银屑病。成人的标准剂量是最初皮下注射80 mg，然后每隔1周注射40 mg。据报道，在治疗银屑病的患者中，有6% ～ 50%的人有抗阿达木单抗的抗体，这可能会降低对治疗的反应。阿达利单抗对银屑病关节炎也有效[76,77]。

■ 乌司奴单抗

乌司奴单抗是一种针对IL-12和IL-23的人类单克隆抗体，适用于治疗12岁及以上患有中重度银屑病的成人和儿童，他们是光疗或系统疗法的备选对象。乌司奴单抗的剂量是以重量为基础的。成人≤100 kg的标准剂量是在第0周和4周以及此后每12周给药45 mg。100 kg以上成年人的推荐剂量为90 mg。乌司奴单抗还可以改善银屑病关节炎。由于其免疫调节的作用机制，人们担心这种药物可能会增加感染、心血管事件和恶性肿瘤的风险，但这一点尚未得到证实。据报道，在治疗银屑病的患者中，有4%～6%会出现抗乌司努单抗的抗体[78-80]。

■ 司库奇尤单抗

司库奇尤单抗是一种抗IL-17A的单克隆抗体，对中重度斑块型银屑病有效。标准剂量是在第0、1、2、3和4周每周皮下注射300 mg，然后每4周皮下注射300 mg。150 mg的剂量对一些患者来说也已经足够了。司库奇尤单抗对银屑病关节炎也有效[81,82]。

■ 依奇珠单抗

依奇珠单抗是一种人源化的抗IL-17A单克隆抗体，对成人中重度斑块型银屑病有效。标准剂量第0周是160 mg，第2、4、6、8、10和12周均为80 mg，随后每4周给药80 mg。依奇珠单抗对银屑病关节炎也有效[83,84]。

■ 布罗达单抗

布罗达单抗是一种高效治疗银屑病的抗IL-17受体A单克隆抗体。FDA批准它用于治疗成年患者的中重度斑块型银屑病，这些患者需要系统治疗或光疗且对其他系统治疗无效或失去反应。建议剂量为210 mg，分别在第0、1和2周给药，然后每2周给药一次。接受治疗的患者尚存在对自杀意念和自杀行为风险的担忧。然而，布罗达单抗治疗与自杀意念和行为之间的因果关系尚未得到证实[85,86]。

■ 古塞奇尤单抗

古塞奇尤单抗是一种结合IL-23 p19亚基的人免疫球蛋白G1（immunoglobulin G1，IgG1）λ单克隆抗体。IL-39也含有p19亚基。银屑病的作用机制与抑制IL-23信号有关。建议剂量为100 mg，在第0、4周，之后每8周给药。古塞奇尤单抗正在接受银屑病关节炎的评估[87,88]。

■ 替拉珠单抗

替拉珠单抗是一种人IgG1 kappa单克隆抗体，与IL-23的p19亚基结合。FDA批准它用于治疗患有中重度斑块型银屑病的成年人，他们是系统治疗或光疗的备选对象。推荐剂量为100 mg，在第0、4周皮下注射，然后每12周皮下注射[89]。

■ 聚乙二醇结合赛妥珠单抗

聚乙二醇结合赛妥珠单抗是具有TNF-α特异性的聚乙二醇化人源抗体Fab片段。FDA批准它用于治疗成人中重度银屑病，这些人可能需要进行系统治疗或光疗。聚乙二醇结合赛妥珠单抗的标准剂量为400 mg/周。体重≤90 kg的患者的可选方案是在第0、2和4周服用400 mg，然后每隔1周服用200 mg。聚乙二醇结合赛妥珠单抗的一个潜在优势是通过胎盘的转移最少；与其他抗TNF生物制剂不同，聚乙二醇结合赛妥珠单抗不与新生儿Fc受体结合，因为它缺乏IgG Fc。它对银屑病关节炎也很有效[90,91]。

■ 伊曲珠单抗

伊曲珠单抗是一种抗T细胞共刺激因子CD6的单克隆抗体。它是一种生物制剂，在印度可用于治疗银屑病[92]。

其他免疫抑制剂

这些药物包括羟基脲、6-硫代鸟嘌呤和硫唑嘌呤，当其他全身疗法无法使用时，这些药物是治疗严重银屑病的一些替代药物。口服他克莫司需要更大规模的研究才能被认为是被接受的银屑病替代品。

富马酸酯

富马酸酯（富马酸盐）在北欧已经被用来治疗银屑病。一项对随机试验的系统回顾发现，与安慰剂相比，有证据表明银屑病的疗效更好；然而，证据的质量很低。淋巴细胞减少和进行性多灶性脑白质病是使用富马酸盐罕见而严重的不良反应[93,94]。

针对Th17通路的治疗

Th17途径中的IL（IL-23和IL-17）在银屑病的发病机制中起着关键作用，已成为药物开发的靶点。这些药物包括IL-23/IL-39抑制剂瑞莎珠单抗（针对IL-23和IL-39的p19亚基的人源化单克隆抗体）和比美吉珠单抗（针对IL-17A和IL-17F的人源化单克隆抗体）[95,96]。

小分子

其他可能的治疗方法包括针对细胞信号干扰的各种小分子，细胞信号干扰对炎症反应的传递至关重要。这些药物包括阻断Janus激酶（Janus kinase，JAK）的分子、脂质、蛋白激酶C抑制剂和选择性酪氨酸激酶2（tyrosine kinase 2，TYK2）抑制剂[97-102]。

治疗选择（图13-5）

SP严重性的测量具有挑战性。银屑病斑块覆盖的区域只是疾病的一个方面；评估还必须考虑皮损的数量、厚度、是否累及面部，以及是否存在其他体征或症状，特别是瘙痒。Ortone等[103]将SP分类为轻度（影响 < 50%的头皮有轻度红斑、鳞屑、瘙痒和轻度厚度）、中度（影响 < 50%的头皮有中度红斑、鳞屑、瘙痒和中等厚度，并有一定水肿）和重度（影响 > 50%的头皮有严重红斑、鳞屑、瘙痒和重度厚度并伴有广泛水肿，病变不限于头皮影响发际线或前额）。对于轻度SP的患者，在洗发水或乳液中使用维生素D3衍生物乳液和（或）强效糖皮质激素开始局部治疗。也可以添加煤焦油洗发水。诱导治疗后（每天使用，持续4周）维持治疗每周2次，使用短期接触的糖皮质激素制剂，直到体征和症状改善或消失。在某些情况下，维持治疗很有必要。

对于中度SP患者，在治疗前通常需要用水杨酸或 α-羟基酸复合物去除鳞屑。再使用含强效糖皮质激素的乳液泡沫或凝胶，在严重的情况下，也可以使用较厚的剂型（乳膏或软膏）。治疗必须每天使用，持续2～4周。煤焦油洗发水和水杨酸洗发水可以交替使用。

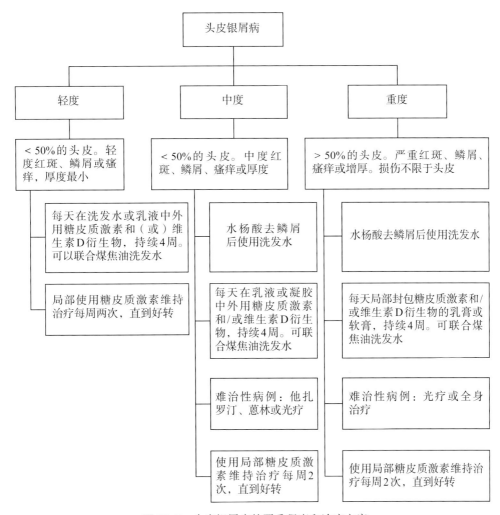

图13-5　头皮银屑病的严重程度和治疗方案

在难治性病例中，考虑使用蒽林或加用光疗。之后将治疗减少到每周2次。

对于病情严重的患者，在开始治疗前必须用水杨酸或α–羟基酸化合物去鳞屑。超强效糖皮质激素是首选的局部治疗方案。短效制剂是首选，但在一些患者中可能需要乳膏或软膏这种长效制剂封包。光疗也可考虑采用。患者可以购买一个家用设备如窄波UVB梳子，每周使用3次。系统性治疗如环孢素、甲氨蝶呤、维A酸或生物制剂，可能对泛发性或难治性病例有用。治疗期后，维持治疗首选短效糖皮质激素每周2～3次，持续数月，直到体征和症状改善或消失。

结论

局部糖皮质激素单用或联合维生素D_3衍生物是治疗SP的主要药物。有许多较新的制剂，包括泡沫剂、洗发水、凝胶和喷雾剂，可以增强产品的可接受性和黏附性。对于复发较快的患者应考虑每周2次治疗作为维持治疗。其他外用选择包括他扎罗汀、蒽林、煤焦油和水杨酸。对于顽固性病例，可考虑将光疗作为二线治疗，或使用阿普斯特或生物制剂。

（王旭超 译，胡瑞铭 校）

参考文献

[1] Van de Kerkhof PC, Franssen ME. Psoriasis of the scalp. Diagnosis and management. Am J Clin Dermatol. 2001; 2: 159−65.

[2] Van de Kerkhof PC, de Hoop D, de Korte J, Kuipers MV. Scalp psoriasis, clinical presentations and therapeutic management. Dermatology. 1998; 197: 326−34.

[3] Guenther L. Current management of scalp psoriasis. Skin Therapy Lett. 2015; 20(3): 5−7.

[4] Wang TS, Tsai TF. Managing scalp psoriasis: an evidence-based review. Am J Clin Dermatol. 2017; 18(1): 17−43.

[5] Krueger G, Koo J, Lebwohl M, Menter A, Stern RS, Rolstad T. The impact of psoriasis on quality of life: results of a 1998 National Psoriasis Foundation patient-membership survey. Arch Dermatol. 2001; 137: 280−4.

[6] Feldman SR. Treatment of psoriasis in adults. In: Post TW, editor. UpToDate. Waltham: UptoDate Inc. http: //www.uptodate.com. Accessed on January 2019.

[7] Tosti A. Dermoscopy of the hair and nails. 2nd ed. Boca Raton: CRC Press; 2016. p. 115.

[8] Rossi A, Mandel VD, Garelli V, Mari E, Fortuna MC, Carlesimo M, et al. Videodermoscopy scalp psoriasis severity index (VSCAPSI): a useful tool for evaluation of scalp psoriasis. Eur J Dermatol. 2011; 21(4): 546−51.

[9] Williams RE. Guidelines for management of patients with psoriasis. Workshop of the Research Unit of the Royal College of Physicians of London; Department of Dermatology, University of Glasgow; British Association of Dermatologists. BMJ. 1991; 303: 829−35.

[10] Nast A, Kopp I, Augustin M, Banditt KB, Boehncke WH, Follmann M, et al. Evidence-based (S3) guidelines for the treatment of psoriasis vulgaris. J Dtsch Dermatol Ges. 2007; 5(Suppl 3): 1−119.

[11] Pardasani AG, Feldman SR, Clark AR. Treatment of psoriasis: an algorithm-based approach for primary care physicians. Am Fam Physician. 2000; 61: 725−33, 736.

[12] Papp K, Berth-Jones J, Kragballe K, Wozel G, de la Brassinne M. Scalp psoriasis: a review of current topical treatment options. J Eur Acad Dermatol Venereol. 2007; 21: 1151−60.

[13] Mason J, Mason AR, Cork MJ. Topical preparations for the treatment of psoriasis: a systematic review. Br J Dermatol. 2002; 146: 351−64.

[14] Osier E, Gomez B, Eichenfield LF. Adolescent scalp psoriasis: update on topical combination therapy. J Clin Aesthet Dermatol. 2015; 8(7): 43−7.

[15] Thaci D, Daiber W, Boehncke WH, Kaufmann R. Calcipotriol solution for the treatment of scalp psoriasis: evaluation of efficacy, safety and acceptance in 3396 patients. Dermatology. 2001; 203: 153−6.

[16] Ashcroft DM, Po AL, Williams HC, Griffiths CE. Systematic review of comparative efficacy and tolerability of calcipotriol in treating chronic plaque psoriasis. BMJ. 2000; 320: 963.

[17] Andreassi L, Giannetti A, Milani M. Efficacy of betamethasone valerate mousse in comparison with standard therapies on scalp psoriasis. An open, multicentre, randomized, controlled, cross-over study on 241 patients. Br J Dermatol. 2003; 148: 134−8.

[18] Jarratt M, Breneman D, Gottlieb AB, Poulin Y, Liu Y, Foley V. Clobetasol propionate shampoo 0.05%: a new option to treat patients with moderate to severe scalp psoriasis. J Drugs Dermatol. 2004; 3: 367−73.

[19] Katz HI, Lindholm JS, Weiss JS, Shavin JS, Morman M, Bressinck R, et al. Efficacy and safety of twice-daily augmented betamethasone dipropionate lotion versus clobetasol propionate solution in patients with moderate-to-severe scalp psoriasis. Clin Ther. 1995; 17: 390−401.

[20] Mazzotta A, Esposito M, Carboni I, Schipani C, Chimenti S. Clobetasol propionate foam 0.05% as a novel topical formulation for plaque-type and scalp psoriasis. J Dermatolog Treat. 2007; 18: 84−7.

[21] Green C, Ganpule M, Harris D, Kavanagh G, Kennedy C, Mallett R, et al. Comparative effects of calcipotriol (MC903) solution and placebo (vehicle of MC903) in the treatment of psoriasis of the scalp. Br J Dermatol. 1994; 130: 483−7.

[22] Ruzicka T, Trompke C. Treatment of scalp psoriasis. An effective and safe tacalcitol emulsion. Hautarzt. 2004; 55: 165−70; (in German).

[23] Klaber MR, Hutchinson PE, Pedvis-Leftick A, Kragballe K, Reunala TL, Van de Kerkhof PC, et al. Comparative effects of calcipotriol solution (50 micrograms/ml) and betamethasone 17−valerate solution (1 mg/ml) in the treatment of scalp psoriasis. Br J Dermatol. 1994; 131: 678−83.

[24] Duweb GA, Abuzariba O, Rahim M, al-Taweel M, Abdulla SA. Scalp psoriasis: topical calcipotriol 50 micrograms/g/ml solution vs. betamethasone valerate 1% lotion. Int J Clin Pharmacol Res. 2000; 20: 65‒8.

[25] Vissers WH, Berends M, Muys L, van Erp PE, de Jong EM, van de Kerkhof PC. The effect of the combination of calcipotriol and betamethasone dipropionate versus both monotherapies on epidermal proliferation, keratinization and T-cell subsets in chronic plaque psoriasis. Exp Dermatol. 2004; 13: 106.

[26] Faergemann J, Diehl U, Bergfelt L, Brodd A, Edmar B, Hersle K, et al. Scalp psoriasis: synergy between the Malassezia yeasts and skin irritation due to calcipotriol. Acta Derm Venereol. 2003; 83(6): 438‒41.

[27] Langner A, Wolska H, Hebborn P. Treatment of psoriasis of the scalp with coal tar gel and shampoo preparations. Cutis. 1983; 32: 290‒6.

[28] Sekhon S, Jeon C, Nakamura M, Afifi L, Yan D, Wu JJ, et al. Review of the mechanism of action of coal tar in psoriasis. J Dermatolog Treat. 2018; 29: 230.

[29] Paghdal KV, Schwartz RA. Topical tar: back to the future. J Am Acad Dermatol. 2009; 61: 294.

[30] Going SM, Guyer BM, Jarvie DR, Hunter JA. Salicylic acid gel for scalp psoriasis. Clin Exp Dermatol. 1986; 11: 260‒2.

[31] Kircik L. Salicylic acid 6% in an ammonium lactate emollient foam vehicle in the treatment of mild-to-moderate scalp psoriasis. J Drugs Dermatol. 2011; 10(3): 270‒3.

[32] Shokeen D, O'Neill JL, Taheri A, Feldman SR. Are topical keratolytic agents needed in the treatment of scalp psoriasis? Dermatol Online J. 2014; 20(3). http: //escholarship.org/uc/item/7g56436q.

[33] Jekler J, Swanbeck G. One-minute dithranol therapy in psoriasis: a placebo-controlled paired comparative study. Acta Derm Venereol. 1992; 72: 449.

[34] Oostveen AM, Beulens CA, van de Kerkhof PC, de Jong EM, Seyger MM. The effectiveness and safety of short-contact dithranol therapy in paediatric psoriasis: a prospective comparison of regular day care and day care with telemedicine. Br J Dermatol. 2014; 170: 454.

[35] Wulff-Woesten A, Ohlendorf D, Henz BM, Haas N. Dithranol in an emulsifying oil base (bio-wash-oil) for the treatment of psoriasis of the scalp. Skin Pharmacol Physiol. 2004; 17(2): 91‒7.

[36] Veraldi S, Caputo R, Pacifico A, Peris K, Soda R, Chimenti S. Short contact therapy with tazarotene in psoriasis vulgaris. Dermatology. 2006; 212: 235.

[37] Gollnick H, Menter A. Combination therapy with tazarotene plus a topical corticosteroid for the treatment of plaque psoriasis. Br J Dermatol. 1999; 140(Suppl 54): 18.

[38] Chen X, Yang M, Cheng Y, Liu GJ, Zhang M. Narrow-band ultraviolet B phototherapy versus broad-band ultraviolet B or psoralen-ultraviolet A photochemotherapy for psoriasis. Cochrane Database Syst Rev. 2013; (10): CD009481.

[39] Anderson KL, Feldman SR. A guide to prescribing home phototherapy for patients with psoriasis: the appropriate patient, the type of unit, the treatment regimen, and the potential obstacles. J Am Acad Dermatol. 2015; 72: 868.

[40] Koek MB, Buskens E, van Weelden H, Steegmans PH, Bruijnzeel-Koomen CA, Sigurdsson V. Home versus outpatient ultraviolet B phototherapy for mild to severe psoriasis: pragmatic multicentre randomised controlled non-inferiority trial (PLUTO study). BMJ. 2009; 338: b1542.

[41] Taneja A, Racette A, Gourgouliatos Z, Taylor CR. Broad-band UVB fiber-optic comb for the treatment of scalp psoriasis: a pilot study. Int J Dermatol. 2004; 43(6): 462‒7.

[42] Walters IB, Burack LH, Coven TR, Gilleaudeau P, Krueger JG. Suberythemogenic narrow-band UVB is markedly more effective than conventional UVB in treatment of psoriasis vulgaris. J Am Acad Dermatol. 1999; 40: 893.

[43] Rose RF, Batchelor RJ, Turner D, Goulden V. Narrowband ultraviolet B phototherapy does not influence serum and red cell folate levels in patients with psoriasis. J Am Acad Dermatol. 2009; 61: 259.

[44] Stern RS. Psoralen and ultraviolet a light therapy for psoriasis. N Engl J Med. 2007; 357: 682.

[45] Berneburg M, Herzinger T, Rampf J, Hoetzenecker W, Guenova E, Meisner C, et al. Efficacy of bath psoralen plus ultraviolet A (PUVA) vs. system PUVA in psoriasis: a prospective, open, randomized, multicentre study. Br J Dermatol. 2013; 169: 704.

[46] Wong JW, Kamangar F, Nguyen TV, Koo JY. Excimer laser therapy for hairline psoriasis: a useful addition to the scalp psoriasis treatment algorithm. Skin Therapy Lett. 2012; 17(5): 6‒9.

[47] Feldman SR, Mellen BG, Housman TS, Fitzpatrick RE, Geronemus RG, Friedman PM, et al. Efficacy of the 308‒nm excimer laser for treatment of psoriasis: results of a multicenter study. J Am Acad Dermatol. 2002; 46: 900.

[48] Gerber W, Arheilger B, Ha TA, Hermann J, Ockenfels HM. Ultraviolet B 308‒nm excimer laser treatment of psoriasis: a new phototherapeutic approach. Br J Dermatol. 2003; 149: 1250.

[49] Gattu S, Rashid RM, Wu JJ. 308‒nm excimer laser in psoriasis vulgaris, scalp psoriasis, and palmoplantar psoriasis. J Eur Acad Dermatol Venereol. 2009; 23(1): 36‒41.

[50] Morison WL, Atkinson DF, Werthman L. Effective treatment of scalp psoriasis using the excimer (308 nm) laser. Photodermatol Photoimmunol Photomed. 2006; 22(4): 181‒3.

[51] Strober BE, Siu K, Menon K. Conventional systemic agents for psoriasis. A systematic review. J Rheumatol. 2006; 33:

1442.

[52] Kalb RE, Fiorentino DF, Lebwohl MG, Toole J, Poulin Y, Cohen AD, et al. Risk of serious infection with biologic and systemic treatment of psoriasis: results from the Psoriasis Longitudinal Assessment and Registry (PSOLAR). JAMA Dermatol. 2015; 151: 961.

[53] Roenigk HH Jr, Auerbach R, Maibach H, Weinstein G, Lebwohl M. Methotrexate in psoriasis: consensus conference. J Am Acad Dermatol. 1998; 38: 478.

[54] Kalb RE, Strober B, Weinstein G, Lebwohl M. Methotrexate and psoriasis: 2009 National Psoriasis Foundation Consensus Conference. J Am Acad Dermatol. 2009; 60: 824.

[55] Buccheri L, Katchen BR, Karter AJ, Cohen SR. Acitretin therapy is effective for psoriasis associated with human immunodeficiency virus infection. Arch Dermatol. 1997; 133: 711.

[56] Tanew A, Guggenbichler A, Hönigsmann H, Geiger JM, Fritsch P. Photochemotherapy for severe psoriasis without or in combination with acitretin: a randomized, double-blind comparison study. J Am Acad Dermatol. 1991; 25: 682.

[57] Lebwohl M, Drake L, Menter A, Koo J, Gottlieb AB, Zanolli M, et al. Consensus conference: acitretin in combination with UVB or PUVA in the treatment of psoriasis. J Am Acad Dermatol. 2001; 45: 544.

[58] Faerber L, Braeutigam M, Weidinger G, Mrowietz U, Christophers E, Schulze HJ, et al. Cyclosporine in severe psoriasis. Results of a meta-analysis in 579 patients. Am J Clin Dermatol. 2001; 2: 41.

[59] Ho VC, Griffiths CE, Albrecht G, Vanaclocha F, León-Dorantes G, Atakan N, et al. Intermittent short courses of cyclosporin (Neoral(R)) for psoriasis unresponsive to topical therapy: a 1−year multicentre, randomized study. The PISCES Study Group. Br J Dermatol. 1999; 141: 283.

[60] Schafer PH, Parton A, Gandhi AK, Capone L, Adams M, Wu L, et al. Apremilast, a cAMP phosphodiesterase−4 inhibitor, demonstrates anti-inflammatory activity in vitro and in a model of psoriasis. Br J Pharmacol. 2010; 159: 842.

[61] Gottlieb AB, Strober B, Krueger JG, Rohane P, Zeldis JB, Hu CC, et al. An open-label, single-arm pilot study in patients with severe plaque-type psoriasis treated with an oral anti-inflammatory agent, apremilast. Curr Med Res Opin. 2008; 24: 1529.

[62] Fotiadou C, Lazaridou E, Sotiriou E, Kyrgidis A, Apalla Z, Ioannides D. Scalp psoriasis and biologic agents: a retrospective, comparative study from a tertiary psoriasis referral centre. J Eur Acad Dermatol Venereol. 2016; 30(12): 2091−6.

[63] Boehncke WH, Prinz J, Gottlieb AB. Biologic therapies for psoriasis. A systematic review. J Rheumatol. 2006; 33: 1447.

[64] Shalom G, Zisman D, Bitterman H, Harman-Boehm I, Greenberg-Dotan S, Dreiher J, et al. Systemic therapy for psoriasis and the risk of herpes zoster: a 500, 000 person-year study. JAMA Dermatol. 2015; 151: 533.

[65] Saunte DM, Mrowietz U, Puig L, Zachariae C. Candida infections in patients with psoriasis and psoriatic arthritis treated with interleukin−17 inhibitors and their practical management. Br J Dermatol. 2017; 177: 47.

[66] Bagel J, Lynde C, Tyring S, Kricorian G, Shi Y, Klekotka P. Moderate to severe plaque psoriasis with scalp involvement: a randomized, double-blind, placebo-controlled study of etanercept. J Am Acad Dermatol. 2012; 67: 86.

[67] Menter A, Reich K, Shu L, Guzzo C. Consistency of infliximab response in different body regions for treatment of moderate to severe psoriasis: results from controlled clinical trials. J Am Acad Dermatol. 2008; 58: Abstract 120.

[68] Krell J, Nelson C, Spencer L, Miller S. An open-label study evaluating the efficacy and tolerability of alefacept for the treatment of scalp psoriasis. J Am Acad Dermatol. 2008; 58: 609−16.

[69] Papadavid E, Ferra D, Koumaki D, Dalamaga M, Stamou C, Theodoropoulos K, et al. Ustekinumab induces fast response and maintenance of very severe refractory scalp psoriasis: results in two Greek patients from the psoriasis hospital-based clinic. Dermatology. 2014; 228: 107−11.

[70] Bagel J, Duffin KC, Moore A, Ferris LK, Siu K, Steadman J, et al. The effect of secukinumab on moderate-to-severe scalp psoriasis: results of a 24−week, randomized, double-blind, placebo-controlled phase 3b study. J Am Acad Dermatol. 2017; 77(4): 667−74.

[71] Iyer S, Yamauchi P, Lowe NJ. Etanercept for severe psoriasis and psoriatic arthritis: observations on combination therapy. Br J Dermatol. 2002; 146: 118.

[72] Leonardi CL, Powers JL, Matheson RT, Goffe BS, Zitnik R, Wang A, et al. Etanercept as monotherapy in patients with psoriasis. N Engl J Med. 2003; 349: 2014.

[73] Chaudhari U, Romano P, Mulcahy LD, Dooley LT, Baker DG, Gottlieb AB. Efficacy and safety of infliximab monotherapy for plaque-type psoriasis: a randomised trial. Lancet. 2001; 357: 1842.

[74] Gottlieb AB, Masud S, Ramamurthi R, Abdulghani A, Romano P, Chaudhari U, et al. Pharmacodynamic and pharmacokinetic response to anti-tumor necrosis factor-alpha monoclonal antibody (infliximab) treatment of moderate to severe psoriasis vulgaris. J Am Acad Dermatol. 2003; 48: 68.

[75] Gottlieb AB. Infliximab for psoriasis. J Am Acad Dermatol. 2003; 49(Suppl 2): S112−7.

[76] Gordon KB, Langley RG, Leonardi C, Toth D, Menter MA, Kang S, et al. Clinical response to adalimumab treatment in patients with moderate to severe psoriasis: double-blind, ran-domized controlled trial and open-label extension study. J

Am Acad Dermatol. 2006; 55: 598.

[77] Menter A, Tyring SK, Gordon K, Kimball AB, Leonardi CL, Langley RG, et al. Adalimumab therapy for moderate to severe psoriasis: a randomized, controlled phase III trial. J Am Acad Dermatol. 2008; 58: 106.

[78] Papp KA, Griffiths CE, Gordon K, Lebwohl M, Szapary PO, Wasfi Y, et al. Long-term safety of ustekinumab in patients with moderate-to-severe psoriasis: final results from 5 years of follow-up. Br J Dermatol. 2013; 168: 844.

[79] Leonardi CL, Kimball AB, Papp KA, Yeilding N, Guzzo C, Wang Y, et al. Efficacy and safety of ustekinumab, a human interleukin−12/23 monoclonal antibody, in patients with psoriasis: 76−week results from a randomised, double-blind, placebo-controlled trial (PHOENIX 1). Lancet. 2008; 371: 1665.

[80] Papp KA, Langley RG, Lebwohl M, Krueger GG, Szapary P, Yeilding N, et al. Efficacy and safety of ustekinumab, a human interleukin−12/23 monoclonal antibody, in patients with psoriasis: 52−week results from a randomised, double-blind, placebo-controlled trial (PHOENIX 2). Lancet. 2008; 371: 1675.

[81] Langley RG, Elewski BE, Lebwohl M, Reich K, Griffiths CE, Papp K, et al. Secukinumab in plaque psoriasis--results of two phase 3 trials. N Engl J Med. 2014; 371: 326.

[82] Paul C, Lacour JP, Tedremets L, Kreutzer K, Jazayeri S, Adams S, et al. Efficacy, safety and usability of secukinumab administration by autoinjector/pen in psoriasis: a randomized, controlled trial (JUNCTURE). J Eur Acad Dermatol Venereol. 2015; 29: 1082.

[83] Menter A, Warren RB, Langley RG, Merola JF, Kerr LN, Dennehy EB, et al. Efficacy of ixekizumab compared to etanercept and placebo in patients with moderate-to-severe plaque psoriasis and non-pustular palmoplantar involvement: results from three phase 3 trials (UNCOVER−1, UNCOVER−2 and UNCOVER−3). J Eur Acad Dermatol Venereol. 2017; 31: 1686.

[84] Leonardi C, Maari C, Philipp S, Goldblum O, Zhang L, Burkhardt N, et al. Maintenance of skin clearance with ixekizumab treatment of psoriasis: three-year results from the UNCOVER−3 study. J Am Acad Dermatol. 2018; 79: 824.

[85] Papp KA, Reich K, Paul C, Blauvelt A, Baran W, Bolduc C, et al. A prospective phase III, ran-domized, double-blind, placebo-controlled study of brodalumab in patients with moderate-to-severe plaque psoriasis. Br J Dermatol. 2016; 175: 273.

[86] Lebwohl MG, Papp KA, Marangell LB, Koo J, Blauvelt A, Gooderham M, et al. Psychiatric adverse events during treatment with brodalumab: analysis of psoriasis clinical trials. J Am Acad Dermatol. 2018; 78: 81.

[87] Blauvelt A, Papp KA, Griffiths CE, Randazzo B, Wasfi Y, Shen YK, et al. Efficacy and safety of guselkumab, an anti-interleukin−23 monoclonal antibody, compared with adalimumab for the continuous treatment of patients with moderate to severe psoriasis: results from the phase III, double-blinded, placebo- and active comparator-controlled VOYAGE 1 trial. J Am Acad Dermatol. 2017; 76: 405.

[88] Reich K, Armstrong AW, Foley P, Song M, Wasfi Y, Randazzo B, et al. Efficacy and safety of guselkumab, an anti-interleukin−23 monoclonal antibody, compared with adalimumab for the treatment of patients with moderate to severe psoriasis with randomized withdrawal and retreatment: results from the phase Ⅲ, double-blind, placebo- and active comparator-controlled VOYAGE 2 trial. J Am Acad Dermatol. 2017; 76: 418.

[89] Reich K, Papp KA, Blauvelt A, Tyring SK, Sinclair R, Thaçi D, et al. Tildrakizumab versus placebo or etanercept for chronic plaque psoriasis (reSURFACE 1 and reSURFACE 2): results from two randomised controlled, phase 3 trials. Lancet. 2017; 390: 276.

[90] Gottlieb AB, Blauvelt A, Thaçi D, Leonardi CL, Poulin Y, Drew J, et al. Certolizumab pegol for the treatment of chronic plaque psoriasis: results through 48 weeks from 2 phase 3, multicenter, randomized, double-blinded, placebo-controlled studies (CIMPASI−1 and CIMPASI−2). J Am Acad Dermatol. 2018; 79: 302.

[91] Lebwohl M, Blauvelt A, Paul C, Sofen H, Węgłowska J, Piguet V, et al. Certolizumab pegol for the treatment of chronic plaque psoriasis: results through 48 weeks of a phase 3, multicenter, randomized, double-blind, etanercept- and placebo-controlled study (CIMPACT). J Am Acad Dermatol. 2018; 79: 266.

[92] Krupashankar DS, Dogra S, Kura M, Saraswat A, Budamakuntla L, Sumathy TK, et al. Efficacy and safety of itolizumab, a novel anti-CD6 monoclonal antibody, in patients with moderate to severe chronic plaque psoriasis: results of a double-blind, randomized, placebo-controlled, phase-III study. J Am Acad Dermatol. 2014; 71: 484.

[93] Harries MJ, Chalmers RJ, Griffiths CE. Fumaric acid esters for severe psoriasis: a retrospective review of 58 cases. Br J Dermatol. 2005; 153: 549.

[94] Atwan A, Ingram JR, Abbott R, Kelson MJ, Pickles T, Bauer A, et al. Oral fumaric acid esters for psoriasis. Cochrane Database Syst Rev. 2015; (8): CD010497.

[95] Papp KA, Merola JF, Gottlieb AB, Griffiths CEM, Cross N, Peterson L, et al. Dual neutralization of both interleukin 17A and interleukin 17F with bimekizumab in patients with psoriasis: results from BE ABLE 1, a 12−week randomized, double-blinded, placebo-controlled phase 2b trial. J Am Acad Dermatol. 2018; 79: 277.

[96] Gordon KB, Strober B, Lebwohl M, Augustin M, Blauvelt A, Poulin Y, et al. Efficacy and safety of risankizumab in moderate-to-severe plaque psoriasis (UltIMMa−1 and UltIMMa−2): results from two double-blind, randomised, placebo-controlled and ustekinumab-controlled phase 3 trials. Lancet. 2018; 392: 650.

[97] Papp KA, Menter A, Strober B, Langley RG, Buonanno M, Wolk R, et al. Efficacy and safety of tofacitinib, an oral Janus kinase inhibitor, in the treatment of psoriasis: a phase 2b randomized placebo-controlled dose-ranging study. Br J Dermatol. 2012; 167: 668.

[98] Papp K, Gordon K, Thaçi D, Morita A, Gooderham M, Foley P, et al. Phase 2 trial of selective tyrosine kinase 2 inhibition in psoriasis. N Engl J Med. 2018; 379: 1313.

[99] Bachelez H, van de Kerkhof PC, Strohal R, Kubanov A, Valenzuela F, Lee JH, et al. Tofacitinib versus etanercept or placebo in moderate-to-severe chronic plaque psoriasis: a phase 3 randomised non-inferiority trial. Lancet. 2015; 386: 552.

[100] Papp KA, Menter MA, Abe M, Elewski B, Feldman SR, Gottlieb AB, et al. Tofacitinib, an oral Janus kinase inhibitor, for the treatment of chronic plaque psoriasis: results from two randomized, placebo-controlled, phase III trials. Br J Dermatol. 2015; 173: 949.

[101] Papp KA, Krueger JG, Feldman SR, Langley RG, Thaci D, Torii H, et al. Tofacitinib, an oral Janus kinase inhibitor, for the treatment of chronic plaque psoriasis: long-term efficacy and safety results from 2 randomized phase-III studies and 1 open-label long-term extension study. J Am Acad Dermatol. 2016; 74: 841.

[102] Strober BE, Gottlieb AB, van de Kerkhof PCM, Puig L, Bachelez H, Chouela E, et al. Benefit-risk profile of tofacitinib in patients with moderate-to-severe chronic plaque psoriasis: pooled analysis across six clinical trials. Br J Dermatol. 2019; 180: 67.

[103] Ortonne J, Chimenti S, Luger T, Puig L, Reid F, Trüeb RM. Scalp psoriasis: European consensus on grading and treatment algorithm. J Eur Acad Dermatol Venereol. 2009; 23(12): 1435−44.

第14章 真菌感染与虱病

Infections and Infestations

Daniel Asz-Sigall, Maria Abril Martinez-Velasco, and Roberto Arenas

引言

毛发的感染性疾病由细菌、真菌及体表寄生虫引起，此类疾病在世界范围内分布，无性别、年龄及种族差异。虱病为头皮（头虱）及耻骨部（阴虱）的瘙痒性感染性疾病，头虱主要累及儿童及长发女性，阴虱主要累及阴毛，某些病例累及眉毛及睫毛。头癣为皮肤癣菌引起，可不伴有炎症（毛癣菌或小孢子菌引起）或伴炎症反应（脓癣）。

毛癣菌引起的癣病特点为小片状脱发伴鳞屑性斑块（图14-1）。犬小孢子菌引起的癣病可见大的环状斑块伴毛发破坏。脓癣为痈状肿块，伴脓疱及结痂，遗留继发性瘢痕性秃发（图14-2）。毛结节菌病为发干的无症状结节状真菌感染，分为两种类型：白毛结节菌病（丝孢酵母属）及黑毛结节菌病（黑毛结节菌）。毛癣菌病为棒状杆菌属引起的细菌感染，表现为沿腋毛及阴毛毛干分布的黄色结节颗粒[1-5]。

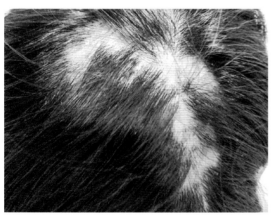

| 图14-1 断发毛癣菌引起的头癣 | 图14-2 炎症性头癣（脓癣） |

D. Asz-Sigall (✉) · M. A. Martinez-Velasco
National University of Mexico, Department of Onco-dermatology and Trichology Clinic, Mexico City, Mexico

R. Arenas
"Dr. Manuel Gea Gonzalez" General Hospital, Mexico City, Mexico

© Springer Nature Switzerland AG 2020
A. Tosti et al. (eds.), *Hair and Scalp Treatments*, https://doi.org/10.1007/978-3-030-21555-2_14

开始治疗前需要的诊断步骤及实验室检查

皮肤镜及光学显微镜是明确诊断及随访的有效工具。在虱病中，这些工具有助于识别虱子及虫卵，评估虫体是否死亡及虫卵是否为空（图14-3、图14-4、图14-5和图14-6）。在头癣中，可观察到逗号发、螺旋状发、摩斯密码发、Z字形发、鳞屑、毛发周围套、黑点及断发。在毛结节菌病中，皮肤镜可观察到发外菌体（菌丝聚集）（图14-7），在毛癣菌病中，可观察到黏液样细菌发干（图14-8）。其他检查，如氢氧化钾（potassium hydroxide，KOH）、革兰染色或培养可用于检测真菌或细菌感染[1-6]。

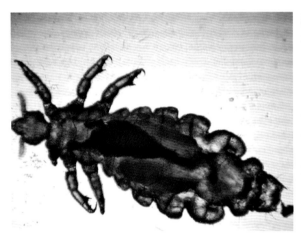

图14-3　头虱（皮肤镜70×）

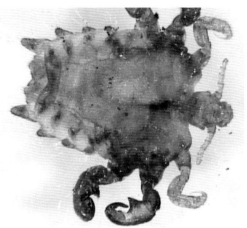

图14-4　阴虱（皮肤镜70×）

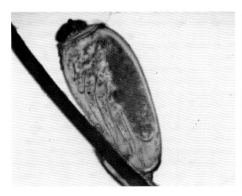

图14-5　头虱病（皮肤镜70×）

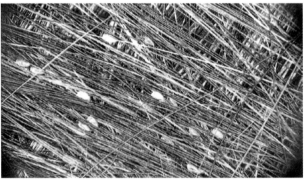

图14-6　虱卵（氯唑黑40×）

治疗策略：总述

毛发传染性及感染性疾病的治疗包括局部用药及系统用药，治疗方法的选择依据药物的有效性、耐药性及患者教育[7]。此类疾病主要发生的易感人群包括小学生、无家可归者、难民及避难者[8]。在美国每年有600万～1200万儿童（3～12岁）发生虱

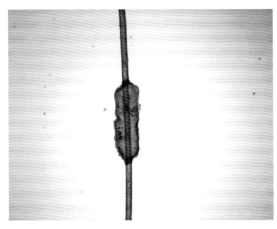

图14-7 白毛结节菌病（派克蓝墨水20×）

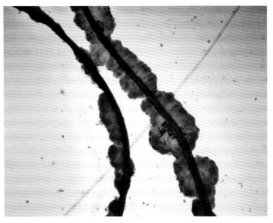

图14-8 毛癣菌病（乳酸酚棉蓝40×）

病[9]。外用除虱药为一线治疗，但是耐药常见。手工移除虱子和采用封包剂也可作为替代疗法。难治性病例需口服药物。头癣治疗根据临床类型、年龄、病原菌、疗效、安全性及药代动力学进行选择。灰黄霉素、特比萘芬及伊曲康唑为三种主要用药。毛结节菌病及毛癣菌病的治疗反应差，采取剃毛及卫生措施是不错的选择[1-5]。

虱病

所有用药的一般注意事项

建议在患者的全部家庭成员以及密切接触者中寻找虱子及虫卵，所有人应同时治疗（包括阴虱病的性伴侣）。药物应覆盖全部头皮，注意避免接触到眼睛，用药后及时洗手。应避免直接头对头的接触及共用梳子、刷子、帽子、头绳或其他与头发相关的污染的私人用品。治疗结束1周后，应检查每位家庭成员[10-15]。

一线治疗

■ 外用除虱剂

有拟除虫菊酯、0.5%马拉硫磷、5%苯甲醇、0.9%多杀菌素、外用伊维菌素及4%二甲硅油（表14-1）。

表14-1 外用除虱剂

除虱剂	作用机制	年龄组	使用形式	不良反应
拟除虫菊酯/胡椒基丁醚	神经毒性	≥2岁	用于干发10分钟后用水冲洗，9天后重复使用一次	皮肤刺激、某些豚草和菊花过敏的病例偶有呼吸困难
1%氯菊酯	神经毒性	≥2个月	用于湿发10分钟后用水冲洗，9天后重复使用一次	皮肤刺激、某些豚草和菊花过敏的病例偶有呼吸困难

（续表）

除虱剂	作用机制	年龄组	使用形式	不良反应
0.5%马拉硫磷	神经毒性	≥6岁禁用于2岁以下儿童	用于干发8～12小时后用水冲洗，单次使用有效，如仍有存活虱子，7～9天后需重复使用一次	恶臭、易燃、皮肤刺激、误食后理论上可造成呼吸抑制
5%苯甲醇	窒息	≥6个月	用于干发10分钟后用水冲洗，7天后重复使用一次	皮肤及眼部刺激、用药部位短暂皮肤麻木
0.9%多杀菌素	神经毒性	≥6个月	用于干发10分钟后用水冲洗，7天后重复使用一次	皮肤刺激
伊维菌素	神经毒性	≥6个月	用于干发10分钟后用水冲洗，单次使用可能有效，如仍有存活虱子，7～9天后需重复使用一次	皮肤及眼睛刺激
4%二甲硅油	窒息	≥6个月	用于干发8～12小时后用水冲洗，单次使用可能有效，如仍有存活虱子，7～9天后需重复使用一次	易燃

注：改编自参考文献 [2]。

（1）**拟除虫菊酯**：源自一种天然的菊花提取物，对虱子有神经毒性。配方中常与可抑制虱子的除虫菊酯代谢的胡椒基丁醚联合使用，提高药物功效。干发时涂药，停留10分钟后再冲洗，9天后须重复使用一次。1%氯菊酯是一种合成的拟除虫菊酯，用法一样，但用于湿发上。此类除虱剂为非处方药。处方药5%强效氯菊酯仅适用于疥疮，一些国家/地区不允许将其作为除虱剂。临床证据显示，该药的有效性并不优于非处方药。拟除虫菊酯对哺乳类动物的毒性极低。极少数情况下，在豚草和菊花过敏的患者中可能会引起呼吸困难。皮肤刺激性为另一种潜在的不良反应。除虫菊酯可用于2岁及以上患者，氯菊酯可用于2个月及以上患者。

（2）**马拉硫磷**：是一种有机磷酸酯胆碱酯酶抑制剂，对虱子有神经毒性，兼具杀虱及杀卵特性。先用0.5%洗剂于干发上8～12小时，随后用不含药物的洗发水洗净。某些报道显示，用药少于20分钟仍有效。因此类产品的易燃性，请勿在干发上使用热源，如电吹风、烫发钳或电夹板等。单次使用马拉硫磷一般足够，但如果7～9天后仍有活虱子，须第2次治疗。此药有恶臭，并且对眼睛有刺激性。针刺感及化学烧灼感等不良反应也有报道。误食后，理论上有造成呼吸抑制的风险。推荐用于6岁以上患者，禁用于2岁以下儿童[18,19]。

（3）**5%苯甲醇**：作用机制为使虱子窒息及麻痹虱子呼吸孔。其洗剂用于干发上，10分钟后用水冲洗，7天后重复用药一次。苯甲醇可造成皮肤和眼睛刺激，以及用药部位短暂麻木感。可用于6个月以上患者[17,19,20]。

（4）**多杀菌素**：通过土壤细菌刺糖多孢菌发酵而获得，主要通过干扰烟碱型乙酰胆碱受体而影响虱子的中枢神经系统，导致神经元兴奋及麻痹。0.9% 多杀菌素悬液外用于干燥头皮，10 分钟后用水冲洗。如初次用药 7 天后仍有活虱，须重复用药一次。可能有皮肤刺激的不良反应，不推荐 6 个月以下儿童使用[20-22]。

（5）**外用伊维菌素**：此神经毒性药物与虱子的谷氨酸门控氯离子通道结合，导致虫体麻痹及死亡。推荐用于干燥头皮，10 分钟后用水漂净，7 天后重复治疗以防仍有活虱。不良反应包括眼部刺激、头皮干燥及皮肤烧灼感[23-25]。

（6）**4% 二甲硅油洗剂**：是一种在挥发性基质中的长链硅酮，可使虱子窒息。须夜间使用 8 小时，第二天清晨清洗，1 周后重复治疗一次。新的二甲硅油制剂仅需使用 10 分钟。此品有易燃性，因此，治疗期间需避免接触可能的火源（香烟或吹风机）。因其物理作用机制，二甲硅油的耐药性存在争议[26-29]。

- 杀虫治疗的基本原则包括：① 用药前应避免使用护发素，因其可能降低疗效[30]。② 应减少皮肤暴露于除虱剂，因此，推荐使用水槽，而不用淋浴或浴盆[31]。③ 治疗时使用温水，而不是热水，以避免血管扩张造成的系统吸收[31]。

（7）**除虱剂耐药**：对特定除虱剂的真实耐药率尚不清楚，其可能有地域区别。选择治疗方案时需考虑到此种因素[32-34]。拟除虫菊酯及马拉硫磷为最常报道的耐药药物。拟除虫菊酯主要的耐药机制为虱子 *kdr* 等位基因的变异，导致神经元的电压门控钠通道的敏感性降低[16,35]。马拉硫磷则是由于代谢酶产生增加以及药物对神经元乙酰胆碱酯酶的敏感性降低[30]。

二线治疗

■ 封包剂

此类制剂的目的是使虱子窒息。虽已广泛应用，但其有效性未在对照实验中评估。黏性物质如凡士林、蛋黄酱、人造黄油、草本植物油、橄榄油、醋及茶树油等，可阻塞虱子成虫的呼吸孔及虫卵的鳃孔，阻断空气交换。所有这些以造成窒息为基础的除虱剂均应用在干发上，留存整夜，第 2 天清洗，每周 1 次，共计 3 周[36-39]。

■ 手工清除

任何外用除虱剂后，推荐手工清除虱卵。使用梳子及刷子清除的虱子均被破坏，很少存活，推荐每 1 ~ 3 天使用梳子梳头作为辅助和预防方法。梳头与油或醋联合使用帮助清除虱卵。细齿的"除虱梳"可轻松清除虱卵，且已证实金属梳子较塑料梳子更加有效。头发完全剃掉可以清除虱子，预防再传染，但此方法可导致社交歧视而存在争议[40,41]。

■ 口服伊维菌素

此药影响节肢动物及蠕虫的神经传导，导致麻痹及死亡。单剂伊维菌素（200 μg/kg）有效，用药 1 周后重复一次。伊维菌素不推荐用于孕妇或体重低于 15 kg 的儿童[42-45]。

三线及四线治疗

■ 甲氧苄氨嘧啶-磺胺甲噁唑

其作用机制可能为造成虱子肠道内共生菌的死亡，共生菌可产生虱子存活所必需的 B

族维生素。此药罕见但严重的不良反应包括Stevens-Johnson综合征、中性粒细胞减少、溶血及肾功能不全，因此，此药仅用于耐药病例[46,47]。

■ 加热

使用热水（52 ℃，30分钟）浸泡衣物及寝具可破坏所有生长阶段的虱子。有时在荷尔蒙的作用下，虱子可使其自身具有耐热性（自然防御机制），甚至可耐受超过100 ℃的高温[48-50]。

■ 其他

制剂如林旦（人体神经毒性风险）、氨基甲酸酯、50%异丙基豆蔻酸盐、10%克罗米通、25%苯甲酸苄酯、1，2-辛二醇、椰油酰胺二乙醇胺洗剂及20%生育酚乙酸酯在虱病治疗中也显示一定的有效性[51-54]。

非处方的祛虱洗发水可作为辅助治疗改善毛发美观，但除虱无效。

头癣

治疗概述

头癣的治疗应在临床诊断及KOH真菌检查确认后立即开始，不推荐等待培养结果，因其可能延误治疗，增加疾病进展的风险，导致永久性脱发及传染[3,55]。

灰黄霉素、特比萘芬、伊曲康唑及氟康唑等口服药物治疗可以达到临床及真菌学治愈。另一方面，没有临床证据证明其他口服抗真菌药物如伏立康唑或泊沙康唑有效。头癣需进行临床随访，以决定停药或更换口服抗真菌治疗，或是否需要额外治疗。不推荐单独外用治疗[3,56]。

灰黄霉素及特比萘芬是美国FDA批准的两种药物。英国BAD治疗指南中，治疗的目的为临床及真菌学治愈，预防瘢痕产生，防止传染[3,55-57]。

一线治疗

最佳治疗方案根据病原皮肤癣菌进行选择（表14-2）[3,55-57]。

■ 灰黄霉素

是一种抑菌药物，抑制核酸合成，破坏细胞壁的合成。制剂包括微粒化的、超微粒化的及悬浮液形式。此药在欧洲及拉丁美洲不常有[58]。儿童推荐剂量为15 ～ 20 mg/

表 14-2　每种致病菌的药物选择

药　　物	致　病　菌
特比萘芬	断发毛癣菌，紫色毛癣菌，苏丹毛癣菌
灰黄霉素	犬小孢子菌，奥杜盎小孢子菌
伊曲康唑	犬小孢子菌，奥杜盎小孢子菌

注：改编自参考文献［55］。

（kg·d），单次或分次口服，6～8周，与富含脂肪食物（如花生酱、冰激凌）同服可增加药物吸收及生物利用度。在耐药病例中，需达25 mg/（kg·d）的剂量。剂量需根据不同菌种调整。灰黄霉素对毛癣菌属的有效性较低[59]。超微粒化灰黄霉素在胃肠道吸收更好，可用较低剂量［10～15 mg/（kg·d）］。

一项关于特定剂量灰黄霉素及特比萘芬的Meta分析显示，灰黄霉素为治疗致病菌不确定的儿童头癣的一线治疗[60]。

20%的病例会出现不良反应，如胃肠道不适、皮疹、头痛等。严重的不良反应如肝毒性、粒细胞减少、白细胞减少及严重的皮肤反应不常见。灰黄霉素禁用于红斑狼疮、卟啉病、肝病及孕妇。药物相互作用包括华法林、环孢素及避孕药[59,61]。

■ 特比萘芬

属于丙烯胺类，作用于任何一种皮肤癣菌尤其是毛癣菌属的细胞膜，具有杀菌活性[57,62,63]。特比萘芬是替代一线治疗药物，并且因其疗程较短、成本效益高及用药依从性好，成为最佳治疗选择[59]。一项meta分析显示对于断发毛癣菌，特比萘芬治疗2～4周与灰黄霉素治疗6～8周的疗效相当。治疗小孢子菌引起的头癣药物剂量需更高[64-68]。

美国批准一种新的颗粒制剂，125 mg及187.5 mg包装，可撒在食物上，用于4岁以上儿童（儿科用药剂量总结见表14-3）。不良反应包括胃肠道不适及皮疹。严重的不良反应少见，如药物超敏综合征、伴嗜酸性粒细胞增多和系统症状（drug reaction with eosinophilia and systemic symptoms，DRESS）的药物反应、Stevens-Johnson综合征、血清病样反应、爆发性肝衰竭、药物诱导性狼疮及全血细胞减少症。利福平可降低特比萘芬的血药浓度，而西咪替丁可升高其血浆浓度[3,60,69]。

表14-3 特比萘芬的儿科剂量

特比萘芬剂型	根据体重调整剂量
颗　粒	≤25 kg：每天125 mg，4～6周 25～35 kg：每天187.5 mg，4～6周 ≥35 kg：每天250 mg，4～6周
片　剂	10～20 kg：每天62.5 mg，4～6周 20～40 kg：每天125 mg，4～6周 ≥40 kg：每天250 mg，4～6周

注：改编自参考文献［69］。

头癣的治疗原则上，特比萘芬对毛癣菌属（断发毛癣菌、紫色毛癣菌、苏丹毛癣菌）更有效；与之相反，灰黄霉素则对小孢子菌属（犬小孢子菌、奥杜盎小孢子菌）更加有效[3]。

一项关于头癣口服治疗的Cochrane综述显示，在毛癣菌属引起的病例中，特比萘芬、伊曲康唑及氟康唑的有效性与灰黄霉素相似。而这些新药疗程更短、依从性更好。酮康唑因其导致严重肝损伤及肾功能不全的风险，不应用于头癣治疗[61,70,71]。

二线治疗

■ 伊曲康唑

其兼具杀菌及抑菌活性，与其他唑类一样，其主要作用模式为消耗细胞膜麦角固醇而达到抑菌作用。每天2次50～100 mg，共4周的有效性与灰黄霉素和特比萘芬相似[3,61]。对于小孢子菌及毛癣菌属，伊曲康唑可作为更优选择[72,73]。

间歇性给药疗法有效。冲击治疗推荐方案为每个月5 mg/（kg·d）用药1周，共计2～3个月。在英国，不推荐用于12岁及以下儿童头癣患者[74]。不良反应包括胃肠道不适、皮疹、头痛、嗜睡、头晕及肝功能异常[3,72,73]。

建议服药超过1个月或既往有肝功能异常的患者在治疗前进行肝功能检查。药物相互作用包括增加以下药物毒性，如华法林、抗组胺药物（特非那定、阿司咪唑）、抗精神病药物（舍吲哚）、抗焦虑药（咪达唑仑）、地高辛、西沙必利、环孢素及辛伐他汀（增加肌病风险），降低同时用的H_2阻滞剂、苯妥英及利福平的有效性[3,72-74]。

■ 氟康唑

可作为特比萘芬的替代药物，按冲击治疗方式给药，6 mg/kg，每周1次，共计6～12周。不良反应包括胃肠道不适、头痛、皮疹及肝功能异常。严重不良反应包括肝脏毒性、严重的药物超敏反应（Stevens-Johnson综合征）、全身过敏反应、尖端扭转型室速，QT间期延长罕见[3,75-77]。

特殊人群的治疗

成人头癣

成人头癣的药物选择及疗程标准与儿童相似，但最佳方案尚不明确。成人抗真菌药物的推荐剂量如下：特比萘芬250 mg/d，伊曲康唑5 mg/（kg·d）（最大剂量400 mg/d），氟康唑6 mg/（kg·d），超微粒灰黄霉素10～15 mg/（kg·d）（最大剂量750 mg/d）[3,75-77]。

脓癣

脓癣的抗真菌治疗可联合口服泼尼松（强的松）0.5 mg/（kg·d）共2周。如伴发细菌感染，湿敷有助于清除渗出物和痂，一些病例可予外用或系统抗生素[3,78,79]。

1岁以下婴儿

1岁以下婴儿头癣少见。氟康唑、灰黄霉素及特比萘芬在此类人群中有效[80,81]。

密切接触者

无症状携带者及家庭成员应使用抗真菌洗发水治疗2～4周[3]。猫、狗及其他动物（如牛、豚鼠及刺猬）可成为感染的宿主。如癣病在家庭内暴发，须由兽医对宠物（尤其是新的宠物）进行检查[3,82]。

外用药物治疗

外用抗真菌药物对毛囊的穿透性不足，可能遗漏亚临床感染部位。聚维酮碘、2%酮康唑、2.5%二硫化硒及环吡酮洗发香波可减少传播及传染至其他儿童的风险，降低再感染风险[83,84]。

白毛结节菌病及黑毛结节菌病

白毛结节菌病由丝孢酵母属引起，黑毛结节菌病由黑毛结节菌引起。白毛结节菌病主要累及头发，某些病例中可累及络腮胡、胡须、耻部及肛周毛发，偶可累及眉毛及睫毛。黑毛结节菌病仅累及头发的远端[4,85]。

一线治疗

白毛结节菌病的治疗中，剃掉受累部位毛发联合外用及系统使用抗真菌药物可达到最佳效果。口服药物清除头皮携带及感染，外用治疗破坏发干结节。某些病例中，因情感及文化因素的影响，不能剃头发[4,86]。

■ 外用酮康唑

其通过阻断细胞色素P450改变真菌细胞壁的渗透性。须每天使用2%洗发水30～60秒，共计2～4个月。疗程取决于临床反应。2%霜剂适用于洗发水可能有刺激性的部位（如眉毛、睫毛）[4,86]。

■ 口服药物

（1）伊曲康唑：推荐方案为100 mg/d，2个月或4个月[4,87,88]。

（2）氟康唑：推荐治疗为100～150 mg/d，8周[4,87]。

伊曲康唑及氟康唑与角蛋白结合的能力可使其在初始感染后持续留存于头皮角质层中，从而预防及抵御头皮复发及再感染[4]。

（3）特比萘芬：推荐剂量为250 mg/d，6周[4,89]。

二线治疗

■ 外用药物

（1）硫磺硫化物：是一种具有抗真菌活性的重金属盐，可阻断参与真菌细胞生长的酶。可使用白凡士林配方中6%的沉淀硫2～4个月，或2%二硫化硒泡沫剂2～4个月[4,90]。

（2）氯己定：是一种具有杀细菌及抗真菌活性的多双胍类。在生理pH下，其盐可解离出阳离子，与真菌细胞壁结合[4,91]。

（3）吡硫翁锌：其通过阻断质子泵机制干扰真菌细胞膜转运。推荐每天2次，使用2～4个月[4,92]。

（4）环吡酮胺：其干扰真菌细胞DNA、RNA及蛋白质的合成，使用于发干上，每天1次，2～4个月[4,92]。

不推荐将随访真菌培养作为常规，但如果行培养，常在感染临床治愈后仍持续阳性[4,93]。

毛癣菌病

棒状杆菌属菌引起的假性真菌病，主要累及腋毛（92%），偶可累及生殖器部位。常伴多汗症（87%）及腋臭和色汗症。复发很常见。由于感染的良性性质，难以治愈。但大部分患者会介意其毛发的异常外观及伴随的恶臭[5,94]。

一线治疗

剃掉受累区域毛发和卫生措施为首选治疗[5,94]。

二线治疗

■ 外用药物

（1）过氧化苯甲酰：此药物释放氧自由基氧化细菌蛋白质，5%凝胶每天2次，使用4周[5,95]。

（2）红霉素：其抑制细菌RNA依赖的蛋白质合成，与50S核糖体亚基结合。2%～4%凝胶每天2次，使用4周[5,95]。

（3）克林霉素：其结合于50S核糖体亚基，抑制细菌蛋白质合成。可1%～2%凝胶每天2次，使用4周[5,95,96]。

（4）夫西地酸：可通过阻断氨酰-tRNA转录抑制蛋白质的合成，推荐使用2%乳膏每天2次，共4周[5]。

三线治疗

■ 盐酸萘替芬

是一种抗真菌药物，同时具有抗菌作用，有报道1%霜剂每天2次，共4周有效[5,97]。

剃除毛发一般足矣，但常与外用抗菌药物治疗联用增加疗效，减少复发风险。单独外用抗菌药物治疗也是足够的[5]。

（赵颖　译，倪春雅　校）

参考文献

[1] Arenas R. Dermatologia. Atlas, diagnóstico y tratamiento. 6th ed. Mexico: McGraw Hill; 2015. p. 445−50.

[2] Goldstein A, Goldstein B. Pediculosis capitis. In: Post TW, editor. UpToDate. Waltham: UptoDate Inc. http: //www. uptodate.com. Accessed on July 2018.

[3] Treat JR. Tinea capitis. In: Post TW, editor. UpToDate. Waltham: UpToDate Inc. http://www. uptodate.com. Accessed on July 2018.

[4] Cox GM, Perfect JR. Infections due to Trichosporon species and Blastoschizomyces capitatus. In: Post TW, editor. UpToDate. Waltham: UptoDate Inc. http://www.uptodate.com. Accessed on July 2018.

[5] Schwartz R. Trichomycosis (trichobacteriosis). In: Post TW, editor. UpToDate. Waltham: UptoDate Inc. http: //www. uptodate.com. Accessed on July 2018.

[6] Tosti A. Dermoscopy of the hair and nails. 2nd ed. Boca Raton: CRC Press; 2016. p. 117−25.

[7] Soleimani-Ahmadi M, Jaberhashemi SA, Zare M, Sanei-Dehkordi A. Prevalence of head lice infestation and pediculicidal effect of permethrine shampoo in primary school girls in a low-income area in southeast of Iran. BMC Dermatol. 2017; 17(1): 10.

[8] Jahangiri F. Case report: a new method for treatment of permethrin — resistant head lice. Clin Case Rep. 2017; 5(5): 601−4.

[9] Meister L, Ochsendorf F. Head lice. Dtsch Arztebl Int. 2016; 113(45): 763−72.

[10] Ko CJ, Elston DM. Pediculosis. J Am Acad Dermatol. 2004; 50(1): 1−12.

[11] Roberts RJ. Clinical practice. Head lice. N Engl J Med. 2002; 346(21): 1645−50.

[12] Burkhart CN, Burkhart CG. Fomite transmission in head lice. J Am Acad Dermatol. 2007; 56(6): 1044−7.

[13] Takano-Lee M, Edman JD, Mullens BA, Clark JM. Transmission potential of the human head louse, Pediculosis capitis (Anoplura: Pediculidae). Int J Dermatol. 2005; 44(10): 811−6.

[14] Cummings C, Finlay JC, MacDonald NE. Head lice infestations: a clinical update. Paediatr Child Health. 2018; 23(1): e18−24.

[15] Salavastru CM, Chosidow O, Janier M, Tiplica GS. European guideline for the management of pediculosis pubis. J Eur Acad Dermatol Venereol. 2017; 31(9): 1425−8.

[16] Castellanos A, Andres A, Bernal L, Callejo G, Comes N, Gual A, et al. Pyrethroids inhibit K2P channels and activate sensory neurons: basis of insecticide-induced paraesthesias. Pain. 2018; 159(1): 92−105.

[17] Verma P, Namdeo C. Treatment of pediculosis capitis. Indian J Dermatol. 2015; 60(3): 238−47.

[18] Meinking TL, Vicaria M, Eyerdam DH, Villar ME, Reyna S, Suarez G. A randomized, investigator-blinded, time-ranging study of the comparative efficacy of 0.5% malathion gel versus Ovide Lotion (0.5% malathion) or Nix Crème Rinse (1% permethrin) used as labeled, for the treatment of head lice. Pediatr Dermatol. 2007; 24(4): 405−11.

[19] Meinking TL, Villar ME, Vicaria M, Eyerdam DH, Paquet D, Mertz-Rivera K, et al. The clinical trials supporting benzyl alcohol lotion 5% (Ulesfia): a safe and effective topical treatment for head lice (pediculosis humanus capitis). Pediatr Dermatol. 2010; 27(1): 19−24.

[20] Koch E, Clark JM, Cohen B, Meinking TL, Ryan WG, Stevenson A, et al. Management of Head Louse Infestations in the United States: a literature review. Pediatr Dermatol. 2016; 33(5): 466−72.

[21] Villegas SC, Breitzka RL. Head lice and the use of spinosad. Clin Ther. 2012; 34(1): 14−23.

[22] McCormack PL. Spinosad: in pediculosis capitis. Am J Clin Dermatol. 2011; 12(5): 349−53.

[23] Zargari O, Aghazadeh N, Moeineddin F. Clinical applications of topical ivermectin in dermatology. Dermatol Online J. 2016; 22(9).

[24] Deeks LS, Naunton M, Currie MJ, Bowden FJ. Topical ivermectin 0.5% lotion for treatment of head lice. Ann Pharmacother. 2013; 47(9): 1161−7.

[25] Ivermectin (Sklice) topical lotion for head lice. Med Lett Drugs Ther. 2012; 54(1396): 61−3.

[26] Semmler M, Abdel-Ghaffar F, Gestmann F, Abdel-Aty M, Rizk I, Al-Quraishy S, et al. Randomized, investigator-blinded, controlled clinical study with lice shampoo (Licener®) versus dimethicone (Jacutin® Pedicul Fluid) for the treatment of infestations with head lice. Parasitol Res. 2017; 116(7): 1863−70.

[27] Balcıoğlu IC, Karakuş M, Arserim SK, Limoncu ME, Töz S, Baştemur S, et al. Comparing the efficacy of commercially available insecticide and dimethicone based solutions on head lice, Pediculus capitis: in vitro trials. Turkiye Parazitol Derg. 2015; 39(4): 305−9.

[28] Ihde ES, Boscamp JR, Loh JM, Rosen L. Safety and efficacy of a 100% dimethicone pediculicide in school-age children. BMC Pediatr. 2015; 15: 70.

[29] Speare Bvsc R. A single application of dimethicone is superior to two applications of permethrin in ridding head lice. J Pediatr. 2013; 163(5): 1531−2.

[30] Lebwohl M, Clark L, Levitt J. Therapy for head lice based on life cycle, resistance, and safety considerations. Pediatrics. 2007; 119(5): 965−74.

[31] Devore CD, Schutze GE, Council on School Health and Committee on Infectious Diseases, American Academy of Pediatrics. Head lice. Pediatrics. 2015; 135(5): e1355−65.

[32] Yoon KS, Gao JR, Lee SH, Clark JM, Brown L, Taplin D. Permethrin-resistant human head lice, Pediculus capitis, and their treatment. Arch Dermatol. 2003; 139(8): 994−1000.

[33] Stough D, Shellabarger S, Quiring J, Gabrielsen AA Jr. Efficacy and safety of spinosad and permethrin creme rinses for pediculosis capitis (head lice). Pediatrics. 2009; 124(3): e389−95.

[34] Packer H, Heiberger AL. Getting ahead of head lice: treatment in the setting of resistance. S D Med. 2016; 69(10): 468−47.

[35] Soderlund DM. Pyrethroids, knockdown resistance and sodium channels. Pest Manag Sci. 2008; 64(6): 610−6.

[36] Candy K, Nicolas P, Andriantsoanirina V, Izri A, Durand R. In vitro efficacy of five essential oils against Pediculus humanus capitis. Parasitol Res. 2018; 117(2): 603−9.

[37] Wolf L, Eertmans F, Wolf D, Rossel B, Adriaens E. Efficacy and safety of a mineral oil-based head lice shampoo: a randomized, controlled, investigator-blinded, comparative study. PLoS One. 2016; 11(6): e0156853.

[38] Greive KA, Barnes TM. The efficacy of Australian essential oils for the treatment of head lice infestation in children: a randomised controlled trial. Australas J Dermatol. 2018; 59(2): e99−e105.

[39] Pearlman DL. A simple treatment for head lice: dry-on, suffocation-based pediculicide. Pediatrics. 2004; 114(3): e275−9.

[40] Jahnke C, Bauer E, Hengge UR, Feldmeier H. Accuracy of diagnosis of pediculosis capitis: visual inspection vs wet combing. Arch Dermatol. 2009; 145(3): 309−13.

[41] Mumcuoglu KY, Friger M, Ioffe-Uspensky I, Ben-Ishai F, Miller J. Louse comb versus direct visual examination for the diagnosis of head louse infestations. Pediatr Dermatol. 2001; 18(1): 9−12.

[42] Sanchezruiz WL, Nuzum DS, Kouzi SA. Oral ivermectin for the treatment of head lice infestation. Am J Health Syst Pharm. 2018; 75(13): 937−43.

[43] Ullio-Gamboa G, Palma S, Benoit JP, Allemandi D, Picollo MI, Toloza AC. Ivermectin lipid-based nanocarriers as novel formulations against head lice. Parasitol Res. 2017; 116(8): 2111−7.

[44] Leulmi H, Diatta G, Sokhna C, Rolain JM, Raoult D. Assessment of oral ivermectin versus shampoo in the treatment of pediculosis (head lice infestation) in rural areas of Sine-Saloum, Senegal. Int J Antimicrob Agents. 2016; 48(6): 627−32.

[45] Ahmad HM, Abdel-Azim ES, Abdel-Aziz RT. Assessment of topical versus oral ivermectin as a treatment for head lice. Dermatol Ther. 2014; 27(5): 307−10.

[46] Hipolito RB, Mallorca FG, Zuniga-Macaraig ZO, Apolinario PC, Wheeler-Sherman J. Head lice infestation: single drug versus combination therapy with one percent permethrin and trim-ethoprim/sulfamethoxazole. Pediatrics. 2001; 107(3): E30.

[47] Sim S, Lee IY, Lee KJ, Seo JH, Im KI, Shin MH, et al. A survey on head lice infestation in Korea (2001) and the therapeutic efficacy of oral trimethoprim/sulfamethoxazole adding to lindane shampoo. Korean J Parasitol. 2003; 41(1): 57−61.

[48] Speare R, Cahill C, Thomas G. Head lice on pillows, and strategies to make a small risk even less. Int J Dermatol. 2003; 42(8): 626−9.

[49] Goates BM, Atkin JS, Wilding KG, Birch KG, Cottam MR, Bush SE, et al. An effective non-chemical treatment for head lice: a lot of hot air. Pediatrics. 2006; 118(5): 1962−70.

[50] Izri A, Chosidow O. Efficacy of machine laundering to eradicate head lice: recommendations to decontaminate washable clothes, linens, and fomites. Clin Infect Dis. 2006; 42(2): e9−10.

[51] Nolan K, Kamrath J, Levitt J. Lindane toxicity: a comprehensive review of the medical litera-ture. Pediatr Dermatol. 2012; 29(2): 141−6.

[52] Ayoub N, Maatouk I, Merhy M, Tomb R. Treatment of pediculosis capitis with topical albendazole. J Dermatolog Treat. 2012; 23(1): 78−80.

[53] Burgess IF, Brunton ER, French R, Burgess NA, Lee PN. Prevention of head louse infestation: a randomised, double-blind, cross-over study of a novel concept product, 1% 1, 2−octanediol spray versus placebo. BMJ Open. 2014; 4(5): e004634.

[54] Burgess IF, Lee PN, Kay K, Jones R, Brunton ER. 1, 2−Octanediol, a novel surfactant, for treating head louse infestation: identification of activity, formulation, and randomised, controlled trials. PLoS One. 2012; 7(4): e35419.

[55] Fuller LC, Barton RC, Mohd Mustapa MF, Proudfoot LE, Punjabi SP, Higgins EM. British Association of Dermatologists' guidelines for the management of tinea capitis 2014. Br J Dermatol. 2014; 171(3): 454−63.

[56] Lorch Dauk KC, Comrov E, Blumer JL, O'Riordan MA, Furman LM. Tinea capitis: predictive value of symptoms and time to cure with griseofulvin treatment. Clin Pediatr. 2010; 49(3): 280−6.

[57] Fuller LC, Smith CH, Cerio R, Marsden RA, Midgley G, Beard AL, et al. A randomized comparison of 4 weeks of terbinafine vs. 8 weeks of griseofulvin for the treatment of tinea capitis. Br J Dermatol. 2001; 144(2): 321−7.

[58] Gupta AK, Cooper EA, Bowen JE. Meta-analysis: griseofulvin efficacy in the treatment of tinea capitis. J Drugs Dermatol. 2008; 7(4): 369−72.

[59] Kakourou T, Uksal U. Guidelines for the management of tinea capitis in children. Pediatr Dermatol. 2010; 27(3): 226−8.

[60] Gupta AK, Drummond-Main C. Meta-analysis of randomized, controlled trials comparing particular doses of griseofulvin and terbinafine for the treatment of tinea capitis. Pediatr Dermatol. 2013; 30(1): 1−6.

[61] Gonzalez U, Seaton T, Bergus G, Jacobson J, Martinez-Monzon C. Systemic antifungal therapy for tinea capitis in children. Cochrane Database Syst Rev. 2007; 4: CD004685.

[62] Gupta AK, Ryder JE. The use of oral antifungal agents to treat onychomycosis. Dermatol Clin. 2003; 21(3): 469−79.

[63] Ghannoum MA, Wraith LA, Cai B, Nyirady J, Isham N. Susceptibility of dermatophyte isolates obtained from a large worldwide terbinafine tinea capitis clinical trial. Br J Dermatol. 2008; 159(3): 711−3.

[64] Friedlander SF, Aly R, Krafchik B, Blumer J, Honig P, Stewart D, et al. Terbinafine in the treatment of Trichophyton tinea capitis: a randomized, double-blind, parallel-group, duration-finding study. Pediatrics. 2002; 109(4): 602−7.

[65] Devliotou-Panagiotidou D, Koussidou-Eremondi TH. Efficacy and tolerability of 8 weeks' treatment with terbinafine in children with tinea capitis caused by Microsporum canis: a comparison of three doses. J Eur Acad Dermatol Venereol. 2004; 18(2): 155−9.

[66] Lipozencic J, Skerlev M, Orofino-Costa R, Zaitz VC, Horvath A, Chouela E. A randomized, double-blind, parallel-group,

duration-finding study of oral terbinafine and open-label, high-dose griseofulvin in children with tinea capitis due to Microsporum species. Br J Dermatol. 2002; 146(5): 816−23.

[67] Arabatzis M, Kyprianou M, Velegraki A, Makri A, Voyatzi A. Microsporum canis antifungal susceptibilities: concerns regarding their clinical predictability. Int J Antimicrob Agents. 2010; 36(4): 385−6.

[68] Ginter-Hanselmayer G, Seebacher C. Treatment of tinea capitis — a critical appraisal. J Dtsch Dermatol Ges. 2011; 9(2): 109−14.

[69] Elewski BE, Caceres HW, DeLeon L, El Shimy S, Hunter JA, Korotkiy N, et al. Terbinafine hydrochloride oral granules versus oral griseofulvin suspension in children with tinea capitis: results of two randomized, investigator-blinded, multicenter, international, controlled trials. J Am Acad Dermatol. 2008; 59(1): 41−54.

[70] Gupta AK, Cooper EA, Lynde CW. The efficacy and safety of terbinafine in children. Dermatol Clin. 2003; 21(3): 511−20.

[71] Tey HL, Tan AS, Chan YC. Meta-analysis of randomized, controlled trials comparing griseofulvin and terbinafine in the treatment of tinea capitis. J Am Acad Dermatol. 2011; 64(4): 663−70.

[72] Gupta AK, Ginter G. Itraconazole is effective in the treatment of tinea capitis caused by Microsporum canis. Pediatr Dermatol. 2001; 18(6): 519−22.

[73] Ginter-Hanselmayer G, Smolle J, Gupta A. Itraconazole in the treatment of tinea capitis caused by Microsporum canis: experience in a large cohort. Pediatr Dermatol. 2004; 21(4): 499−502.

[74] Koumantaki-Mathioudaki E, Devliotou-Panagiotidou D, Rallis E, Athanassopoulou V, Koussidou-Eremondi T, Katsambas A, et al. Is itraconazole the treatment of choice in Microsporum canis tinea capitis? Drugs Exp Clin Res. 2005; 31(Suppl): 11−5.

[75] Gupta AK, Cooper EA. Update in antifungal therapy of dermatophytosis. Mycopathologia. 2008; 166(5−6): 353−67.

[76] Grover C, Arora P, Manchanda V. Comparative evaluation of griseofulvin, terbinafine and fluconazole in the treatment of tinea capitis. Int J Dermatol. 2012; 51(4): 455−8.

[77] Gupta AK, Dlova N, Taborda P, et al. Once weekly fluconazole is effective in children in the treatment of tinea capitis: a prospective, multicentre study. Br J Dermatol. 2000; 142: 965.

[78] Keipert JA. Beneficial effect of corticosteroid therapy in microsporum canis kerion. Australas J Dermatol. 1984; 25(3): 127−30.

[79] Proudfoot LE, Higgins EM, Morris-Jones R. A retrospective study of the management of pediatric kerion in Trichophyton tonsurans infection. Pediatr Dermatol. 2011; 28(6): 655−7.

[80] Gilaberte Y, Rezusta A, Gil J, Saenz-Santamaria MC, Coscojuela C, Navarro M, et al. Tinea capitis in infants in their first year of life. Br J Dermatol. 2004; 151(4): 886−90.

[81] Zaraa I, Hawilo A, Trojjet S, El Euch D, Mokni M, Ben Osman A. Letter: tinea capitis in infants in their first 2 years of life: a 12−year study and a review of the literature. Dermatol Online J. 2012; 18(7): 16.

[82] Cafarchia C, Romito D, Capelli G, Guillot J, Otranto D. Isolation of Microsporum canis from the hair coat of pet dogs and cats belonging to owners diagnosed with M. canis tinea corporis. Vet Dermatol. 2006; 17(5): 327−31.

[83] Greer DL. Successful treatment of tinea capitis with 2% ketoconazole shampoo. Int J Dermatol. 2000; 39(4): 302−4.

[84] Chen C, Koch LH, Dice JE, Dempsey KK, Moskowitz AB, Barnes-Eley ML, et al. A ran-domized, double-blind study comparing the efficacy of selenium sulfide shampoo 1% and ciclopirox shampoo 1% as adjunctive treatments for tinea capitis in children. Pediatr Dermatol. 2010; 27(5): 459−62.

[85] Bonifaz A, Gómez-Daza F, Paredes V, Ponce RM. Tinea versicolor, tinea nigra, white piedra, and black piedra. Clin Dermatol. 2010; 28(2): 140−5.

[86] Viswanath V, Kriplani D, Miskeen AK, Patel B, Torsekar RG. White piedra of scalp hair by Trichosporon inkin. Indian J Dermatol Venereol Leprol. 2011; 77(5): 591−3.

[87] Hazirolan G, Canton E, Sahin S, Arikan-Akdagli S. Head-to-head comparison of inhibitory and fungicidal activities of fluconazole, itraconazole, voriconazole, posaconazole, and isa-vuconazole against clinical isolates of Trichosporon asahii. Antimicrob Agents Chemother. 2013; 57(10): 4841−7.

[88] Khandpur S, Reddy BS. Itraconazole therapy for white piedra affecting scalp hair. J Am Acad Dermatol. 2002; 47(3): 415−8.

[89] Gip L. Black piedra: the first case treated with terbinafine (Lamisil). Br J Dermatol. 1994; 130(Suppl 43): 26−8.

[90] Golubev VI, Golubev NV. Selenium tolerance of yeasts. Mikrobiologiia. 2002; 71(4): 455−9.

[91] Schwartz RA. Superficial fungal infections. Lancet. 2004; 364(9440): 1173−82.

[92] Shivaprakash MR, Singh G, Gupta P, Dhaliwal M, Kanwar AJ, Chakrabarti A. Extensive white piedra of the scalp caused by Trichosporon inkin: a case report and review of literature. Mycopathologia. 2011; 172(6): 481−6.

[93] Kalter DC, Tschen JA, Cernoch PL, McBride ME, Sperber J, Bruce S, et al. Genital white piedra: epidemiology, microbiology, and therapy. J Am Acad Dermatol. 1986; 14(6): 982−93.

[94] Bonifaz A, Váquez-González D, Fierro L, Araiza J, Ponce RM. Trichomycosis (trichobacteriosis): clinical and

microbiological experience with 56 cases. Int J Trichology. 2013; 5(1): 12−6.

[95] Huang CF, Liaw FY, Liu YC, Wang WM. Dermacase. Can you identify this condition? Trichomycosis axillaris (TA). Can Fam Physician. 2013; 59(6): 647−8.

[96] Cervantes J, Johr RJ, Tosti A. Dermoscopy of yellow concretions on axillary hair. Skin Appendage Disord. 2018; 4(2): 86−9.

[97] Rosen T, Krawczynska AM, McBride ME, Ellner K. Naftifine treatment of trichomycosis pubis. Int J Dermatol. 1991; 30(9): 667−9.

第15章 头皮瘙痒的治疗

Scalp Itch Treatment

Norma Elizabeth Vazquez-Herrera and Antonella Tosti

头皮瘙痒是皮肤科常见的主诉症状，通常伴随多种头皮疾病。治疗头皮瘙痒的第一步是找到瘙痒的原因。为了减轻头皮瘙痒，须将维持皮肤屏障和微生物平衡、止痒治疗、特定靶向治疗和原发病治疗结合起来。

为了找到潜在病因，我们回顾了头皮瘙痒最常见的原因，缩写为SCALLP（脂溢性皮炎、接触性皮炎、焦虑、毛发扁平苔藓、头虱和银屑病），但也要记住其他不太常见的病因[1]。头皮瘙痒的原因见表15-1。

一个完整的评估包括完整的病史、临床和毛发检查评估，必要时进行样本采集。确定瘙痒是累及头皮局部、还是整个头皮或头皮和其他身体部位是很重要的。此外，需要确定是否存在原发性皮肤损害、继发性皮肤损害如慢性单纯性苔藓和结节性痒疹或两者同时存在。

询问患者头皮卫生情况、每天使用的产品、最近的头皮/毛发治疗、抓挠行为及其对生活质量的影响。还需要区分是痒感、灼热感还是刺痛感。询问患者头皮疾病病因的情况、病情加重或缓解的因素，以及对目前或既往治疗的反应。

头皮瘙痒的综合治疗

卫生建议

清洁

- 建议每天清洁头皮。洗发水必须根据头皮瘙痒的潜在病因来选择。如果是SD，最好使用具有剥脱和（或）抗真菌特性的药物洗发水；若是接触性皮炎或头皮湿疹，低过敏性和保湿洗发水是最好的；如果是头皮银屑病，建议使用含角质溶解剂和（或）糖皮质激素的洗发水。

N. E. Vazquez-Herrera
Tecnológico de Monterrey, Hospital San José, Monterrey, Nuevo León, Mexico

A. Tosti (✉)
Fredric Brandt Endowed Professor of Dermatology, Dr. Phillip Frost Department of Dermatology and Cutaneous Surgery, University of Miami Miller School of Medicine, Miami, FL, USA
e-mail: atosti@med.miami.edu

© Springer Nature Switzerland AG 2020
A. Tosti et al. (eds.), *Hair and Scalp Treatments*, https://doi.org/10.1007/978-3-030-21555-2_15

表15-1 头皮瘙痒的治疗

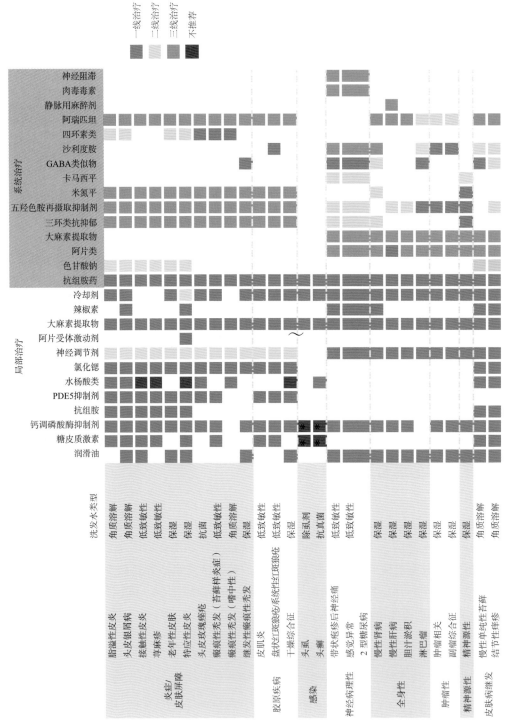

注：* 对于头氯或或脓癣的炎症阶段，可在抗感染治疗基础上联合使用。

润肤

- 在瘙痒与头皮干燥有关的情况下，是可以进行头皮保湿的。保湿洗发水、油基乳液或椰子油可用作头皮润肤剂。

防晒

- 强烈建议使用物理方法（如帽子）进行防晒。

避免刺激性的习惯/因素

- 避免抓挠。尽管比较困难，须宣教避免瘙痒-搔抓恶性循环的重要性。认知疗法、剪指甲、用拍打和冷却代替抓挠和摩擦可能有助于改善搔抓行为[2]。
- 洗头/造型建议：避免机械/化学损伤，如头皮过度清洗、刺激性化妆品物质和过热。

外用止痒药

头皮局部治疗是皮肤损伤和头皮局部瘙痒的一线治疗。制剂需要在经皮吸收后有足够的生物利用度。优选配方有凝胶、泡沫或软膏基质。

局部糖皮质激素

外用糖皮质激素是治疗头皮炎症性瘙痒的一线疗法。0.05%氯倍他索泡沫剂或软膏是首选制剂。长期使用强效糖皮质激素可能引起毛囊炎和毛细血管扩张等不良反应。虽然长期局部使用糖皮质激素会导致皮肤萎缩，但头皮萎缩不常见。对于儿童，一定要考虑全身吸收的风险[3,4]。在有头皮感觉障碍时避免使用糖皮质激素。

钙调神经磷酸酶抑制剂

0.1%他克莫司软膏和1%吡美莫司乳膏是具有抗炎作用的免疫调节剂，通过激活并去敏化周围神经纤维上TRPV-1，具有止痒作用[5]。应每天2次，敷薄薄的一层，充分按摩。

瘙痒在初次使用后48小时内减轻，长期使用安全有效[6]。不良反应包括短暂的烧灼或刺痛感，不可用于感染病例。

抗组胺药

2%苯海拉明洗剂或凝胶对急性过敏有效。5%多塞平乳膏是一种有效的H_1和H_2拮抗剂，已被证明能显著减少特应性皮炎、慢性单纯性苔藓和接触性皮炎患者的瘙痒[7]。

磷酸二酯酶4抑制剂

2%克立硼罗是一种以凡士林作基质的软膏，为非甾体磷酸二酯酶4（phosphodiesterase 4，PDE4）抑制剂。它在治疗与特应性皮炎相关的皮肤瘙痒方面有显著疗效。软膏通常很难从头皮上洗掉，因此，它可用于治疗头皮局部湿疹[8,9]。

水杨酸盐类

水杨酸盐是COX-2抑制剂，具有抗炎和角质溶解的作用。对于由鳞屑性皮肤病如银屑病或SD引起的瘙痒是有效的。水杨酸是最常用的水杨酸盐。可使用含有2%～6%水杨酸的软膏、乳液或洗发水的复方制剂或商品。如果是较厚的鳞屑，6%药水或3%软膏（晚上敷，早上洗）有助于更快地软化角质。可以联合使用洗发水或作为维持治疗。必须指导患者在湿头皮上涂抹，5～10分钟后冲洗。可以每天使用，也可以与普通洗发水交替使用，这取决于疾病的严重程度。也可以使用3%水杨酸和1%氢化可的松的复方制剂[10]。

氯化锶

氯化锶通过结合和激活钙敏感受体（calcium sensing receptor，CaSR）而具有止痒和镇痛作用。CaSR在组胺和IgE相关的瘙痒以及神经性瘙痒和瘢痕形成的瘙痒中有显著疗效。它通过TNF-α抑制炎症反应，还可通过蛋白酶激活受体2（protease activated receptor 2，PAR-2）发挥止痒作用，从而成为瘢痕性秃发如毛发扁平苔藓的较好选择。氯化锶可以在4%水凝胶制剂中单独使用，也可以将4%氯化锶加1%氢化可的松和2%苯海拉明作为复方制剂使用。不良反应是可能出现轻度刺激[11]。

局部神经调节剂

局部麻醉剂如普拉莫辛、利多卡因和苯佐卡因针对不同病因可暂时缓解头皮瘙痒。然而，它们可能对皮肤有刺激作用，并引起瘙痒或灼热感。聚多卡醇是一种具有局部麻醉和保湿作用的表面活性剂。在头皮瘙痒的情况下，可选择3%聚多卡醇+5%尿素作为洗发水或乳液的产品。

普拉莫辛具有稳定感觉神经膜的止痒作用。1%普拉莫辛洗剂应每天使用两次。它可以作为单一制剂或与局部糖皮质激素或乳酸联合使用。

一种混合5%～10%氯胺酮、5%阿米替林和5%利多卡因的复方制剂可改善各种类型瘙痒，包括神经源性瘙痒[12]。

阿片受体激动剂：阿片受体拮抗剂（如1%纳曲酮乳膏）的外用复合制剂具有良好的止痒作用。局部脂质体布托啡诺尚在研究中[13]。

大麻素提取物

大麻素受体激动剂可减轻组胺相关性瘙痒。从棕榈油中提取的大麻素受体CB2激动剂N-棕榈酰乙醇胺已被合成0.3%的乳膏，并显示能减少特应性皮炎、慢性单纯性苔藓、结节性痒疹和尿毒症相关瘙痒。由于其乳膏剂型，可用于干燥头皮，如老年头皮、特应性皮炎和干燥性皮肤病[14]。

辣椒素

辣椒素为辣椒中的活性成分，是一种外源性香草素，外用辣椒素可使神经末梢去敏化，从而减弱对局部刺激的反应。反复应用辣椒素可抑制降钙素基因相关肽（CGRP）和P物质（SP）的蓄积。辣椒素软膏上市浓度为0.025%～0.1%。使用的最初2周往往有明显烧灼感，可在治疗开始时先使用局部表麻膏避免这种症状的出现。8%辣椒素透皮贴已被批准用于带状疱疹后神经痛。其他可治疗的疾病包括头皮银屑病、特应性皮炎、感觉异常性疼痛、慢性单纯性苔藓、结节性痒疹及尿毒症相关瘙痒[12,15]。

冷却剂

薄荷醇、樟脑和炉甘石都是冷却剂，但在治疗瘙痒方面的疗效尚存争议。部分在洗冷水澡或敷冰块时会有所改善的患者可能会从中受益。另一个作用机制涉及薄荷醇选择性激活k-阿片受体和樟脑同时作用于香草素受体（receptor potential vanilloid，TRPV）1

和3通道的能力，从而使其成为治疗头皮瘙痒的良好选择。可选用1% ～ 7%薄荷醇霜剂、0.45%樟脑油剂和3% ～ 7.5%炉甘石。常见的不良反应包括皮肤刺激和致敏，因此不建议长期使用[12,16]。

草药疗法

■ 山金车

山金车是从山金车或其他山金车种的干花中提取获得。其有效成分辣椒素11α、13-二氢辣椒素、柴胡索内酯及其酯衍生物通过抑制转录因子-κB（nuclear factor，NF-κB）和拮抗COX-2来减轻炎症反应。

作为浸泡液使用时，可以将2 g干山金车与100 ml水混合。市场上可以买到含有山金车的发用乳液、精油和洗发水。外用配方中推荐的山金车油最高浓度为15%。不良反应包括过敏性和刺激性接触性皮炎，可能加重头皮瘙痒。

■ 德国洋甘菊

德国洋甘菊具有抗炎、抗菌和促进伤口愈合作用。其有效成分为倍半萜醇、α-双药醇、查马苏烯和黄酮类化合物。这些成分作为环氧合酶和脂氧合酶抑制剂具有抗炎作用。黄酮类还可以抑制组胺释放。泡茶时每杯水倒入2 ～ 3茶匙（1茶匙为10 ～ 15 ml）干花，可以用纱布敷在头皮上，还广泛用于发用乳液、精油和面霜。

■ 茶树油

茶树的主要成分是松油醇，通过减少TNF、IL-1、IL-8、IL-10和前列腺素的产生而发挥抗炎作用，同时还具有抗糠秕马拉色菌和蠕形螨的作用。5%茶树油洗发水对治疗轻中度SD有效，对头皮毛囊炎可能有效。但是众所周知其本身也是一种过敏原[17]。

■ 黑甘草

甘草次酸是黑甘草的一种成分，具有盐皮质激素特性，能有效抑制11-B-羟基类固醇羟化酶，具有广谱抗菌和抗炎活性。含有这种成分的洗发水可以改善SD患者的瘙痒[18]。

■ 其他草药疗法

初榨椰子油能使特应性皮炎患者瘙痒减轻。现已证实蜂蜜、蜂蜡和橄榄油的混合物对患儿是安全有效的。有对照研究显示，含有黄精（4.0 g）、金银花（2.0 g）、甘草（2.0 g）和薄荷（2.0 g）的中药外洗剂每天使用2次证实有效，且结合口服中药和针灸疗法，疗效明显提高。

苦参、黄柏、荆芥、白花蛇舌草、紫苏水煎液每天使用1 ～ 2次，每次15分钟，对特应性皮炎患者有抗炎、止痒作用，且无不良反应。BSAM含有肉桂酸、芹菜素、甘草次酸、白藜芦醇、黄芩苷和积雪草苷，具有抗炎活性，可以缓解特应性皮炎患者的瘙痒[17]。

系统止痒药

系统止痒药可与局部止痒药联合使用，也可作为头皮瘙痒的单一疗法。表15-2罗列了系统治疗的剂量。

抗组胺药

羟嗪和苯海拉明是H_1抗组胺药，因为其镇静作用可用于与组胺有关的头皮瘙痒，如特

表 15-2　全身治疗剂量

药　物　名　称	剂　　量
抗组胺药	
羟嗪	25 ～ 50 mg，每天 1 次
三环类抗抑郁药（tricyclic antidepressants，TCAs）	
多塞平	10 mg，每天 2 次
阿米替林	25 ～ 75 mg/d
诺曲替林	10 ～ 100 mg/d
昂丹司琼	4 ～ 24 mg/d
选择性 5- 羟色胺再摄取抑制剂（serotonin-selective reuptake inhibitor，SSRIs）	
帕罗西汀	10 ～ 60 mg/d
氟伏沙明	25 ～ 150 mg/d
舍曲林	25 ～ 200 mg/d
非典型的抗抑郁药	
米氮平	15 ～ 30 mg/d
GABA 类似物	
加巴喷丁	300 ～ 3600 mg/d，分 3 次服用
普瑞巴林	150 ～ 600 mg/d，分 3 次服用
阿片类	
纳曲酮	25 ～ 150 mg，每天 1 次
纳美芬	40 ～ 120 mg，每天 1 次
纳洛酮	0.4 mg 静脉推注 0.2μg/（kg·min）
纳呋芬	透析后静脉注射 5 μg，每周 3 次
其他	
色甘酸钠	100 mg，每天 4 次
沙利度胺	25 mg/d
阿瑞匹坦	3 日疗程（125 mg/80 mg/80 mg）每周 2 次或者每天 80 mg
四氢大麻酚	5 mg，每天 3 次
卡马西平	每天 200 ～ 800 mg

应性皮炎、银屑病、SD和其他原因的瘙痒。其他非镇静的第二代抗组胺药可以在白天使用，有不同的疗效。尽管它们在缓解瘙痒方面的效果是可变的，但由于其良好的安全性，在大多数情况下被认为是一线疗法。不良反应包括口干、困倦、头晕、恶心、呕吐和视力模糊[19]。

色甘酸钠

克罗莫林钠是一种肥大细胞稳定剂，对组胺/肥大细胞相关瘙痒和尿毒症瘙痒有止痒作用[20]。

阿片类

μ-阿片受体拮抗剂（纳曲酮、纳美芬和纳洛酮）和κ-阿片受体激动剂（纳呋法芬）有助于减少瘙痒。布托啡诺是μ-阿片受体拮抗剂和κ-阿片受体激动剂的联合用药，具有较强的止痒作用。这些药物可用于全身瘙痒、顽固性瘙痒和急性阿片类药物引起的瘙痒[21-24]。在服用阿片类/阿片类药物的情况下，应提醒患者注意其不良反应。

大麻素

屈大麻酚是一种系统性大麻素，对顽固性胆汁淤积性瘙痒有疗效，对其他类型的难治性和严重瘙痒也有疗效[23]。

精神药物

■ 三环类抗抑郁药

多塞平（H_1和H_2）和阿米替林（H_1和H_4）对减轻组胺相关性瘙痒特别有效，即使经典的抗组胺药失效时仍有疗效。昂丹司琼有助于降低5-羟色胺和组胺水平，它对尿毒症和胆汁淤积引起的头皮瘙痒很有用。不良反应包括困倦、头晕、镇静、嗜睡、紧张、抗胆碱能作用以及与MAO抑制剂的相互作用。

■ 五羟色胺再摄取抑制剂

目前认为五羟色胺再摄取抑制剂（SSRI）通过使伤害性刺激通过无髓C纤维的传递钝化来减少瘙痒。此外，它们可能通过治疗潜在的抑郁和（或）焦虑来改善瘙痒。它们在治疗精神性和胆汁淤积性瘙痒、特应性皮炎、全身淋巴瘤和实体瘤引起的瘙痒方面最有效。不良反应包括镇静、嗜睡、眩晕、疲劳、头痛和性功能障碍。

■ 非典型抗抑郁药

米氮平是一种具有去甲肾上腺素能和5-羟色胺能双重作用的非典型抗抑郁药。目前已证实其在夜间瘙痒、炎症性头皮疾病、肿瘤性和副肿瘤性瘙痒的治疗中是有效的。

■ GABA 类似物

加巴喷丁和普瑞巴林是治疗神经性瘙痒和尿毒症瘙痒的有效药物。其作用原理与伤害性知觉的中枢抑制有关。带状疱疹后神经痛、感觉异常、结节性痒疹、头皮感觉障碍、偏头痛、三叉神经痛、椎间孔狭窄和烧伤后瘙痒均可使用GABA类似物。不良反应包括周围水肿、镇静和腹痛。这些药物需要肾脏代谢[25-28]。

■ 沙利度胺

沙利度胺作为中枢抑制剂、抗炎药、免疫调节剂和神经调节剂发挥止痒作用。它可以降低瘙痒知觉，调节外周敏感神经，降低 CD4 ：CD8 比值，抑制 TNF-α、NF-kB 级联。它在胆汁性瘙痒、结节性瘙痒、尿毒症和顽固性瘙痒中有显著作用。主要不良反应包括镇静、周围神经病变（每天剂量 > 25 mg）和骨髓抑制。为了预防周围神经病变，建议采用小于 25 mg/d 的低剂量方案。其致畸可能限制了其在育龄期女性中的应用[29]。

■ 蛋白酶通路

在毛囊中，PAR-2 仅存于内根鞘中，可能与特应性皮炎、老年人瘙痒和葡萄球菌性毛囊炎引起的瘙痒有关。四环素及其衍生物通过抑制 PAR2-IL-8 轴调节 PAR-2 的促炎反应，从而发挥抗炎和止痒作用[24,30]。

■ 神经激肽-1 受体拮抗剂

阿瑞匹坦是一种神经激肽-1 受体拮抗剂，通过阻断 P 物质发挥止痒作用，可用于慢性难治性瘙痒、特应性皮炎、结节性瘙痒、银屑病、肾性瘙痒和肿瘤或副肿瘤相关性瘙痒[13,31,32]。

■ 麻醉剂

苯巴比妥、异丙酚和静脉注射利多卡因可用于治疗胆汁淤积或慢性肝病的罕见顽固性瘙痒[22]。

■ 中药止痒药

苹果缩合单宁（apple-condensed tannins，ACT）、中药培土清心汤（pei tu qing xin tang，PTQXT），包括每天 2 次口服含有乳清粉和野菟丝子的胶囊，对特应性皮炎患者的瘙痒有显著作用。对于儿童，金银花、薄荷脑、丹皮、苍术、黄柏等中药被证明是安全有效的[17]。

■ 肉毒杆菌毒素

皮下注射肉毒杆菌毒素已被报道用于痛觉异常、慢性单纯性苔藓和神经性瘙痒。在受影响区域内的多个点注射 1 ～ 5 U 肉毒杆菌毒素 A，每个点相距 1 ～ 2 cm。肉毒杆菌毒素可通过减少胆碱能传递或瘙痒通路中 P 物质的释放来减少瘙痒[15]。其他止痒疗法包括光疗、电刺激和神经阻滞，以及针灸疗法。大枕神经脉冲射频治疗顽固性疱疹后瘙痒[33]。

特殊头皮疾病的治疗

由于瘙痒机制的不同，其瘙痒的介质也有所区别。表 15-1 总结了每种疾病的一线、二线和三线治疗。

炎症性疾病、胶原疾病、感染和继发性病变

炎症性瘙痒可分为 IgE/组胺、淋巴细胞和中性粒细胞介导的瘙痒。皮肤屏障改变，如特应性皮炎、干燥和老化皮肤也对应组胺和 PAR-2 介导的瘙痒。感染性瘙痒也是组胺和 PAR-2 相关的，因此，其治疗是相似的。

胶原疾病中的瘙痒还不清楚[34]。

慢性单纯性苔藓和结节性痒疹的瘙痒也是组胺介导的。其他介体包括阿片类、TRPV1、IL-31 和神经营养因子[13,32,35]。

为了减轻炎症，治疗病因是很重要的。糖皮质激素一般不被认为是止痒药，但其抗炎特性使其成为治疗炎症性疾病和与瘙痒相关的胶原疾病的一线疗法。止痒机制的一线治疗包括局部抗组胺药、钙调神经磷酸酶抑制剂（抗炎药和止痒药）、大麻素、克雷伯醇、氯化锶、冷却剂和口服抗组胺药。抗组胺药在与组胺有关的瘙痒中效果最好，且其镇静作用和安全性使其成为所有类型瘙痒的良好选择。此外，即使在苔藓样和中性粒细胞介导的疾病中瘙痒机制尚未明确，组胺在其发病机制中发挥了重要作用[36]。

二线治疗包括局部麻醉剂（神经调节剂）和口服克罗莫林钠和四环素。

这些疾病很少需要三线治疗，因为治疗炎症或感染通常可以减少瘙痒。然而，如果瘙痒不能通过其他治疗解决，并且其强度会导致伤害，则可考虑全身阿片类药物、大麻素类药物、TCAs、SSRI、米氮平和阿瑞匹坦。

值得注意的是，慢性单纯性苔藓与神经性瘙痒常有关联。在这些病例中，用GABA类似物治疗可以改善瘙痒。此外，沙利度胺也可用于慢性单纯性苔藓[37]。

对于结节性痒疹，一线治疗包括局部糖皮质激素、钙调神经磷酸酶抑制剂、辣椒素、局部抗组胺药、神经调节剂和口服抗组胺药。二线治疗包括GABA类似物、沙利度胺和SSRI。三线治疗药物为阿瑞匹坦[32]。

神经性瘙痒

疱疹后神经痛的瘙痒和头皮感觉异常被认为是神经性瘙痒。谷氨酸是脊髓内主要的兴奋性神经递质之一，可能在瘙痒的发生机制中起作用。加巴喷丁和普瑞巴林抑制突触前谷氨酸释放。因此，在这种情况下，它们被认为是一线治疗。羟嗪具有镇静作用。这种瘙痒的局部治疗方案包括局部钙调神经磷酸酶抑制剂、麻醉剂、大麻素、辣椒素和冷却剂。

二线治疗包括精神药物，如TCA、SSRI和非典型抗抑郁药米氮平。

神经性瘙痒可以致残。在这些病例中，三线治疗包括全身阿片类药物、大麻素类药物和沙利度胺。肉毒杆菌毒素和神经阻滞剂在这些情况下是有用的[13,25]。

全身瘙痒、淋巴瘤和副肿瘤综合征瘙痒

全身瘙痒往往更剧烈，不局限于头皮。必须根据病因和严重程度选择治疗方法。

利多卡因、辣椒素和钙调神经磷酸酶抑制剂是控制尿毒症瘙痒的有效外用药物。纳曲酮、米氮平和GABA类似物是二线治疗。

在慢性肝病中，阿片类介质起着重要的作用，因此，μ-阿片受体拮抗剂和κ-阿片受体激动剂在轻症患者局部用药和重症患者系统用药都是有用的。SSRI也被用作二线治疗[22]。

对于与淋巴瘤和副肿瘤综合征相关的瘙痒，米氮平是一线治疗药物，与局部神经调节剂、大麻素、辣椒素和冷却剂一起使用。全身性阿片类、大麻素类和抑制物是二线选择[29,38]。

肿瘤性瘙痒

头皮肿瘤，如脂溢性角化病、基底细胞癌、鳞状细胞癌、皮肤淋巴瘤和白血病均可出

现皮肤瘙痒。瘙痒与肿瘤深度存在相关性。浅表肿瘤往往会引起更多的瘙痒。此外，嗜酸性细胞浸润是瘙痒性肿瘤的主要特征。嗜酸性粒细胞与神经营养因子的产生有关。一线治疗包括外用糖皮质激素、多虑平、口服抗组胺药、GABA 类似物、外用神经调节剂和外用阿片类药物。米氮平、SSRI、沙利度胺和阿瑞匹坦是二线治疗。阿片类药物和大麻素是三线治疗[39,40]。

精神源性瘙痒

精神性瘙痒通常难以治疗，必须用药物联合心理治疗。H₁抗组胺药、TCA（多塞平）、米氮平和SSRI是一线治疗药物。抗精神病药物如吡莫嗪、抗惊厥药如托吡酯和苯二氮草类是二线治疗方案。阿片类和大麻素是三线治疗方法[25-28]。

结论

治疗头皮瘙痒时，皮肤屏障的完整性和微生物系统的平衡至关重要。选择一款兼具保湿和角质溶解功能的洗发水是非常重要的。瘙痒的治疗必须结合瘙痒的具体病因及其介质，并在可能的情况下进行病因治疗。

（王季安　译，胡瑞铭　校）

参考文献

[1] Vázquez-Herrera NE, Sharma D, Aleid NM, Tosti A. Scalp itch: a systematic review. Skin Appendage Disord. 2018; 4(3): 187−99.

[2] Schut C, Mollanazar N, Kupfer J, Gieler U, Yosipovitch G. Psychological interventions in the treatment of chronic itch. Acta Derm Venereol. 2016; 96(2): 157−61.

[3] Rácz E, Gho C, Moorman PW, Noordhoek Hegt V, Neumann HAM. Treatment of frontal fibrosing alopecia and lichen planopilaris: a systematic review. J Eur Acad Dermatol Venereol. 2013; 27(12): 1461−70.

[4] Munro DD. Topical corticosteroid therapy and its effect on the hypothalamic-pituitary-adrenal axis. Dermatology. 1976; 152(1): 173−80.

[5] Pereira U, Boulais N, Lebonvallet N, Pennec JP, Dorange G, Misery L. Mechanisms of the sensory effects of tacrolimus on the skin. Br J Dermatol. 2010; 163(1): 70−7.

[6] Kaufmann R, Bieber T, Helgesen AL, Andersen BL, Luger T, Poulin Y, et al. Onset of pruritus relief with pimecrolimus cream 1% in adult patients with atopic dermatitis: a randomized trial. Allergy. 2006; 61(3): 375−81.

[7] Bernstein JE, Whitney DH, Soltani K. Inhibition of histamine-induced pruritus by topical tricyclic antidepressants. J Am Acad Dermatol. 1981; 5(5): 582−5.

[8] Yosipovitch G, Gold L, Lebwohl M, Silverberg J, Tallman A, Zane L. Early relief of pruritus in atopic dermatitis with crisaborole ointment, a non-steroidal, phosphodiesterase 4 inhibitor. Acta Derm Venereol. 2018; 98(5): 484−9.

[9] Prignano F, Ricceri F, Pescitelli L, Lotti T. Itch in psoriasis: epidemiology, clinical aspects and treatment options. Clin Cosmet Investig Dermatol. 2009; 2: 9−13.

[10] Draelos ZD. An evaluation of topical 3% salicylic acid and 1% hydrocortisone in the maintenance of scalp pruritus. J Cosmet Dermatol. 2005; 4(3): 193−7.

[11] Papoiu A, Valdes-Rodriguez R, Nattkemper L, Chan Y, Hahn G, Yosipovitch G. A novel topical formulation containing strontium chloride significantly reduces the intensity and duration of cowhage-induced itch. Acta Derm Venereol. 2013; 93(5): 520−6.

[12] Elmariah SB, Lerner EA. Topical therapies for pruritus. Semin Cutan Med Surg. 2011; 30(2): 118−26.

[13] Tey HL, Yosipovitch G. Targeted treatment of pruritus: a look into the future. Br J Dermatol. 2011; 165(1): 5−17.

[14] Visse K, Blome C, Phan N, Augustin M, Ständer S. Efficacy of body lotion containing N-palmitoylethanolamine in

subjects with chronic pruritus due to dry skin: a dermatocosmetic study. Acta Derm Venereol. 2017; 97(5): 639−41.

[15] Şavk E. Neurologic itch management. Curr Probl Dermatol. 2016; 50: 116−23.

[16] Stull C, Grossman S, Yosipovitch G. Current and emerging therapies for itch management in psoriasis. Am J Clin Dermatol. 2016; 17(6): 617−24.

[17] Hussain Z, Thu HE, Shuid AN, Kesharwani P, Khan S, Hussain F. Phytotherapeutic potential of natural herbal medicines for the treatment of mild-to-severe atopic dermatitis: a review of human clinical studies. Biomed Pharmacother. 2017; 93: 596−608.

[18] Schweiger D, Baufeld C, Drescher P, Oltrogge B, Höpfner S, Mess A, et al. Efficacy of a new tonic containing urea, lactate, polidocanol, and glycyrrhiza inflata root extract in the treatment of a dry, itchy, and subclinically inflamed scalp. Skin Pharmacol Physiol. 2013; 26(2): 108−18.

[19] Feramisco JD, Berger TG, Steinhoff M. Innovative management of pruritus. Dermatol Clin. 2010; 28(3): 467−78.

[20] Rosner MH. Cromolyn sodium: a potential therapy for uremic pruritus? Hemodial Int. 2006; 10(2): 189−92.

[21] Rishnan A, Koo J. Psyche, opioids, and itch. Dermatol Ther. 2005; 18(4): 314−22.

[22] Tarikci N, Kocatürk E, Güngör F, Topal IGOL, Can PÜ, Singer R. Pruritus in systemic diseases: a review of etiological factors and new treatment modalities. ScientificWorldJournal. 2015; 2015: 803752.

[23] Neff GW, O'brien CB, Reddy KR, Bergasa NV, Regev A, Molina E, et al. Preliminary observa-tion with dronabinol in patients with intractable pruritus secondary to cholestatic liver disease. Am J Gastroenterol. 2002; 97(8): 2117−9.

[24] Bin Saif G, Ericson ME, Yosipovitch G. The itchy scalp — scratching for an explanation. Exp Dermatol. 2011; 20(12): 959−68.

[25] Yosipovitch G, Samuel LS. Neuropathic and psychogenic itch. Dermatol Ther. 2008; 21(1): 32−41.

[26] Misery L, Alexandre S, Dutray S, Chastaing M, Consoli SG, Audra H, et al. Functional itch disorder or psychogenic pruritus: suggested diagnosis criteria from the French Psychodermatology Group. Acta Derm Venereol. 2007; 87(4): 341−4.

[27] Szepietowski JC, Reszke R. Psychogenic itch management. Curr Probl Dermatol. 2016; 50: 124−32.

[28] Shaw RJ, Dayal S, Good J, Bruckner AL, Joshi SV. Psychiatric medications for the treatment of pruritus. Psychosom Med. 2007; 69(9): 970−8.

[29] Rowe B, Yosipovitch G. Paraneoplastic itch management. Curr Probl Dermatol. 2016; 50: 149−54.

[30] Ishikawa C, Tsuda T, Konishi H, Nakagawa N, Yamanishi K. Tetracyclines modulate protease-activated receptor 2−mediated proinflammatory reactions in epidermal keratinocytes. Antimicrob Agents Chemother. 2009; 53(5): 1760−5.

[31] He A, Alhariri JM, Sweren RJ, Kwatra MM, Kwatra SG. Aprepitant for the treatment of chronic refractory pruritus. Biomed Res Int. 2017; 2017: 4790810.

[32] Zeidler C, Yosipovitch G, Ständer S. Prurigo nodularis and its management. Dermatol Clin. 2018; 36(3): 189−97.

[33] Ding DF, Li RC, Xiong QJ, Zhou L, Xiang HB. Pulsed radiofrequency to the great occipital nerve for the treatment of intractable postherpetic itch: a case report. Int J Clin Exp Med. 2014; 7(10): 3497−500.

[34] Schröder L, Hertl M, Chatzigcorgakidis E, Phan NQ, Stander S. Chronic pruritus in autoimmune dermatoses. Hautarzt. 2012; 63(7): 558−66.

[35] Haber JS, Valdes-Rodriguez R, Yosipovitch G. Chronic pruritus and connective tissue disorders: review, gaps, and future directions. Am J Clin Dermatol. 2016; 17(5): 445−9.

[36] Welz-Kubiak K, Reich A. Mediators of pruritus in lichen planus. Autoimmune Dis. 2013; 2013: 941431.

[37] Cohen AD, Andrews ID, Medvedovsky E, Peleg R, Vardy DA. Similarities between neuropathic pruritus sites and lichen simplex chronicus sites. Isr Med Assoc J. 2014; 16(2): 88−90.

[38] Yosipovitch G. Chronic pruritus: a paraneoplastic sign. Dermatol Ther. 2010; 23(6): 590−6.

[39] Serrano L, Martinez-Escala ME, Zhou XA, Guitart J. Pruritus in cutaneous T-cell lymphoma and its management. Dermatol Clin. 2018; 36(3): 245−58.

[40] Yosipovitch G, Mills KC, Nattkemper LA, Feneran A, Tey HL, Lowenthal BM, et al. Association of pain and Itch with depth of invasion and inflammatory cell constitution in skin cancer. JAMA Dermatol. 2014; 150(11): 1160.

第16章 儿童脱发的治疗

Treatment in Children

Corina Isabel Salas-Callo Rodrigo Pirmez

引言

儿童脱发对于患者本人，尤其对父母来说是非常痛苦的。对于这些患者的治疗通常也是医师们关心的问题。正确识别儿童脱发的原因以及确定是否存在任何需要进一步检查和治疗的潜在疾病是很重要的。此外，由于缺乏临床试验和临床研究结果，这一特定人群治疗的有效性及安全性数据非常缺乏。对脱发治疗的风险和益处进行权衡是每次诊疗都必须重新考虑的问题。在本章中，我们将根据当前的文献和诊疗经验讨论儿童常见类型脱发的治疗。

斑片状秃发

头癣

头癣（tinea capitis，TC）是由毛癣菌属和小孢子菌属的真菌引起的皮肤真菌感染[1-3]。主要影响3～7岁的儿童[1]。

诊断

- 临床特征：头癣的表现形式可能有多种，从有轻微鳞屑的无症状性脱发斑块到炎症性化脓性斑块，这取决于其病因和宿主免疫因素（图16-1）。
- 金标准：通过用发刷、牙刷或棉签刮擦头皮获得的皮屑在沙氏琼脂中培养来鉴定菌种[1,3,6]。
- 毛发侵入的类型可以通过显微镜观察到：毛内癣菌的特征是毛干内的节孢子，通常由毛癣菌属产生。毛外癣菌为毛干周围有菌丝和节孢子，常与小孢子菌有关。毛内黄癣通常由许兰毛癣菌引起。头皮黄癣感染患者的头发特征是发干内有菌丝和气泡。

C. I. Salas-Callo
Instituto de Dermatologia Professor Rubem David Azulay, Santa Casa da Misericórdia do Rio de Janeiro, Department of Dermatology, Rio de Janeiro, Brazil

R. Pirmez (✉)
Department of Dermatology Santa Casa da Misericordia, Rio De Janeiro, Brazil

© Springer Nature Switzerland AG 2020
A. Tosti et al. (eds.), *Hair and Scalp Treatments*, https: //doi.org/10.1007/978-3-030-21555-2_16

- 毛发镜检查：特征性表现对头癣的诊断具有提示作用，但不指向病因。特征表现包括逗号头发、螺旋状头发、锯齿状头发和莫尔斯电码样头发（图16-2）[2]。

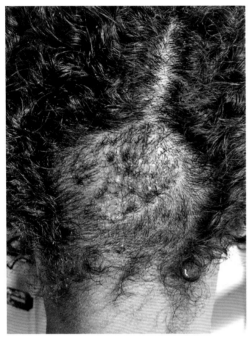
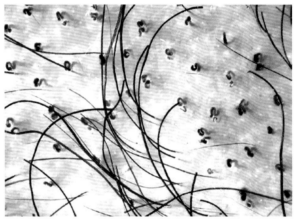

图16-1　一个女孩头皮上的炎症性头癣以及脓癣　　图16-2　头癣患者使用浸液进行毛发镜检查，显示典型的逗号和螺旋状毛发

- 伍德灯检查：小孢子菌感染为绿色荧光，毛癣菌感染为无荧光[3,6]。

治疗

为了达到临床和真菌学治疗的目的，必须针对致病菌进行口服治疗[1,3,6]。口服治疗的总结见表16-1。

表16-1　头癣的口服治疗

药物	结构	剂　　量	疗　　程	剂　　型
一线治疗				
灰黄霉素[a]	螺环苯并呋喃	小剂量：20～25 mg/（kg·d）	6～8周	片剂 500 mg 口服混悬液 125 mg/5 ml
		超小剂量：10～15 mg/（kg·d）	6～8周	片剂 125 mg 或 250 mg
特比萘芬[b]	丙烯胺	根据体重计算4～6 mg/（kg·d） <25 kg: 125 mg 25～35 kg: 187.5 mg >35 kg: 250 mg	毛癣菌：2～6周 小孢子菌：8～12周[3]	颗粒 125 mg 或 187.5 mg 片剂 250 mg

（续表）

药物	结构	剂　量	疗　程	剂　型
二线治疗				
伊曲康唑[c]	三唑	3 ～ 5 mg/（kg·d）	毛癣菌：2 ～ 4 周 小孢子菌：4 ～ 6 周[3]	胶囊 100 mg 片剂 200 mg 口服混悬液 10 mg/ml
氟康唑	三唑	3 ～ 6 mg/（kg·d）	3 ～ 6 周	片剂 50 mg、100 mg、150 mg、200 mg 口服混悬液 50 mg/5 ml 或 200 mg/5 ml
附加治疗（仅与系统抗真菌治疗联合使用）				
外用药物：酮康唑2%、硫化硒1%或2.5%、环吡酮胺1%或1.5%的洗发水，每周2 ～ 3次，至少4周				
糖皮质激素： 在炎症病例中考虑。使用是有争议的 建议用量：泼尼松龙0.5 mg/（kg·d）（短期～ 2周）				

注：[a]灰黄霉素被批准用于2岁以上的头癣患者[7]。与高脂肪的食物一起服用可增加其吸收和生物利用度[5]。
　　[b]特比萘芬也被批准用于治疗4岁及以上的头癣患者[7]。
　　[c]脉冲疗法：5 mg/（kg·d）：1周脉冲，持续3个月，但脉冲的确切剂量应根据临床反应而定[9]。

　　灰黄霉素和特比萘芬是FDA批准的唯一可以用于治疗儿童头癣的药物。特比萘芬对毛癣菌属有较好的作用，灰黄霉素对小孢子菌有较好的作用[1,3,4,6]。伊曲康唑可以作为二线治疗用药，安全性高、耐受性良好，连续或脉冲治疗方案对小孢子菌[8-10]和毛癣菌[6,8,9]均有效。对于难治性病例，可以选择氟康唑治疗[6,11]。

　　具有抗真菌特性的外用药物可与系统治疗联合使用，以减少孢子的传播[1,6]。

　　在炎症病例中，可以考虑口服和/或外用糖皮质激素，以缩短炎症进程。然而糖皮质激素的使用仍存在争议，因为有一些研究表明使用糖皮质激素并不能减少真菌的清除时间[1,6]。角质溶解性润肤剂可以有助于去除结痂[1]。

随访

理想情况下，只有在真菌治愈后才应停止口服治疗，因此，应重新进行皮肤癣菌的筛查[1,3,6]。

- 真菌学检查阳性的临床改善：延长治疗2 ～ 4周。
- 无临床改善：建议二线治疗[6]。

合适的策略

用2%次氯酸钠溶液或高温水（＞100℃）清除梳子和刷子中的活孢子。

由断发癣菌引起的病例具有高度传染性，因此，应检查所有密切接触者。

当开始系统和局部治疗后，儿童可以回到学校[1,6]。

斑秃

斑秃（alopecia areata，AA）是一种自身免疫性疾病。高达60%的患者在20岁之前第一次发作[1,13]。

AA的病程是不可预测的，大约50%的患者在确诊后一年内会出现自发的毛发再生[12,13]。然而，也有一些因素提示预后较差[1]（表16-2）。

表16-2　影响AA患者预后的不良因素

青春期以前发病	家族史阳性
病程较长	累及指甲/趾甲
有特应性皮炎的病史	有唐氏综合征
伴发自身免疫性疾病	脱发面积广泛（全秃/普秃）
蛇形AA	

大约16%的AA患者可能并发其他自身免疫性疾病。常见的为甲状腺疾病和白癜风[1,13]。

诊断

- 临床特征：非瘢痕性秃发，最常见的是斑片状秃发。大约5%的患者会发展成为全秃或普秃。
- 毛发镜检查：黑点征、感叹号样发、断裂和营养不良的毛发是疾病活动的标志。在慢性病例中可见黄点征[14]。
- 组织病理学：避免对儿童进行活检。毛发镜检查可以做出诊断。

治疗

局部治疗和皮损内治疗（表16-3）。

表16-3　局部和皮损内治疗AA的主要选择

药物种类	代表用药	适应证	不良反应
超强效糖皮质激素	0.05%丙酸氯倍他索 开始3次/周，如果没有局部不良反应，增加到5次/周	10岁以下受累面积小于50%的儿童的一线治疗 活动期/稳定期AA	毛囊炎、毛细血管扩张、皮肤萎缩 可以避免儿童出现血管闭塞，因为其会导致肾上腺抑制
刺激物	0.5%～1%蒽林乳膏 开始：20～30分钟/天，每周递增5～10分钟，最多1小时（或直到轻度刺激反应） 可能需要长达1年的治疗才能达到效果		刺激、刺痛、头皮和衣服的棕色染色污渍
免疫疗法（接触增敏剂）	二苯基环丙烯酮溶液和方酸二丁酯溶液	长期或稳定期病例	水疱、大疱或荨麻疹性反应、皮肤异色症、局部淋巴结病

（续表）

药物种类	代表用药	适应证	不良反应
皮损内注射糖皮质激素	曲安奈德 2.5～5.0 mg/ml	10岁以上受累面积小于50%的儿童	疼痛 毛细血管扩张、色素脱失和皮肤萎缩
其他外用制剂	2%～5%的外用米诺地尔 1～2次/天	辅助治疗	接触性皮炎（米诺地尔溶液：丙二醇）和多毛症

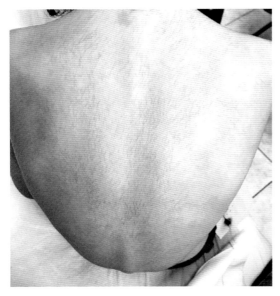

图16-3 年轻女孩在头皮上使用米诺地尔后出现背部弥漫性多毛症。父母使用超过规定剂量的米诺地尔

局部使用Ⅰ级和Ⅱ级糖皮质激素是10岁以下患者的一线治疗[1,12,15]。对于慢性/稳定期患者，局部使用蒽林短时间接触疗法和局部免疫疗法也是一种选择（局部免疫疗法：已于本书第3章进行了回顾）[16-22]。2%或5%的米诺地尔溶液可以作为辅助治疗[1,12,18,23,26]。由于皮肤的渗透力增加，幼儿更容易出现系统性的不良反应（如全身性多毛症）（图16-3）。因此，建议以低浓度或低剂量开始治疗。

其他局部治疗有不同的结果，包括维甲酸类药物，如1%的贝沙罗汀[27]和前列腺素类似物[28,29]。钙调磷酸酶抑制剂无效。局部Janus激酶（Janus Kinase，JAK）抑制剂是一种很有前途的治疗方法，特别是对其他治疗方法无效的AA患儿。近期报道了该年龄组的一小系列病例（2%托法替布和0.6%、1%、2%鲁索替尼乳膏）得到了良好的结果[24,25]。

尽管疼痛不适，但对于10岁以上受累面积小于50%的AA儿童仍然可以使用皮损内注射糖皮质激素[16,18,23]。曲安奈德是最常用的药物，间隔6周。Chu等研究发现2.5 mg/ml与5 mg/ml和10 mg/ml具有相同的疗效，同时降低了局部不良反应的发生率[30]。有关皮损内糖皮质激素治疗的详细信息，请参阅第2章。

系统治疗

系统性糖皮质激素应用于广泛性和活动性病例，但在儿童中应谨慎使用。其能够改变初始疗程，但不会影响长期结果，因为复发率很高[16,34]。与连续治疗相比，糖皮质激素冲击治疗（pulse corticosteroid therapy，PCT）被认为不良反应更少[12,16,23,31]。已有报道的儿童PCT方案如下：

- 泼尼松龙5 mg/kg，每个月口服1次[31]。
- 甲泼尼龙8 mg/kg，连续3天，每个月1次[32]。
- 口服地塞米松（相当于泼尼松龙5 mg/kg），每个月1次[33]。

我们有使用泼尼松龙"微冲击"治疗的良好经验：最高可达1 mg/（kg·d），连续几天，每周服用2次（图16-4）。

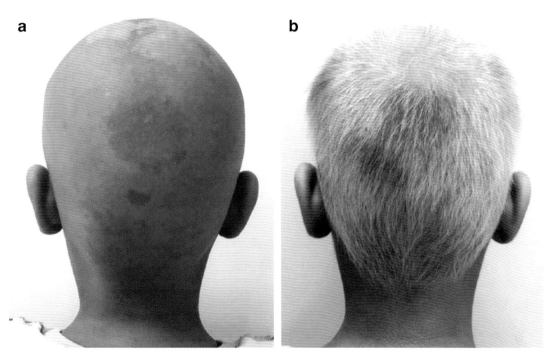

图16-4　一个7岁普秃女孩接受糖皮质激素冲击治疗前（a）和治疗后（b）。第一张照片中的皮肤剥脱继发于晒伤，与病情无关。值得注意的是，b中的再生毛发大多为白色，这是AA的一个特征性表现

甲氨蝶呤是一种替代治疗方法，但其对儿童的疗效各不相同。一项回顾性研究评估了14名患有重症AA的儿童，他们每周接受15～25 mg的剂量。在5名患者中观察到成功的反应（再生率＞50%），开始于第3～6个月[35]。

口服JAK抑制剂会干扰JAK通路，减少几种炎性细胞因子的产生[16]。它们在最近的儿童AA病例中被证实是有效的。目前主要关注的是JAK抑制剂潜在的不良反应，而其有效性还需要更多的证据来证实[12,16,23]。

光疗

准分子激光（308 nm）可能有助于局限性斑片状AA[18]。

由于AA患儿抑郁和焦虑的患病率较高，应考虑进行精神评估[12]。

拔毛癖

拔毛癖（trichotillomania，TTM）为拔出头发。在《精神疾病诊断与统计手册》第五

版中，将其归类为一种强迫症（obsessive-compulsive disorder，OCD）。头皮是最常见的受累区域，然而，眉毛、睫毛和阴毛亦可能受累。拔毛癖在儿童中的发病率是成人的7倍，有两个发病高峰：0～5岁（此时是一种无意识/自发的习惯性疾病）和10～13岁。在后一年龄组的患者中，通常会感到焦虑和苦恼，只有通过拔头发才能够得到缓解[1,16,36]。

诊断

- 临床特征：不规则的脱发斑片，毛发长度不一，以及表皮剥脱。拉发试验阴性。当局限于睫毛时，只累及上睫毛[16,37]。
- 毛发镜检查：不规则断裂的毛发、V形标记、火焰状毛发、卷曲的毛发、郁金香样毛发和碎发[38]。
- 组织病理学：仅在可疑情况下进行。其特征是受损和完整毛囊的交替，没有毛囊周围的炎症表现。损伤征象包括毛发软化、毛囊周围和毛囊内的出血以及色素沉着。

治疗

- 6岁以下的学龄前儿童中，该病具有自限性，不需要药物干预[1,16]。
- 无潜在的精神障碍的青春期前患者或年轻患者：认知行为疗法是首选。
- 成人患者中，需要认知行为疗法和药物的联合治疗，如5-羟色胺再摄取抑制剂、三环类抗抑郁药和阿片拮抗剂（如纳曲酮）[39]。不同的研究表明成人选择谷氨酸调节剂，如N-乙酰半胱氨酸（N-acetylcysteine，NAC）1200～2400 mg/d治疗是安全有效的[16,37,40]。然而，NAC治疗不能减少拔毛癖患儿的毛发拉扯[41]。

先天性三角形秃发（Brauer痣）

也被称为颞三角秃发，病因未知。可以在出生时即出现，但最常见的发病年龄在2～9岁[42,43]。

- 临床特征：表现为非瘢痕性秃发，可呈三角形、椭圆形或矛形。79%的病例是单侧的[44]。额颞区是最易受累的区域。拉发试验通常为阴性（图16-5a）。
- 毛发镜检查：长度不一的短绒毛以及对其他局限性秃发缺乏诊断特征的白发[44,45]（图16-5b）。
- 鉴别诊断：AA。
- 相关的报道：唐氏综合征、色素血管性斑痣性错构瘤病、LEOPARD综合征、Pai综合征、Turner综合征、Klippel-Trenaunay综合征[44]。
- 预后及治疗：非进行性疾病，不需要活检。外用米诺地尔治疗可以改善外观[46]。毛发修复手术（毛囊单位移植）可以获得较好的效果[47]。外用或皮损内注射糖皮质激素治疗无效[44,45]。

先天皮肤发育不良

是一种病因不明的先天性表皮和真皮局灶性缺失[48]。90%的病例累及头皮[49]。

- 临床特征：头皮顶部或中线局限性秃发斑片，下面的骨骼结构或硬脑膜可能受损。

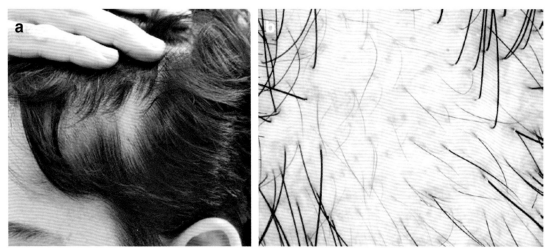

图 16-5　a. 颞三角秃发患者的临床表现；b. 同一个患者的毛发镜检查显示在斑块中央有许多短毳毛

发领征可能与神经管缺陷有关[48,49]。

- 毛发镜检查：通过半透明的表皮可见细长的毛球呈放射状分布于病灶边缘[50]。毛囊开口缺失和明显的血管网。
- 鉴别诊断：皮脂腺痣，可见亮黄色斑点，毛发镜检查发现与毛囊结构无关[51]。
- 相关的报道：Adams-Oliver 综合征、13 三体综合征、外胚层发育不良、大疱性表皮松解症、脑脊膜脊髓膨出和其他异常[52]。
- 可单独存在，也可能与其他先天性异常有关。因此，必须进行详细的评估和影像学检查。治疗需求和手术类型取决于临床亚型[53]。

毛干疾病

毛干疾病可分为两组：表 16-4 列出了与毛干脆性增加相关的毛干疾病，而表 16-5 列出了与毛干脆性无关的毛干疾病[25,54,55]。

目前，毛发镜检查有助于诊断大多数毛干疾病[54,56,57]。

对于先天性的发干异常，没有特别的治疗方法。毛干疾病可能是单发的，也可能是复杂综合征的一部分，可能需要将遗传咨询作为治疗的一部分[55,58,60,69]。

弥漫性秃发

斑秃

这在前一节中已经讨论。

生长期毛发松动综合征

这是一种散发性或不完全外显的常染色体显性遗传病[75]，最常见于 3 ～ 6 岁的金发女孩[69]。与受累毛发的内毛根鞘不规则角化有关，从而导致生长期毛发不牢固[76]。患者和家

表16-4 毛发脆性增加的毛干疾病

	毛干疾病的特征	相关疾病	治 疗
念珠状发 [37,54-56,58,61-63]（图16-6）	KRT81，KRT83，KRT86基因和桥粒蛋白-4参与的显性和隐性常染色体遗传 分别影响头发、眉毛和睫毛（头发短、脆弱、易碎，自发断裂） 毛发镜检查：发干上均匀的椭圆形结节（含髓质）和间歇性/周期性的收缩（无髓质） 毛囊周围红斑和毛囊角化过度	毛周角化症 遗传性扁状甲 Holt-Oram综合征	广泛的严重程度可能随着年龄的增长而部分改善 没有特殊的治疗方案 相关报道： 维甲酸类： 阿维A酸 0.5 mg/kg [61] 维甲酸盐 0.5 mg/（kg·d）[62] 外用2%米诺地尔 1 ml 每日 2次 [63] 外用维甲酸 [33] 乙醇酸 [37]
套叠性脆发 [37,54,56-58,64]	常染色体隐性遗传 SPINK5基因突变 皮质角化不良 头发短而稀疏，尖而脆 毛发镜检查：由于在不同的间隔同远端形成的竹节发 套进近端毛发而形成的竹节发（头发和眉毛）	Netherton综合征 三联征： ● 先天性鱼鳞病样红皮病 ● 特应性皮炎 ● 套叠性脆发	无特殊治疗 随年龄增长而改善
毛发硫营养不良症（trichothiodystrophy，TTD）[37,54,56-58,65,66]	常染色体隐性遗传 毛发中硫和胱氨酸含量低 稀疏易碎的头发 光学显微镜：毛发分裂（毛干断） 偏振光显微镜：虎尾样改变（明暗交替） 毛发镜检查：非特异性	光敏 智力障碍 神经系统异常 身材矮小 感染 鱼鳞病 妊娠并发症 眼部异常	头发氨基酸分析可以明确诊断（胱氨酸减少） 没有特定的治疗方案

（续表）

毛干疾病	毛干疾病的特征	相关疾病	治　疗
扭曲发 [37,54-58,67,68]	获得性或遗传性（常染色体显性遗传或隐性遗传） 遗传变异类型：早发性Ronchese型和晚发性Beare型 稀疏、脱色、无光泽的毛发（钢丝球样）扁平的发干以不规则的间隔绕自己的轴旋转180° 最好在放大70倍以上的情况下观察	Björnstad综合征 Menkes综合征 Crandall综合征 Bazex综合征 Beare-Stevenson综合征 Laron综合征 外胚层异常 瘢痕性秃发 继发于营养不良、神经性厌食，口服维A酸类药物	对潜在疾病的评估可能在青春期得到改善 [40]
结节性脆发（trichorrhexis nodosa，TN）[37,55,56,58]	先天性 获得性（机械性，化学性和/或热能的创伤） 干而脆的毛发，有以不同长度断折的倾向 毛发镜检查：白色结节和折断的毛发 高倍镜显示毛干远端有许多小纤维形成的刷形末端（图16-7）	精氨酰琥珀酸尿症/瓜氨酸血症 甲状腺功能减退 生物素缺乏 Menkes综合征 Kabuki综合征 Trichohepatoenteric综合征 认知缺陷 外胚层发育不良	对潜在疾病的评估；尽量减少对头发的伤害，修剪受损的头发，使用保湿洗发水/护发素
泡状发 [54,58,69,70]	获得性毛干疾病 由于使用吹风机或卷发器等高温设备，使得气泡被困在头发皮质内 秃发斑片，短的断发 毛发镜检查：发干内不规则气泡 [70]，如端土奶酪一样的白色椭圆形空间结构 [58]（图16-8）		中断对头发的热损伤

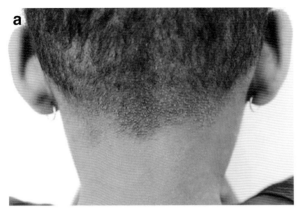
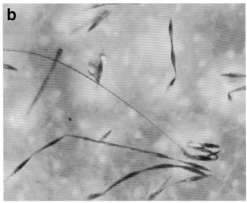

图16-6 患有念珠状发和严重秃发的患者。a.枕部典型的毛束角化过度。b.毛发镜下可见串珠样毛发

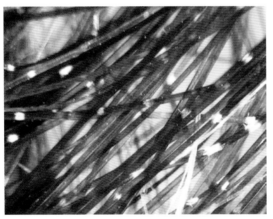

图16-7 结节性脆发病

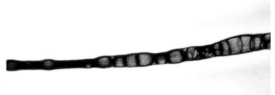

图16-8 一位因热损伤导致头发严重损伤的患者的泡状发

表16-5 与毛发脆性增加无关的毛干疾病

	毛干疾病的特征	相关疾病	治 疗
环纹发[55,56,58,71]	常染色体显性遗传或散发病例 皮质异常（充气腔） 多达80%的毛发受累及，外观有光泽 毛发镜检查：发干可见白色和暗色相间的条纹；可在光学显微镜下证实	相关报道： AA，自身免疫性甲状腺疾病，原发性IgA缺乏症[71]	无须治疗 一些患者可能有结节性脆发病，伴有毛干的破坏
三角形小管发（"玻璃纤维"/蓬发）[58,59,69,72,73]	常染色体显性或隐性遗传 干枯、卷曲、有光泽、不规则的浅色毛发 扫描电子显微镜（金标准）：在横断面上呈三角形轴，沿纵轴有沟槽存在 毛发镜检查：有纵向沟槽的毛干（不易观察到）	外胚层发育不良 视网膜发育不良 青少年白内障 手指/足趾畸形 牙釉质异常 少牙畸形 指骨/趾骨骨骺异常	没有明确的治疗方法 青春期改善 生物素可以改善

（续表）

	毛干疾病的特征		相关病	治　疗
羊毛状发（woolly hair，WH）[37,56,58,59,69,74]	短而细，卷曲紧密的毛发 三个变量： ● 遗传性：常染色体显性遗传 ● 家族性：常染色体隐性遗传 ● WH痣 毛发镜检查："爬行的蛇"样外观（循环的、短的、波浪状的头发）		纹状掌跖 皮肤角化病 致命性心肌病 Naxos病 Cavajal综合征 Noonan综合征 Cardiofaciocutaneous 综合征 WH痣：线形痣	评估可能相关的异常 无特殊处理 随着年龄的增长而改善

长经常抱怨头发长不长，孩子不需要理发。由于外伤性无痛拔毛而造成的弥漫性头发变薄常伴有不规则的秃斑[69]。根据毛发图显示至少70%生长期毛发没有鞘层可作出诊断[77]。光学显微镜下：畸形的生长期毛球，内/外毛根鞘缺失，角质层皱褶。据报道常与Noonan综合征，毛发-鼻-指（趾）综合征，指甲-髌骨综合征和FG综合征相关[75,77]。无须治疗，随着年龄的增长而改善，可外用米诺地尔改善外观[75-77]。

短生长期综合征

这是一种先天性和特发性疾病[78,79]，特征是短暂的生长期（4～13个月）[80]。临床上，发干均匀缩短。拉发试验通常是阳性的，而毛发镜和显微镜检查显示有逐渐变尖变短的休止期毛发[78,80]。生长期毛发松动综合征为主要的鉴别诊断，可以利用毛发镜和显微镜来鉴别诊断。据报道，每天2次外用2%的米诺地尔可以增加头发密度[81]。由于青春期后有好转的趋势，因此，无须治疗[78-81]。

（缪盈　译，王季安　校）

参考文献

［1］ Castelo-Soccio L. Diagnosis and management of alopecia in children. Pediatr Clin N Am. 2014; 61: 427–42.

［2］ Elghblawi E. Tinea capitis in children and trichoscopic criteria. Int J Trichol. 2017; 9(2): 47–9.

［3］ Gupta AK, Mays RR, Versteeg SG, Piraccini BM, Shear NH, Piguet V, et al. Tinea capitis in children: a systematic review of management. J Eur Acad Dermatol Venereol. 2018; 32(12): 2264–74.

［4］ Chen X, Jiang X, Yang M, Bennett C, González U, Lin X, et al. Systemic antifungal therapy for tinea capitis in children: an abridged cochrane review. J Am Acad Dermatol. 2017; 76(2): 368–74.

［5］ Bijanzadeh M, Mahmoudian M, Salehian P, Khazainia T, Eshghi L, Khosravy A. The bioavail-ability of griseofulvin from microsized and ultramicrosized tablets in nonfasting volunteers. Indian J Physiol Pharmacol. 1990; 34(3): 157–61.

［6］ Fuller LC, Barton RC, Mohd Mustapa MF, Proudfoot LE, Punjabi SP, Higgins EM. British Association of Dermatologists' guidelines for the management of tinea capitis 2014. Br J Dermatol. 2014; 171(3): 454–63.

［7］ Gupta AK. Systemic antifungal agents. In: Wolverton SE, editor. Comprehensive dermatologic drug therapy. 3rd ed. Philadelphia: Elsevier; 2013. p. 98–120.

［8］ Chen S, Sun KY, Feng XW, Ran X, Lama J, Ran YP. Efficacy and safety of itraconazole use in infants. World J Pediatr. 2016; 12(4): 399–407.

［9］ Koumantaki-Mathioudaki E, Devliotou-Panagiotidou D, Rallis E, Athanassopoulou V, Koussidou-Eremondi T, Katsambas

A, et al. Is itraconazole the treatment of choice in Microsporum canis tinea capitis? Drugs Exp Clin Res. 2005; (Suppl 31): 11–5.

[10] Binder B, Richtig E, Weger W, Ginter-Hanselmayer G. Tinea capitis in early infancy treated with itraconazole: a pilot study. J Eur Acad Dermatol Venereol. 2009; 23: 1161–3.

[11] Foster KW, Friedlander SF, Panzer H, Ghannoum MA, Elewski BE. A randomized controlled trial assessing the efficacy of fluconazole in the treatment of pediatric tinea capitis. J Am Acad Dermatol. 2005; 53(5): 798–809.

[12] Peloquin L, Castelo-Soccio L. Alopecia areata: an update on treatment options for children. Pediatr Drugs. 2017; 19: 411–22.

[13] Alkhalifah A, Alsantali A, Wang E, Kevin J, McElwee KJ, Shapiro J. Alopecia areata update. Part I. Clinical picture, histopathology, and pathogenesis. J Am Acad Dermatol. 2010; 62(2): 191–202.

[14] Waśkiel A, Rakowska A, Sikora M, Olszewska M, Rudnicka L. Trichoscopy of alopecia areata: an update. J Dermatol. 2018; 45(6): 692–700.

[15] Lenane P, Macarthur C, Parkin PC, Krafchik B, DeGroot J, Khambalia A, et al. Clobetasol propionate, 0.05%, vs hydrocortisone, 1%, for alopecia areata in children. A Randomized Clinical Trial. JAMA Dermatol. 2014; 150(1): 47–50.

[16] Iorizzo M, Oranje AP. Current and future treatments of alopecia areata and trichotillomania in children. Expert Opin Pharmacother. 2016; 17(13): 1767–73.

[17] Salsberg JM, Jeff Donovan J. The safety and efficacy of diphencyprone for the treatment of alopecia areata in children. Arch Dermatol. 2012; 148(9): 1084–5.

[18] Alkhalifah A, Alsantali A, Wang E, McElwee KJ, Shapiro J. Alopecia areata update: part II. Treatment. J Am Acad Dermatol. 2010; 62(2): 191–202.

[19] Wu SZ, Wang S, Ratnaparkhi R, Bergfeld WF. Treatment of pediatric alopecia areata with anthralin: a retrospective study of 37 patients. Pediatr Dermatol. 2018; 35(6): 817–20.

[20] Özdemir M, Balevi A. Bilateral half-head comparison of 1% anthralin ointment in children with alopecia areata. Pediatr Dermatol. 2017; 34(2): 128–32.

[21] Daunton A, Harries M. Efficacy of topical dithranol (Dithrocream®) in the treatment of alopecia areata: a retrospective case series. Br J Dermatol. 2019; 180(5): 1246–7.

[22] Durdu M, Özcan D, Baba M, Seçkin D. Efficacy and safety of diphenylcyclopropenone alone or in combination with anthralin in the treatment of chronic extensive alopecia areata: a retro-spective case series. J Am Acad Dermatol. 2015; 72(4): 640–50.

[23] Strazzulla LC, Wang EHC, Avila L, Lo Sicco K, Brinster N, Christiano AM, et al. Alopecia areata: an appraisal of new treatment approaches and overview of current therapies. J Am Acad Dermatol. 2018; 78(1): 15–24.

[24] Bayart CB, DeNiro KL, Brichta L, Craiglow BG, Sidbury R. Topical Janus kinase inhibitors for the treatment of pediatric alopecia areata. J Am Acad Dermatol. 2017; 77(1): 167–70.

[25] Craiglow BG, Tavares D, King BA. Topical ruxolitinib for the treatment of alopecia Universalis. JAMA Dermatol. 2016; 152(4): 490–1.

[26] Georgala S, Befon A, Maniatopoulou E, Georgala C. Topical use of minoxidil in children and systemic side effects. Dermatology. 2007; 214(1): 101–2.

[27] Talpur R, Vu J, Bassett R, Stevens V, Duvic M. Phase I/II randomized bilateral half-head comparison of topical bexarotene 1% gel for alopecia areata. J Am Acad Dermatol. 2009; 61(4): 592. e1–9.

[28] Zaher H, Gawdat HI, Hegazy RA, et al. Bimatoprost versus mometasone furoate in the treatment of scalp alopecia areata: a pilot study. Dermatology. 2015; 230: 308–13.

[29] Li AW, Antaya RJ. Successful treatment of pediatric alopecia areata of the scalp using topical bimatoprost. Pediatr Dermatol. 2016; 33(5): e282–3.

[30] Chu TW, AlJasser M, Alharbi A, Abahussein O, McElwee K, Shapiro J. Benefit of different concentrations of intralesional triamcinolone acetonide in alopecia areata: an intrasubject pilot study. J Am Acad Dermatol. 2015; 73: 338–40.

[31] Sharma VK, Muralidhar S. Treatment of widespread alopecia areata in young patients with monthly oral corticosteroid pulse. Pediatr Dermatol. 1998; 15(4): 313–7.

[32] Friedland R, Tal R, Lapidoth M, Zvulunov A, Ben Amitai D. Pulse corticosteroid therapy for alopecia areata in children: a retrospective study. Dermatology. 2013; 227(1): 37–44.

[33] Lalosevic J, Gajic-Veljic M, Bonaci-Nikolic B, Nikolic M. Combined oral pulse and topical corticosteroid therapy for severe alopecia areata in children: a long-term follow-up study. Dermatol Ther. 2015; 28(5): 309–17.

[34] Shreberk-Hassidim R, Ramot Y, Gilula Z, Zlotogorski A. A systematic review of pulse steroid therapy for alopecia areata. J Am Acad Dermatol. 2016; 74(2): 372–4.e1–5.

[35] Royer M, Bodemer C, Vabres P, Pajot C, Barbarot S, Paul C, et al. Efficacy and tolerability of methotrexate in severe childhood alopecia areata. Br J Dermatol. 2011; 165(2): 407–10.

[36] Chandran NS, Novak J, Iorizzo M, Grimalt R, Oranje AP. Trichotillomania in children. Skin Appendage Disord. 2015;

1(1): 18−24.

[37] Alves R, Grimalt R. Hair loss in children. Curr Probl Dermatol. 2015; 47: 55−66.

[38] Rakowska A, Slowinska M, Olszewska M, Rudnicka L. New trichoscopy findings in tricho-tillomania: flame hairs, V-sign, hook hairs, hair powder, tulip hairs. Acta Derm Venereol. 2014; 94(3): 303−6.

[39] De Sousa A. An open-label pilot study of naltrexone in childhood-onset trichotillomania. J Child Adolesc Psychopharmacol. 2008; 18(1): 30−3.

[40] Grant JE, Odlaug BL, Kim SW. N-acetylcysteine, a glutamate modulator in the treatment of trichotillomania. A double-blind, placebo-controlled study. Arch Gen Psychiatry. 2009; 66(7): 756−63.

[41] Bloch MH, Panza KE, Grant JE, Pittenger C, Leckman JF. N-acetylcysteine in the treatment of pediatric trichotillomania: a randomized, double-blind, placebo-controlled add-ontrial. J Am Acad Child Adolesc Psychiatry. 2013; 52(3).

[42] Yamazaki M, Irisawa R, Tsuboi R. Temporal triangular alopecia and a review of 52 past cases. J Dermatol. 2010; 37: 360−2.

[43] Trakimas CA, Sperling LC. Temporal triangular alopecia acquired in adulthood. J Am Acad Dermatol. 1999; 40(5 Pt 2): 842−4.

[44] Yin Li VC, Yesudian PD. Congenital triangular alopecia. Int J Trichol. 2015; 7(2): 48−53.

[45] Fernández-Crehuet P, Vaño-Galván S, Martorell-Calatayud A, Arias-Santiago S, Grimalt R, Camacho-Martínez FM. Clinical and trichoscopic characteristics of temporal triangular alopecia: a multicenter study. J Am Acad Dermatol. 2016; 75(3): 634−7.

[46] Bang CY, Byun JW, Kang MJ, Yang BH, Song HJ, Shin J, et al. Successful treatment of temporal triangular alopecia with topical minoxidil. Ann Dermatol. 2013; 25: 387−8.

[47] Wu WY, Otberg N, Kang H, Zanet L, Shapiro J. Successful treatment of temporal triangular alopecia by hair restoration surgery using follicular unit transplantation. Dermatol Surg. 2009; 35(8): 1307−10.

[48] AlShehri W, AlFadil S, AlOthri A, Alabdulkarim AO, Wani SA, Rabah SM. Aplasia cutis congenita of the scalp with a familial pattern: a case report. World J Plast Surg. 2016; 5(3): 298−302.

[49] Kruk-Jeromin J, Janik J, Rykała J. Aplasia cutis congenita of the scalp. Report of 16 cases. Dermatol Surg. 1998; 24(5): 549−53.

[50] Rakowska A, Maj M, Zadurska M, Czuwara J, Warszawik-Henzel O, Olszewska M, et al. Trichoscopy of focal alopecia in children — new trichoscopic findings: hair bulbs arranged radially along hair-bearing margins in aplasia cutis congenita. Skin Appendage Disord. 2016; 2(1−2): 1−6.

[51] Tosti A. Pediatric hair disorders. In: Tosti A, editor. Dermoscopy of the hair and nails. 2nd ed. Boca Raton, FL: CRC Press; 2016. p. 79−85.

[52] Frieden IJ. Aplasia cutis congenita: a clinical review and proposal for classification. J Am Acad Dermatol. 1986; 14(4): 646−60.

[53] Belkhou A, François C, Bennis Y, Duquennoy-Martinot V, Guerreschi P. Aplasia cutis congenita: update and management. Ann Chir Plast Esthet. 2016; 61(5): 450−61.

[54] Miteva M, Tosti A. Dermatoscopy of hair shaft disorders. J Am Acad Dermatol. 2013; 68: 473−81.

[55] Singh G, Miteva M. Prognosis and management of congenital hair shaft disorders with fragility-part I. Pediatr Dermatol. 2016; 33(5): 473−80.

[56] Rudnicka L, Olszewska M, Waśkiel A, Rakowska A. Trichoscopy in hair shaft disorders. Dermatol Clin. 2018; 36: 421−30.

[57] Rakowska A, Slowinska M, Kowalska-Oledzka E, Rudnicka L. Trichoscopy in genetic hair shaft abnormalities. J Dermatol Case Rep. 2008; 2: 14−20.

[58] Mirmirani P, Huang KP, Price VH. A practical, algorithmic approach to diagnosing hair shaft disorders. Int J Dermatol. 2011; 50(1): 1−12.

[59] Singh G, Miteva M. Prognosis and management of congenital hair shaft disorders without fragility-part II. Pediatr Dermatol. 2016; 33(5): 481−7.

[60] Cheng AS, Bayliss SJ. The genetics of hair shaft disorders. J Am Acad Dermatol. 2008; 59(1): 1−22.

[61] Karincaoglu Y, Coskun BK, Seyhan ME, Bayram N. Monilethrix: improvement with acitretin. Am J Clin Dermatol. 2005; 6(6): 407−10.

[62] De Berker D, Dawber RP. Monilethrix treated with oral retinoids. Clin Exp Dermatol. 1991; 16(3): 226−8.

[63] Rossi A, Iorio A, Scali E, Fortuna MC, Mari E, Palese E, et al. Monilethrix treated with min-oxidil. Int J Immunopathol Pharmacol. 2011; 24(1): 239−42.

[64] Sun JD, Linden KG. Netherton syndrome: a case report and review of the literature. Int J Dermatol. 2006; 45(6): 693−7.

[65] Itin PH, Sarasin A, Pittelkow MR. Trichothiodystrophy: update on the sulfur-deficient brittle hair syndromes. J Am Acad Dermatol. 2001; 44(6): 891−920; quiz 921−4.

[66] Faghri S, Tamura D, Kraemer KH, Digiovanna JJ. Trichothiodystrophy: a systematic review of 112 published cases characterises a wide spectrum of clinical manifestations. J Med Genet. 2008; 45(10): 609−21.

[67] Richards KA, Mancini AJ. Three members of a family with pili torti and sensorineural hearing loss: the Bjornstad syndrome. J Am Acad Dermatol. 2002; 46(2): 301−3.

[68] Telfer NR, Cutler TP, Dawber RP. The natural history of 'dystrophic' pili torti. Br J Dermatol. 1989; 120(2): 323−5.

[69] Ferrando J, Grimalt R. Pediatric hair disorders: an atlas and text. 3rd ed. Boca Raton, FL: CRC Press; 2017. p. 1−35.

[70] Albers LN, Maley AM, MacKelfresh JB. Blowing bubbles: dermoscopy of bubble hair. Int J Trichol. 2017; 9(3): 122−3.

[71] Castelli E, Fiorella S, Caputo V. Pili annulati coincident with alopecia areata, autoimmune thyroid disease, and primary IgA deficiency: case report and considerations on the literature. Case Rep Dermatol. 2012; 4: 250−5.

[72] Hicks J, Metry DW, Barrish J, Levy M. Uncombable hair (cheveux incoiffables, pili trianguli et canaliculi) syndrome: brief review and role of scanning electron microscopy in diagnosis. Ultrastruct Pathol. 2001; 25(2): 99−103.

[73] Calderon P, Otberg N, Shapiro J. Uncombable hair syndrome. J Am Acad Dermatol. 2009; 61(3): 512−5.

[74] Cho S, Choi MJ, Zheng Z, Goo B, Kim DY, Cho SB. Clinical effects of non-ablative and ablative fractional lasers on various hair disorders: a case series of 17 patients. J Cosmet Laser Ther. 2013; 15(2): 74−9.

[75] Cantatore-Francis JL, Orlow SJ. Practical guidelines for evaluation of loose anagen hair syndrome. Arch Dermatol. 2009; 145(10): 1123−8.

[76] Mirmirani P, Uno H, Price VH. Abnormal inner root sheath of the hair follicle in the loose anagen hair syndrome: an ultrastructural study. J Am Acad Dermatol. 2011; 64(1): 129−34.

[77] Tosti A, Piraccini BM. Loose anagen hair syndrome and loose anagen hair. Arch Dermatol. 2002; 138(4): 521−2.

[78] Oberlin KE, Maddy AJ, Martınez Velasco MA, Vazquez-Herrera NE, Schachner LA, Tosti A. Short anagen syndrome: case series and literature review. Pediatr Dermatol. 2018; 00: 1−4.

[79] Herskovitz I, de Sousa IC, Simon J, Tosti A. Short anagen hair syndrome. Int J Trichol. 2013; 5(1): 45−6.

[80] Giacomini F, Starace M, Tosti A. Short anagen syndrome. Pediatr Dermatol. 2011; 28(2): 133−4.

[81] Cheng YP, Chen YS, Lin SJ, Hsiao CH, Chiu HC, Chan JL. Minoxidil improved hair density in an Asian girl with short anagen syndrome: a case report and review of literature. Int J Dermatol. 2016; 55(11): 1268−71.

第17章 如何选择一款好的洗发水和护发素

How to Select a Good Shampoo and Conditioner

Maria Fernanda Reis Gavazzoni Dias, Rodrigo Pirmez, and Hudson Dutra

引言

健康的毛发易于梳理、有光泽、不毛躁，且生长速度良好[1]。无论患者有无头皮问题，都经常询问皮肤科医师选用哪种洗发水和护发素合适[2-4]。

洗发水和护发素作为护发产品，旨在清洁、保湿、维持头发的柔韧性，并使之易于梳理。大多数头发护理产品配方中含有40多种成分[2,3]。本章将会讨论洗发水和护发素中最常见的成分，以及如何根据头发类型和头皮状况选择一款合适的护发产品。

洗发水

洗发水的目的是清洁头发和头皮[1]。洗发水中的清洁成分为表面活性剂，根据电荷可分类为阴离子、阳离子和两性（两性离子）或非离子型表面活性剂[1,5-8]。

维持毛发疏水性是完整毛小皮的主要特点[1]。毛小皮表层的18-甲基二十烷酸（18-methyleicosanoic acid of the epicuticle，18-MEA）是维持毛发疏水性的天然脂质[1,9]。碱性的化学处理剂如染发剂、漂白剂和化学松弛剂可以去除18-MEA，毛发因而变得干燥、卷曲，呈亲水性[8]。虽然洗发水不会清除毛小皮表层的18-MEA，但可能会清除毛发的结构性游离脂质和蛋白物质，会使细胞间区域更易断裂[9]。洗头和每日梳理是引起毛发机械性损伤的主要原因，尤其是那些过度处理过的敏感性毛发[9]。护发产品虽然不能完全恢复受损毛干的18-MEA和角蛋白分子，但能增加润滑作用、封闭角质层、中和电荷、填补空隙和裂痕，最大限度地减少头发纤维之间的摩擦（毛发受损的最主要原因）[1,8-11]。依照FDA的规定，下列成分按照有主到次的顺序降序排列[12]。

M. F. R. G. Dias (✉)
Antonio Pedro University Hospital, Department of Dermatology, Rio de Janeiro, Brazil

R. Pirmez
Department of Dermatology Santa Casa da Misericordia, Rio De Janeiro, Brazil

H. Dutra
Center for Dermatology and Hair Diseases Professor Trüeb, Department of Dermatology, Zurich, Switzerland

© Springer Nature Switzerland AG 2020
A. Tosti et al. (eds.), *Hair and Scalp Treatments*, https://doi.org/10.1007/978-3-030-21555-2_17

主要的表面活性剂见列表17-1。

表17-1 表明活性剂分类

类 别	举 例	特 点	商品名称	适应证	禁忌证[a]
I：阴离子	十二烷基硫酸铵，十二烷基硫酸钠，十二烷基醚硫酸铵	深层清洁澄清	硫酸盐洗发水	油性头皮、残留物堆积的头发、深层清洁	漂白的头发、受损的头发、毛糙的头发
II：阳离子	西曲氯铵聚季铵盐	抗静电剂	柔顺剂	常与阴离子表面活性剂合用以避免毛糙	无
III：非离子	脂肪醇，鲸蜡醇，硬脂醇	清洁力最小	洗护二合一洗发水（co-wash）	非洲人的头发、敏感性头发	油性发、定期使用含硅产品的人群
IV：两性离子	椰油酰胺基丙基甜菜碱和椰油基甜菜碱	温和清洁	Low-poo	化学处理过的头发、非洲人的头发、敏感性头发	无

注：[a]同一产品中可以有不同浓度的表面活性剂和调理剂[14]。

敏感性头发适合使用无硫酸盐洗发水（第IV类表面活性剂）或洗护二合一洗发水[5,13]。但是，温和的表面活性剂意味着可能会有不可溶性物质如不溶性有机硅和矿物油残留，沉积在毛鳞片下方，造成堆积[1]。鉴于此，不建议同时使用洗护二合一洗发水（第III类表面活性剂）与不溶性有机硅或矿物油。单用洗护二合一洗发水时，需要每15天使用一次澄清洗发水来清除堆积和残留物[5]。而油性头皮需要使用具有深层清洁功能的I类表面活性剂[6]。它们可能会使头发，尤其是干性或化学处理过的头发，在冲洗后变得毛糙。因此，含I类表面活性剂的洗发水需要使用护发素，以润滑和抗毛糙[6]。除了以清除堆积物为目的的澄清洗发水外，常规洗发水均为二合一型，含有调理剂，如硅油、聚合物、水解肽和阳离子成分[13-17]。

护发素

护发素既不能促进毛发生长也不能修复细胞，它们只能暂时性地改善受损毛发的外观，并在消耗殆尽后重复使用[5,6]。护发素通过增加光泽、减少静电、增加毛发强度和提供紫外线辐射防护来改善毛发的外观[6,8]。表17-2列出了主要的护发素成分和作用位点。

在化学处理程序（比如漂白和头发拉直）后，18-MEA会有明显丢失，必须要进行头发纤维的润滑处理。头发松弛和漂白后会有蛋白质流失，这时需要增加重量。阳离子聚合物是增加毛发密实度的主要成分。由于头发为天然阴离子（带负电荷），阳离子（带正电荷）分子可以与表面活性剂形成复合物（团聚体），这种团聚体可以捕获有机硅和油脂，

表17-2 护发素的成分，作用模式和作用位点[1,9-11,18-20]

1. 润滑：毛小皮（高MWᵃ）	3. 抗静电/防毛糙（毛小皮和皮质）正电荷分子（增加密实度）
聚合物：季铵基团 有机硅（水溶性和非水溶性） 水溶性：轻柔护发素 不可溶性：深层护发素 油（植物油优于矿物油） 脂肪醇（鲸蜡醇）	水解氨基酸（正电荷） 阳离子试剂（正电荷） 聚合物：季铵基团 脂肪醇（鲸蜡醇） 有机硅（水溶性和不溶性） 水溶性：轻柔护发素 不溶性：深层护发素
2. 填充：皮质（低MW）	
植物来源的水解氨基酸 聚合物 脂肪醇	

注：ᵃ MW，分子量。低分子量，10～250 kDa；高分子量，250 kDa以上。

使之沉积于头发表面。其中一个例子是季铵基团，它既可以从动植物提取，也可以人工合成（改性铵化合物）。阳离子聚合物可以增加头发的密实度，减少梳理时的机械拉力和防止飞散。在某些系统中，它们可以维持头发卷曲，并使头发易于梳理[9,10,14,18]。

硅和油作为润滑剂，沿着毛鳞片主轴方向具有成膜作用。它们可以短暂地恢复受损毛干的疏水性。润滑剂作用于毛小皮（高分子量），填充剂则作用于毛皮质（低分子量）。此外，正电荷分子可以作为抗毛糙剂[8-10,14,18]。举例来说，漂白后的头发，缺乏18-MEA和蛋白质。因此，它们需要使用同时具有润滑和填充作用的护发素[1,9,10,19]。

阳离子蛋白、多肽和水解产物来源于各种类型的动植物（小麦、大米、大豆、玉米和其他蔬菜、牛奶、胶原蛋白和角蛋白）。由于它们与头发的蛋白质结构相似，可以自然沉积于毛干上。蛋白质的阳离子衍生物可以中和静电荷，减少飞散和摩擦，增强光泽，并使头发易于梳理，增加头发的拉伸强度，具有良好的成膜性，抚平毛干。它们与有机硅一起，应用于修复发梢分叉的产品中[1,9-11,19]。

深层护发素和轻柔护发素的主要区别在于护理成分的浓度，以及深层护发素中有时会添加不溶性有机硅。不过并没有一个标准的"深层"的定义，不同产品之间，其成分和浓度会有所不同。

接下来，我们介绍一下最常见的发质类型和每种发质最适合的洗发水和护发素。

不同发质的护理指南

油性头发和头皮（图17-1）

未经任何处理的油性头皮和头发需要每天使用以阴离子表面活性剂为主要成分的洗发水。洗发水需要反复使用以达到充分清洁。如果是短发，且未化学处理过，就不需要用护

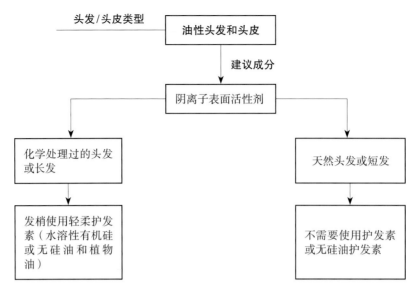

图17-1 油性头发的使用推荐。必须反复使用洗发水。不建议使用免洗型产品。油性发质适用洗发水产品示例：露得清抗残留洗发水、Yves Rocher净化洗发露、Yves Rocher新鲜纯度洗发水、潘婷深层清洁洗发水（pre-shampoo）、Ducray Sabal洗发水。轻柔护发素产品示例：Yves Rocher抗污染护发素、Redken Body Full轻柔护发素、潘婷轻柔护发素、潘婷Aqua Light、潘婷泡沫型护发素

发素。如果是长发或者经过了化学处理，需要使用轻柔护发素，但不用接触头皮。不要使用免洗型产品，头发会看起来暗淡无光。油性发可能会因不溶性有机硅而变得晦暗[2,3,7,17]。

干性天然发（图17-2）

每天或隔天使用洗发水。建议使用添加了阳离子聚合物和辅助表面活性剂的阴离子表面活性剂洗发水，以免毛干过度干燥。必要时，可重复使用洗发水。洗发后必须使用硅油

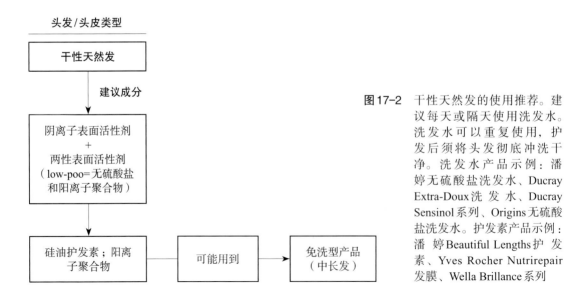

图17-2 干性天然发的使用推荐。建议每天或隔天使用洗发水。洗发水可以重复使用，护发后须将头发彻底冲洗干净。洗发水产品示例：潘婷无硫酸盐洗发水、Ducray Extra-Doux洗发水、Ducray Sensinol系列、Origins无硫酸盐洗发水。护发素产品示例：潘婷Beautiful Lengths护发素、Yves Rocher Nutrirepair发膜、Wella Brillance系列

护发素，并且彻底冲洗干净。免洗型产品可用于中长发者[1-3,7,8,16]。

中性头发（图17-3）

中性头发需要使用阴离子表面活性剂联合辅助表面活性剂（第Ⅳ 类表面活性剂）和阳离子聚合物的洗发水，以免头发干燥。必要时，可以重复使用洗发水。中性头发在温暖潮湿的天气可以每天清洗，但在干冷气候时要减少洗头频率。中长发者需要在每次洗发后使用含有机硅和植物油的护发素，至少每周一次使用深层护发素（发膜）。卷曲长发者可以使用免洗型产品。化学处理过的头发，选择以辅助表面活性剂为主打成分和含有阳离子聚合物的洗发水（如果洗发水中含有十二烷基硫酸钠，一般会排在其他表面活性剂之后，最后标注出来）。卷曲的中性长发可能在打湿后缠结。这种情况时，可以在使用护发素过程中梳理头发。从发梢开始向上至发根。然后仔细冲洗干净，否则产品会有残留，引起头皮屑，头发变得晦暗。澄清洗发水须至少每个月使用一次，洗完后使用深层保湿发膜[2,3,7,8,13,16]。

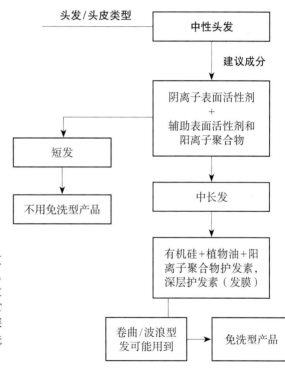

图17-3　中性头发的使用推荐。洗发水可以重复使用。建议至少每周一次使用发膜。产品示例：Ducray Extra-Doux洗发水+ Wella Brilliance发膜、施华蔻BC深层滋养洗发水和发膜、施华蔻BC深层滋养免洗型、资生堂Tsubaki系列洗发水和护发素

油性头皮和干性头发（图17-4）

在Ⅳ 型皮肤、西班牙裔和亚洲人种中，这十分常见。接受巴西角蛋白护理（Brazilian keratin treatment，BKT）的患者经常表现为油性头皮，头发中段和发梢受损。头皮需要频繁和深层清洁，但发干需要调理和润滑。

需要使用成膜护发素、季铵化合物和有机硅产品来减少头发纤维之间的摩擦，并

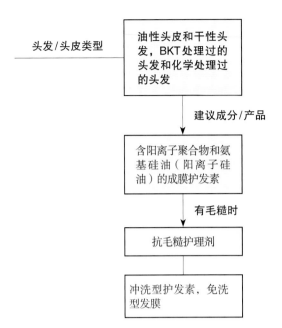

图 17-4 油性头皮+干性头发的使用推荐。头皮需要经常清洁，发丝需要调理和润滑。澄清洗发水至少每个月使用一次。产品示例：油性发质适用洗发水（图 17-1）+资生堂 Tsubaki 系列护发素和发膜，施华蔻 BC 免洗型和深层滋养发膜

使头发易于梳理。如果使用高清洁力的洗发水，那么需要使用护发素的保湿成分来中和洗发水的刺激性/伤害。在湿润的环境中，由湿度带来的毛糙效应可以通过频繁使用抗毛糙护理成分来中和，既可以选择洗发后用的冲洗型护发素，也可以用免洗型产品。后者可用于干发或湿发。如果每天使用但不洗头，可能会由于高度不溶性分子（残留物）的沉积而导致毛小皮张开。澄清洗发水需要至少每个月使用一次，或者头发开始油腻、晦暗时即需使用，以去除多余的残留物。深层护发素和蛋白质护发素可以每周用一次[2,3,7,8,13,16,17]。

漂白的头发（图 17-5）

漂白是最伤发的一种操作，因为它会去除 18-MEA，头发变得高度亲水性。洗发时需

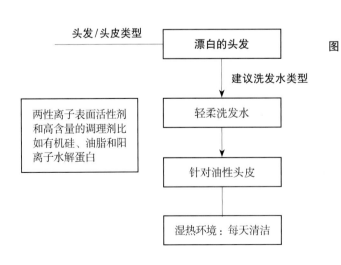

图 17-5 漂白头发的使用推荐。深层护理每周 1～2 次必不可少。不建议使用清洁力强的洗发水。硅油配合手指梳理可以避免头发断裂。洗发水产品示例：卡诗 Bain Chroma Captive、卡诗 Bain Satin 2 洗发水、施华蔻 BC 低 pH 洗发水。湿热环境：Ducray Extra-Doux 洗发水和施华蔻 BC 低 pH 洗发水交替使用。护发素产品示例：施华蔻 BC 低 pH 护发素、卡诗强化发膜、卡诗 Resistance 发膜、Redken All Soft 发膜、潘婷 3 分钟奇迹系列

要轻柔，减少操作步骤。使用含低浓度阳离子表面活性剂的轻柔洗发水，每次洗发后需要使用有机硅、季铵化合物和油脂等含量较高的护发素。清洁频率取决于头皮的出油状况，但不应常规使用硫酸盐洗发水。油性头皮者在温暖潮湿环境中，需要每天清洁。干燥环境时适当减少洗头频率。毛发一般在发梢处变细，提示蛋白的流失。蛋白类物质不能被替代，但使用水解氨基酸可以短暂增加头发纤维的强度和耐断裂性。润滑在清洁和梳理的每一步中都很重要。如果使用吹风机，高含量的硅油可以用来修复破裂的毛小皮，使头发均匀受热，最大限度地减少热损伤。不管加热与否，在硅油精华的辅助下，用手指梳理头发可以避免头发断裂。低pH产品可以中和负电荷，头发不易打结，易于梳理。婴儿洗发水虽然含有的表面活性剂温和，但碱性太强，不适用于漂白的头发。必须谨慎使用二合一洗发水，因为其并不能给头发提供充分的保湿和润滑。漂白的头发需要每周1～2次的深层护理[2,3,8,14,17]。

不同头发类型的脂溢性皮炎（图17-6）

最常用的去屑成分有吡咯、羟基吡啶酮、吡啶硫酮锌、煤焦油、水杨酸和二硫化硒。

油性头发

油性头发和头皮者可以放心使用去屑洗发水。他们通常可以较好地耐受最常用的物质如酮康唑、水杨酸或吡啶硫酮锌和克霉唑。去屑效果主要依赖于活性成分到达头皮的量，而且绝大多数洗发水同时含有高清洁力的表面活性剂（阴离子表面活性剂）。强烈建议每

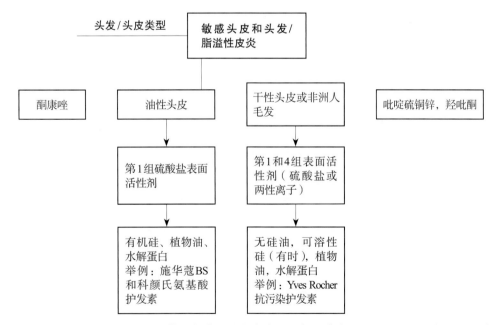

图17-6　敏感头皮和脂溢性皮炎的使用推荐。洗发水产品示例：薇姿 Dercos 去屑洗发水、2% 酮康唑洗发水、露得清 T-Sal 洗发水、海飞丝青苹果洗发水、Redken 头皮舒缓洗发水、露得清 T-Gel 洗发水。轻柔护发素产品示例：见上文

天使用去屑洗发水，这种头发类型的患者可以耐受这种频率。油性受损头发和脂溢性头皮可以使用不含硅油的轻柔冲洗型护发素[3,13,21]。

干性头发

去屑洗发水只限每周使用2～3次。吡啶硫铜锌比酮康唑更适合。油性头皮时，去屑洗发水可与中性头皮适用的洗发水每天交替使用。干性卷发则可与温和表面活性剂洗发水交替使用。可以使用轻质硅油护发素，但深层护发素可能会增加皮脂溢出。糖皮质激素可添加于乳液中。避免使用酒精溶液[3,13,21]。洗发水产品示例：海飞丝与Extra-Doux洗发水或BC低pH洗发水交替使用。护发素产品示例：含杏仁油的海飞丝护发素、潘婷泡沫型护发素和Yves Rocher抗污染护发素。

化学处理过的头发

干性头发每周只洗2～3次，至少2次使用去屑洗发水。如果头发受损严重，最好直接使用含抗脂溢性成分的乳液或非酒精溶液涂在头皮上，这种情况下，参考没有脂溢性皮炎的干性头发选择洗发水。需要使用硅油护发素和深层护发素，但不用在头皮上[19,21]。

非洲人头发和过度处理过的头发（图17-7）

非洲人毛发由于表17-3列出的特点而更易断裂[10,19]。

二合一洗发水理论上是避免含硫酸盐表面活性剂的普通洗发水引起的过度毛糙和粗糙的一个解决方案。最推荐用于敏感和不同种族的头发，但由于清洁力较低，需要每15天联合使用一次澄清洗发水。二合一洗发水应避免与不溶性硅油一起使用，以免引起堆积[5,14,19]。

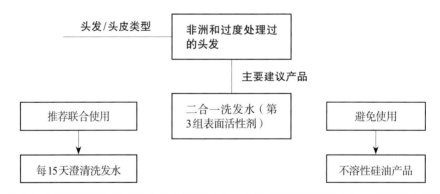

图17-7 非洲人头发和过度处理过的头发的使用建议。优选使用阳离子聚合物，水解蛋白和植物油。如果使用两性表面活性剂，而不是二合一洗发水，则可以使用有机硅。产品示例：Lola洗发水、护发素、发膜和免洗型（巴西纯素、纯天然品牌）；潘婷二合一洗发水

表17-3 非洲人敏感性毛发的特点

皮脂腺不活跃
低润滑
低含水量

（续表）

皮脂沿着头发纤维不规则分布
高加索人的毛小皮厚度有 6 ～ 10 层，非洲裔毛发则 6 ～ 8 层（最大轴的末端）至 1 ～ 2 层不等（较小轴）
不规则形的发根
椭圆形

（倪春雅　译，齐思思　校）

参考文献

[1] Gavazzoni Dias MF. Hair cosmetics: an overview. Int J Trichol. 2015; 7: 2–15.

[2] Trueb RM. Shampoos: composition and clinical applications. Hautarzt. 1998; 49: 895–901.

[3] Trueb RM. Shampoos: ingredients, efficacy and adverse effects. J Dtsch Dermatol Ges. 2007; 5(5): 356–65.

[4] D'Souza P, Rathi SK. Shampoo and conditioners: what a dermatologist should know? Indian J Dermatol. 2015; 60: 248–54.

[5] Cline A, Uwakwe LN, McMichael AJ. No sulfates, no parabens, and the "no-poo" method: a new patient perspective on common shampoo ingredients. Cutis. 2018; 101(1): 22–6.

[6] Abraham LS, Moreira AM, Moura LH, Gavazzoni Dias MF, Addor FAS. Hair care: a medical overview (part 2). Surg Cosmetic Dermatol. 2009; 1(4): 178–85.

[7] Draelos ZD. Essentials of hair care often neglected: hair cleansing. Int J Trichol. 2010; 2: 24–9.

[8] Gavazzoni Dias MR, de Almeida AM, Cecato P, Adriano AR, Pichler J. The shampoo pH can affect the hair: myth or reality? Int J Trichol. 2014; 6: 95–9.

[9] Robbins CR. In: Robbins CR, editor. Chemical and physical behaviour of human hair Interaction of shampoo and creme rinse ingredients with human hair. 2nd ed. New York: Springer; 1988. p. 122–67.

[10] Kaplan IJ, Schwan A, Zahn H. Effect of cosmetic treatments on the ultrastructure of hair. Cosmet Toiletries. 1982; 97: 22–6.

[11] Marshall RC, Ley KF. Examination of proteins from wool cuticle by two-dimensional gel electrophoresis. Textile Res J. 1986; 56: 772–4.

[12] Available at: https: //www.fda.gov/cosmetics/labeling/regulations. Accessed in October 2018.

[13] Feltman R. The science (or lack thereof) behind the 'no-poo' hair trend. 2016. Available at: https: //www.washingtonpost.com/news/speaking-of-science/wp/2016/03/10/the-science-or-lack-thereof-behind-the-no-poo-hair-trend.

[14] McMichael AJ, Hordinsky M. Hair diseases: medical, surgical, and cosmetic treatments. New York: Taylor & Francis; 2008. p. 59–72.

[15] Abraham LS, Moreira AM, Moura LH, Gavazzoni Dias MR. Hair care: a medical overview: part 1. Surg Cosmet Dermatol. 2009; 1: 130–6.

[16] Draelos ZD. Hair care an illustrated dermatologic handbook. London: Taylor & Francis; 2005.

[17] Is the 'no shampoo' trend healthy or harmful? Mercola's website. Published January 16, 2016. Accessed July 1, 2018. Accessed in October 2018.

[18] Sakamoto K, Lochhead R, Maibach H, Yamashita Y. Cosmetic science and technology: theoretical principals and applications. Philadelphia: Elsevier; 2017. p. 231–780.

[19] Hal RR, Francis S, Whitt-Glover M, Loftin-Bell K, Swett K, AJ MM. Hair care practices as a barrier to physical activity in African American women. JAMA Dermatol. 2013; 149(3): 310–4.

[20] Cornwell PA. A review of shampoo surfactant technology: consumer benefits, raw materials and recent developments. Int J Cosmet Sci. 2018; 40(1): 16–30.

[21] Chen G, Miao M, Hoptroff M, Fei X, Collins LZ, Jones A, Janssen HG. Sensitive and simultaneous quantification of zinc pyrithione and climbazole deposition from anti-dandruff shampoos onto human scalp. J Chromatogr B Analyt Technol Biomed Life Sci. 2015; 1003: 22–6.

第18章 假发、接发和增发电子设备

Camouflage, Extensions, and Electrical Devices to Improve Hair Volume

Jacob Griggs, Antonella Tosti

假发

假发是用于遮盖患者整张头皮的方法。但在谈及假发时，很多患者会因大量脱发的现实而心存顾虑。因此，在沟通时应注意患者的心态。与患者交流时，可以多讨论假发的不同选择，包括假发套遮盖整张头皮、用接发片或织发技术部分遮盖脱发区等。选择何种方式取决于患者的喜好以及脱发程度。

假发帽

假发帽，也称为颅骨/头皮假体，可以遮盖患者的整张头皮。患者可以请有经验的发型师护理假发帽。选择假发帽时，有五大因素需要考量：剪裁、尺寸、材质、网帽和发色[1]。

剪裁

假发帽式样众多，包括不同的长度、质地和发型。第一次穿戴假发帽时，患者一般会选择自己熟悉的式样。众多选择可以满足患者不同的需求。

尺寸

假发帽有各种尺寸，适合不同的头形。大部分患者适合中等大小的假发帽。许多假发帽有可调节的表带，以便对尺寸进行微调，确保穿戴的舒适度和牢固性。有些假发帽使用黏合剂调节大小，可能会引起接触性皮炎。

为正确估测假发帽大小，应从患者前额发际线、耳后至颈项测量头围，并根据表18-1估算假发帽大小[1]。需注意，同一尺寸的不同品牌可能有些许差异。

J. Griggs (✉)
Dr. Phillip Frost Department of Dermatology and Cutaneous Surgery, University of Miami, Leonard M. Miller School of Medicine, Miami, FL, USA
e-mail: jwg63@med.miami.edu

A. Tosti
Fredric Brandt Endowed Professor of Dermatology, Dr. Phillip Frost Department of Dermatology and Cutaneous Surgery, University of Miami Miller School of Medicine, Miami, FL, USA

© Springer Nature Switzerland AG 2020
A. Tosti et al. (eds.), *Hair and Scalp Treatments*, https://doi.org/10.1007/978-3-030-21555-2_18

表 18-1　不同头围对应的假发帽尺寸

假发帽尺寸	头　围
儿童	19″
小	21″
中	22″
大	23″

材质

假发帽的毛发包括真人发或人工发两种，两者各有利弊。患者可以根据个人喜好进行选择。大部分真人发来自亚洲，包括中国、印度、泰国和印度尼西亚。较昂贵的假发帽会使用来自欧洲或俄罗斯的真人发，发色更浅、质地更光滑[3]。有关真人发和人工发的比较，详见表 18-2[1,2]。

表 18-2　真人发与人工发对比

	真　人　发	人　工　发
优点	感官自然 可定型——与自身发型一致 使用时间久——适当护理可维持 1 年之久 可烫染	高质量人工发感官上接近自然发 基本无须护理 价格便宜 日晒后褪色少见 重量小 不易吸附气味
缺点	洗后需要打理 需要护理 对环境及日晒损伤敏感 价格贵 重量大	不可定型——不可接触高温 使用时间短——适当护理可维持 4～6 个月 不可烫染 感官上不自然

注：耐热人工发最高可耐受 350°F 烫发器，但即使经过适当护理，使用时间仅 2～3 个月。

网帽

网帽主要有两种类型：手工织帽和纬编帽。纬编帽更为常见，价格较手工织帽便宜，发根部通常不紧贴头皮，看起来更为蓬松，同时也可以遮盖底下网帽。手工织帽通常为网眼帽，价格更贵。这两种基本类型的网帽可以和其他设计结合使用，如单丝、手工编织和前网蕾丝。

单丝假发套由尼龙蕾丝制成透明底座，这一设计使得毛发在发缝线处给人以自然感。

另一款优质设计是 100% 手工编织网帽，每一根毛发都经手工编织于底座上。通常认为这款设计的舒适度最高，发型式样灵活。每根毛发都可以自由运动，仿真度极高。

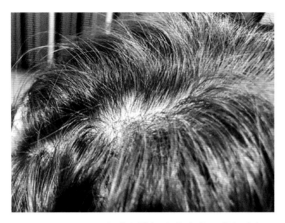

图18-1 CRLab实验室模拟人头皮的一款假发帽

对于前额发际线自然程度有要求的患者，可以选择前网式的假发帽。该设计的前部底座由蕾丝制成，毛发缝于其上，看上去就像毛发直接从前额发际线长出来一样。

此外，还有定制网帽，涵盖上述所有高级功能。定制网帽可以用硅酮或聚氨酯制成真空底座，穿戴时将网帽紧压于头皮，形成真空密封状态，这样的假发可以穿戴着去参加游泳等体育运动。脱卸时只要将手指伸进底座，解除真空状态即可。为保证真空密封性，患者需要保持完全光头。这类假发套通常价格较昂贵，需要数月才能制作完成[3]。

另一种定制假发帽使用黏合剂替代真空密封。意大利CRLab实验室研发的CNC®假发帽就是这样的一款产品（图18-1）[4]。该产品利用3D打印技术，由医用级聚合物制成和患者头部相符的网帽，就像"第二头皮"一样。和真空密封假发帽一样，CNC®假发帽同样适用于游泳等运动场合。这款产品的优势是患者可保留自身毛发，无须保持光头。这款假发帽也可用于遮盖局部脱发区，例如前额瘢痕性秃发（图18-2）。CNC®设计采用真人发手工制成。为了获得和患者自身毛发匹配的效果，制作时会混合不同的真人头发（图18-3）。

选择使用哪种类型的假发，应取决于脱发持续的预期时间。例如，对于化疗引起的暂时性脱发患者，可以选择纬网织的人造假发帽，价格便宜，护理简便；相反，对于像全秃的长期脱发患者，选择定制的假发帽效果更自然，穿戴时间更持久。

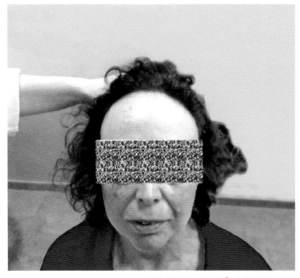
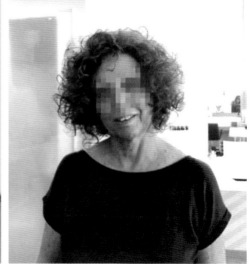

图18-2 CNC®为前额瘢痕性秃发设计的假发帽

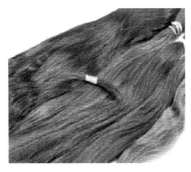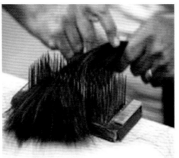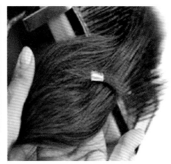

图18-3 手工选择不同颜色的毛发，以获得和患者自身匹配的发色（照片由CRLab实验室提供）

发色

采用人工发的假发帽在发色和直径变化上看起来更为自然。对于定制的假发套，制作商会将不同颜色的毛发糅合在一起，获得和患者自身毛发最匹配的效果。

护理

假发帽每4～14天清洗一次，具体取决于产品的类型、使用频率和出汗情况。真人发假发套佩戴前需经过造型处理，而人工假发套可以在干燥后随时佩戴。假发套应在假发架或聚苯乙烯泡沫头上放置，以延长假发套寿命。

整合性假发

相较完全性脱发患者，整合性假发更适合毛发弥漫性稀疏但不完全脱落的患者。这类假发可以让患者自身的毛发穿过假发帽网帽，与假发融为一体。

有些假发整合系统设计可以一次性穿戴数周，MicroLines集成系统就是一款专为毛发重度稀疏女性开发的产品（图18-4）[5]。该产品是全手工织的真人发，患者自身毛发与假发帽融为一体。该产品是半永久性的，每4～6周由专业发型师打理一次，可持续佩戴6～8个月[6]。这类整合性假发有出色的遮盖效果，但使用时应注意避免牵拉导致的牵拉性秃发。

假发片

假发片对男女性都有不同的形式。通常由梳子、夹子或者黏合剂固定，用于遮盖稀疏的毛发或者增加毛发长度和发量。对于前额脱发的女性，可选用刘海假发；对于想增加长度和发量的女性，可选用马尾或发髻假发。刘海假发和马尾假发都可以增加毛发长度和发量[7]。针对男性型脱发，专门设计了用于遮盖头顶的男性假发片[8]。假发片经理发师打理后，可与自身毛发更好地融为一体。

接发片

接发片适用于斑片状脱发或希望增加发量的患者，最适用于雄激素性秃发、慢性休止期脱发及稳定性斑秃患者。接发价格和质量不一，从几美元到几千美元不等。可由动物毛、真人发或者人造毛组成。真人发接发片可以与患者自身毛发一样打理造型。接发片通

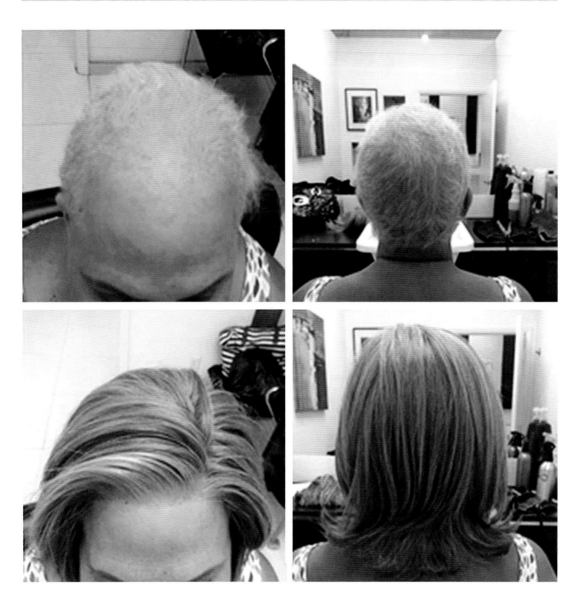

图18-4 使用MicroLines假发整合技术前（上排）后（下排）（照片由佛罗里达州劳德代尔堡Chuck Alfieri Thin Hair Solutions 提供）

过胶水、夹子、编辫或者缝入等方式固定于患者现有的毛发上。根据不同类型，接发片可以每天佩戴，亦可持续佩戴数月。有关接发片的更多信息，见表18-3[9,10]。

接发时应注意对自身毛发的牵拉（图18-5），避免加重脱发。对于活动期脱发患者，或伴有头皮炎症如红斑、瘙痒、烧灼感、结痂等患者，不应使用接发。半永久性接发不宜用于急性休止期脱发患者，这是由于假发会与自身毛发缠绕在一起，干扰正常的脱发过程（图18-6）[13]。黏合剂中的天然橡胶乳可能导致过敏反应，包括过敏性休克[14]。

一般而言，接发更适用于雄激素性秃发、慢性休止期脱发、稳定性斑秃患者或稳定的化疗引起的脱发患者。

表18-3 常见的接发片类型

	一般情况	护理要求	使用时间	优点/缺点
绑带式	假发预先绑在编织底座上，通过烫发器将其绑在患者毛发上，美发师需要40分钟至1小时完成	洗发时应注意，可先取下绑带，可能需要特殊的保护绑带的洗发水和护发素	半永久4～8周，取下后可重复使用	优点：假发分布分散，对自身毛发牵拉小；操作方便；无须加热缺点：需要重复操作；取下时可能牵拉自身毛发；黏合剂过敏可能
黏着式	将胶水涂抹在编织的头发延长线上，然后用一种油基溶剂将其附着在头发上，这种溶剂只适用于短期使用	每隔数日重复一次操作	维持数日	优点：适合临时需求，睡前无须取下；相对便宜缺点：黏合剂可损伤毛发；纬编假发重力可引起脱发；胶水可堵塞毛囊导致感染
缝入式	首先将自身毛发编织进玉米卷中。最合适粗发，主要由非裔美国人使用。用针线将接发片缝入玉米棒中，过程需要数个小时。临床应用警告：加重CCCA和牵拉性秃发[11,12]。患者出现上述现象应立即停用	头皮保湿，至少一周一次，配合深度清洁洗发水	半永久推荐6～8周，最长不超过4个月	优点：适合发径粗、发质燥的毛发；无须加热或胶水缺点：头皮牵拉不适感；牵拉性秃发可能
融合式/预融合式/角层粘连	使用黏合剂，通常是热胶，将每股假发黏合到自身毛发上。优质的黏合方法采用塑料聚合物和激光，由美发师在3～4小时内完成。一些黏合方法，尤其是热胶，可能会损伤自身毛发，引起脱发、断发和头皮瘙痒。出现这些症状的患者应由专业人士取下接发片	同自身毛发保养方法自身毛发长长后需要重新调整位置	半永久维持4个月无胶水黏合方法可维持6～8个月	优点：适合发径粗、发质燥的毛发；无效水黏合方法与自身毛发可无缝连接缺点：穿戴时间过长可导致断发、脱发；价格贵且费时；黏合剂导致连接处不适；热胶法损伤毛发；若护理不当，会有明显痕迹
微连接/微珠/微环	通过夹子、加热器或金属珠环将假发绕在自身毛发上。美发师约需3小时完成。对自身毛发有损伤。若患者出现脱发、断发和头皮瘙痒现象，应由专业人士取下接发片	同自身毛发保养方法自身毛发长长后需要重新调整位置	半永久最多4个月	优点：毛发自然飘逸；无须加热或使用胶水；接发片可重复使用缺点：耗时；毛发稀疏区金属环可见，穿戴可有不适感
夹入式	假发预先接入夹子，再固定在患者自身毛发上。可由患者自己完成，需要5～15分钟。患者可随时脱卸。对自身毛发损伤最小	每使用15～20次，用洗发水和护发素清洁1次，自然晾干	临时性患者可随时取下	优点：灵活性大，随用随卸；无须专业人士缺点：不适合长期佩戴；反复夹戴头皮同一位置可引起脱发

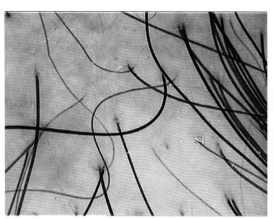

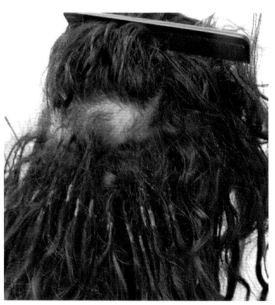

图18-5　皮肤镜下示一患者头皮红斑及断发，提示 图18-6　急性休止期脱发患者接发后和自身毛发缠绕
接发后牵拉性秃发

　　为最大限度地减少对患者现有毛发的牵拉，接发长度不应超过患者现有毛发长度的两倍。使用无黏合剂的预黏合接发片是值得推荐的。临床医师应对当地专业性强、安全性高的接发美发沙龙有所了解，以更好地引荐患者。

斑片状脱发

　　对斑秃等斑片状脱发患者，除假发外还有其他选择。Hair-Contact®是一款专门用于斑片状脱发的产品[15]。其将人造发黏附于胶带上，患者可以根据自己脱发情况随意剪裁，最长可使用2周。

　　另一种选择是羊毛假发，最常用于电影或话剧演员的面部、眉部。该人造毛假发通常采用快干黏合剂遮盖局部脱发区。黏合剂可以用酒精洗去。

头皮遮盖剂

　　毛发稀疏感是由视觉上头皮可见度造成的。头皮与毛发的色差越大，毛发稀疏感越强。因此，现已有多种手段可用来减少这一色差，从视觉上增加毛发浓密感。这类产品颜色选择范围大，可满足各种深浅发色的患者。有关头皮遮盖剂的信息见表18-4[3,16,17]。表18-5列出了常见的市售头皮遮盖剂商品名。

　　头皮遮盖剂可与口服药、外用米诺地尔同时使用，也可用于毛发移植术后。但在联合外用米诺地尔时，应先用米诺地尔，等干燥后再使用遮盖剂。并应将遮盖剂完全清洁后，再次使用米诺地尔。对于毛发移植术后患者，应在术后1周开始使用人工毛发纤维产品，2周后开始使用遮盖粉饼、乳液或喷雾。头皮遮盖剂适用于弥漫性毛发稀疏或局部脱发患

表18-4 头皮遮盖剂类型

	使用方法	使用频率	优 点	缺点 / 风险 [a]
纤维毛发	直接将瓶罐中纤维毛发洒于干燥的毛发上，轻扑均匀。可用发胶固定	每天	使用便捷 无黏着和纹路	遇水消失 ——不适合雨天或游泳时使用 不适用于前额发际线脱发 黏附枕头 过敏或接触性皮炎可能 自身毛发有一定发量
粉饼	毛巾擦干毛发后，用湿海绵或者刷子均匀涂抹	每天 / 每次洗发后	防水 适用于前额等局部脱发 价格最低	操作时间最长 过敏或接触性皮炎可能
遮盖液	暴露毛发稀疏区域，直接将乳液涂于头皮和周围毛发上，再梳理发型	每天 / 每次洗发后	防水 适用于局部脱发 使用便捷	可能出现黏着、毛发凌乱 过敏或接触性皮炎可能
遮盖喷雾	直接喷于毛发稀疏区，干燥30～60秒	每天 / 每次洗发后	防水 适用于局部脱发 使用便捷	可能出现黏着、毛发凌乱 过敏或接触性皮炎可能
头皮画笔	涂抹于头皮和毛发	每天 / 每次洗发后	价格便宜 使用便捷 洗发水可去除	不适用于大面积脱发区 过敏或接触性皮炎可能
微纹色/头皮文身	专业人士操作	共2～4个疗程	永久性，但随时间颜色渐淡	颜色随时间变浅，需要再次补色 接触性皮炎或感染可能 针刺出血导致感染血源性传播性疾病，如HIV、HBV、HBC等

注：[a] 应指导患者阅读产品标签。

者，其选择范围大，患者可以根据自身需求选择最合适的产品。对于有防水需求的患者，我们建议优先选择人工毛发纤维或者遮盖粉饼。大部分产品是男女通用的。

毛发纤维

外用毛发纤维通常由羊毛角蛋白组成，可直接洒在毛发稀疏区（图18-8）。可使用发胶将纤维更好地固定。毛发纤维也可由米角蛋白、人造丝或自然发组成。该产品带有正电荷，利用静电原理吸附在毛发上。因此，这一方法对完全脱发者不适用。该产品更可以用水洗掉。

粉饼

粉饼是圆盒状的头皮遮盖剂。淋浴干燥后，用湿海绵或者刷子将产品涂抹到头皮上。

表18-5　头皮遮盖剂商品名

毛发纤维	粉饼	遮盖液	喷雾	头皮画笔
TOPPIK TM护发纤维（Hair Building Fibers） BOOST BLEND 秃发遮瑕膏（Hair Loss Concealer） Caboki Natural 秃发遮瑕膏（Hair Loss Concealer） CUVVA 角蛋白毛发纤维（Keratin Hair Fibers） EFFICIENT 角蛋白毛发纤维（Keratin Hair Building Fibers） Finally Hair® 角蛋白毛发纤维（Keratin Hair Building Fibers） Hair IllusionTM 100%天然人发纤维 100%（Natural Human Hair Fibers） Art Naturals（*Gossypium herbaceum* cotton 棉麻棉护发纤维）hair fibers Strand Maximizer 角蛋白毛发纤维 Keratin Hair Fibers Infinity® Micro-Fiber（Rayon 人造丝发纤维）Based Hair Building Fibers Nanogen® 角蛋白毛发纤维 Keratin Hair Fibers Samson 护发纤维 Hair Loss Building Fibers XFusion Economy 角蛋白毛发纤维 Keratin Hair Fibers by TOPPIK™	DermMatch® Thicken It 100% Scalp 头皮覆盖发粉 Coverage Hair Powders Joan Rivers Beauty Great Hair Day 填充粉遮盖您的灰色填充粉 Great Hair Day Fill-in powder Cover Your Gray Fill In Powder	COUVRé 脱发遮盖液/头皮遮盖液 CRC 毛发遮盖液	TOPPIKTM/FULLMORE 毛发浓密剂 proTHIKTM 美发浓发剂 Bumble Bumble 毛发喷雾 Grafix 喷粉 Spray Powder 洗发水 Shampoo-RESTRAND 速溶增稠剂 Instant Hair Thickener Jerome Russel 喷在发色上 Spray On Hair Color	Nanogen® Aquamatch Bumble & Bumble 头皮画笔 Roux 'Tween Time 头皮速画笔

该产品同时涂抹于头皮和毛发上，因此造成浓密感。涂抹后梳理毛发，将产品均匀覆盖至毛发稀疏区。这种遮盖方法可能会在光线下或者稀疏度较高时被注意到。

头皮涂剂

头皮涂剂适用于毛发稀疏区域。通过头皮着色，减少头皮和毛发之间的色差。

头皮喷雾

头皮喷雾与头皮涂剂、粉饼作用相似，通过染料使头皮着色，减少头皮和毛发之间的色差。使用时，应待毛发完全吹干并定型后再将产品洒于毛发上，干燥数秒。可以使用发胶帮助产品更好地黏附。该产品可通过洗发水有效去除。

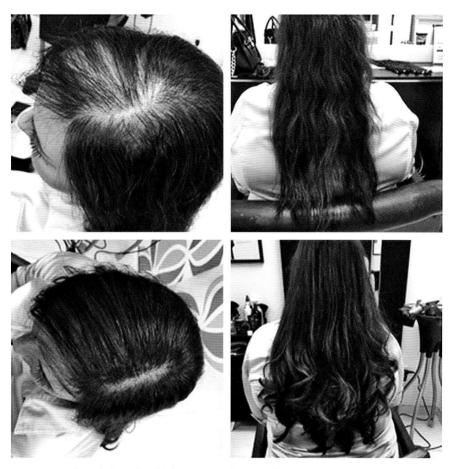

图 18-7　塑料聚合物和激光技术的无胶微接发片，使用前（上排）和使用后（下排）（照片由佛罗里达州劳德代尔堡 Chuck Alfieri Thin Hair Solutions 提供）

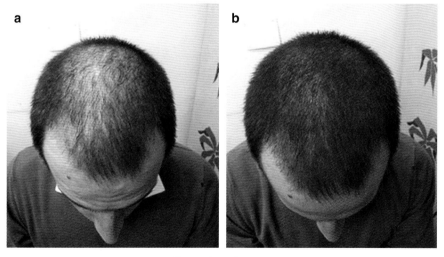

图 18-8　外用毛发纤维前（a）、后（b）

头皮画笔

头皮画笔是一种涂抹棒形式的染料笔，用于毛发稀疏处。由于其作用原理，该方法不适用于大面积毛发脱落者。

微纹色/头皮文身

头皮文身是更为永久性的遮盖方法。通过文身加深头皮颜色。染料沉积于真皮上部。一次文身时间最多8小时，总共可能需要2～4个疗程。由于其半永久性，不应将头皮文身视为首选。

改变发型

患者发型可作为脱发的遮盖的有效策略。长发可以弥补局部的脱发区。而对于另一些患者，短发带来的蓬松感可能更有益。侧分发型可遮盖中线区的脱发。可以推荐患者找一些有经验的发型师，通过发型设计遮盖脱发。

眉毛或睫毛脱落

眉毛脱落者可选择眉笔、眉毛贴或文身（临时性或永久性）。对于想要永久性文身的患者，应当告知文身颜色随时间变化的可能以及接触性皮炎或感染的风险。眉毛贴亦具有仿真效果。类似地，绺发和黏合剂也有类似效果。对于睫毛稀少或脱落者，利用黏合剂或者静电吸附的假睫毛可作为代替。

眉毛微文身是一种流行的半永久性文身，其染料沉积得比正常文身浅，效果可持续1～3年，较传统文眉更自然。半永久文眉适用于眉毛稀疏、脱落的患者，也可用于想改变眉形者[18]。

手术

人工发植入术

由于诸多不良反应，如反复感染、异物反应等，美国FDA于1983年禁止人工发植入术。Biofibre®是一种具有生物相容性的人造毛发纤维产品，由聚酰胺混合物制成，由意大利开发，并在欧洲和澳大利亚获得批准。采用局麻下钩针打结技术，将人工发植入帽状腱膜层[19]。

该技术不适用于颞部或前额发际线脱发区，也不适用于头皮较薄区。不良反应包括感染和异物反应。尽管打结是可逆的，理论上植入的人工发可以去除，但由于术后炎症及瘢痕形成，往往使得纤维难以去除。患者应定期随访，监测不良反应。以笔者经验，异物反应在这类新型纤维中亦可发生。

对于药物疗效不佳或自体毛发供区条件不佳的重度脱发患者，可以考虑选用该治疗。

电子设备

电吹风

电吹风可以帮助增加毛发蓬松感。使用时，头前倾使得毛发下垂，然后对准发根并朝逆着发根的方向吹风。当毛发再次自然下垂时，由于发根不再紧贴头皮，给人以毛发浓密的感觉[20]。

烫发器

烫发器是利用热量改变发型的设备[21]。主要分为三类：直发烫发器、卷发器和卷边（锯齿形）器。不同品牌各有不同产品。使用直发烫发器时，应用细齿梳将毛发分撮梳起，烫发器将毛发向上拉直，使得发根不再紧贴头皮，毛发因此可变得蓬松[22]。烫发器使用时应当注意避免损伤毛发角蛋白。烫发的温度和时间都应控制在最低，每撮毛发直烫时间不应超过3～4秒[23]。

此外，还有专为增加毛发蓬松感设计的烫发器，VOLOOM™毛发蓬松器便是其中之一[24]。该款烫发器夹板采用棋盘格设计，里层毛发经加热后将外层毛发发根撑起，造成毛发蓬松感。

戴森Airwrap™是另一款毛发蓬松器[25]。该设备采用302°F低温设计，防止过热损伤。此外，它运用气流使得卷发变得蓬松。低温联合气流设计，旨在快速干发和定型一体化。设备中含多种配件，满足不同造型的需求。

（陈琴怡　译，倪春雅　校）

参考文献

［1］　Wigs.com. The Wig Buyer's guide. https://www.wigs.com/pages/wig-buyers-guide. Accessed 17 Sept 2018.

［2］　Saed S, Ibrahim O, Bergfeld WF. Hair camouflage: a comprehensive review. Int J Women's Dermatol. 2017; 3(1): S75–80. https://doi.org/10.1016/j.ijwd.2017.02.016.

［3］　Donovan JCH, Shapiro RL, Shapiro P, Zupan M, Pierre-Louis M, Hordinsky MK. A review of scalp camouflaging agents and prostheses for individuals with hair loss. Dermatol Online J. 2012; 18(8): 1. http://www.ncbi.nlm.nih.gov/pubmed/22948051. Accessed 17 Sept 2018.

［4］　Cesare Ragazzi Laboratories. Hair replacement system. https://www.cesareragazzi.com/en/hair-replacement-system. Accessed 1 Oct 2018.

［5］　Chuck Alfieri. Integration microline system | hair extensions from Chuck Alfieri. http://chuck-alfieri.com/hair-extensions/integration-microline-system/. Accessed 26 Sept 2018.

［6］　Hairdreams. Hairdreams MicroLines. https://www.hairdreams.com/en-us/volume/volume-hair-thickening-system/volume-microlines. Accessed 4 Oct 2018.

［7］　Wigs.com. Hair pieces & toppers for women and men. https://www.wigs.com/collections/hair-pieces. Accessed 19 Sept 2018.

［8］　Completeimage.org. Wig vs. hair piece vs. toupee. http://www.completeimage.org/2012/12/30/wig-vs-hair-piece-vs-toupee/. Published 2012. Accessed 19 Sept 2018.

［9］　Mickail S. What are the different types of hair extensions? — Luxy Hair. https://www.luxyhair.com/blogs/hair-blog/what-are-the-different-types-of-hair-extensions. Accessed 14 Sept 2018.

［10］　HEM-Hair Extension Magazine. Hair extension methods — best hair extensions | HEM. https://hairextensionmagazine.com/hair-extension-methods/. Accessed 26 Sept 2018.

[11] Kyei A, Bergfeld WF, Piliang M, Summers P. Medical and environmental risk factors for the development of central centrifugal Cicatricial Alopecia. Arch Dermatol. 2011; 147(8): 909. https: //doi.org/10.1001/archdermatol.2011.66.

[12] Billero V, Miteva M. Traction alopecia: the root of the problem. Clin Cosmet Investig Dermatol. 2018; 11: 149−59. https: //doi.org/10.2147/CCID.S137296.

[13] Yang A, Iorizzo M, Vincenzi C, Tosti A. Hair extensions: a concerning cause of hair disorders. Br J Dermatol. 2009; 160(1): 207−9. https: //doi.org/10.1111/j.1365−2133.2008.08924.x.

[14] Wakelin SH. Contact anaphylaxis from natural rubber latex used as an adhesive for hair extensions. Br J Dermatol. 2002; 146(2): 340−1. https: //doi.org/10.1046/j.1365−2133.2002.4653_10.x.

[15] Hair Patches. Home-Hair Patches. http: //hair-patches.com/. Accessed 1 Oct 2018.

[16] National Alopecia Areata Foundation. Cosmetic Guide. https: //www.naaf.org/resource/cos-metic-guide. Published 2015. Accessed 1 Oct 2018.

[17] Cicatricial Alopecia Research Foundation. Cosmetic options for covering hair loss. http: //www.carfintl.org/_articles/cosmetic-options.pdf. Published 2011. Accessed 1 Oct 2018.

[18] Ergas T. Everything you should know before you get microbladed brows. https: //www. usmagazine.com/stylish/news/everything-you-should-know-before-you-get-microbladed-brows-w478286/. Published 2017. Accessed 26 Sept 2018.

[19] Roccia M, França K, Castillo D, et al. Artificial hair: by the Dawn to automatic Biofibre® Hair Implant. Open Access Maced J Med Sci. 2017; 6(1): 156−62. https: //doi.org/10.3889/oamjms.2018.001.

[20] Summers J. Best volumizing styling tips for fine, thin hair | Matrix. https: //www.matrix.com/blog/the−13−best-volumizing-styling-tips-for-fine-thin-hair. Published 2018. Accessed 19 Sept 2018.

[21] Wikipedia contributors. Hair Iron. Wikipedia, The Free Encyclopedia. https: //en.wikipedia. org/w/index.php?title=Hair_iron&oldid=858692280. Accessed 19 Sept 2018.

[22] Elser A. A quick and easy way to get volume with your flat iron | StyleCaster. http: //stylecaster. com/beauty/quick-easy-volume-flat-iron/. Published 2012. Accessed 19 Sept 2018.

[23] Doheny K. How to avoid hair damage from blow dryers, flat irons, and curling irons. WebMD. https: //www.webmd.com/beauty/features/how-not-to-wreck-your-hair#1. Published 2012. Accessed 19 Sept 2018.

[24] VOLOOM volumizing iron: all-day hair volume in minutes. https: //voloom.com/. Accessed 19 Sept 2018.

[25] Dyson. Dyson Airwrap™. https: //www.dyson.com/hair-care/dyson-airwrap-styler-overview. html. Accessed 13 Jan 2019.

第19章 毛发矫直和染发：事实和争议

Hair Straightening and Hair Dyes: Facts and Controversies

Maria Fernanda Reis Gavazzoni Dias, Rodrigo Pirmez, Hudson Dutra, and Antonella Tosti

引言

染发剂和毛发松弛剂是分别用于改变毛发颜色和形状的常用毛发护理产品。这些产品十分受欢迎，既可以作为自行使用的家庭护理产品，也可以由美发沙龙的专业发型师使用。这些产品可能引起不良反应，尤其在使用不当时。在本章中，我们将讨论直发产品和染发剂，其作用模式、建议以及可能的不良反应。

直发与永久卷发[1-11]

矫直剂也称为化学松弛剂，因为其对毛干的拉直作用是永久性的。乳液的高pH（9.0～14.0）使毛发肿胀，打开毛鳞片，使碱性试剂渗透至毛发纤维的毛小皮内侧。一旦接触到毛皮质，直发产品会与角蛋白发生反应，破坏并重新排列二硫键，使螺旋角蛋白分子变柔软、可拉伸。

非洲式发型最受欢迎的毛发松弛剂是氢氧化物松弛剂。它们可以分为碱液（含氢氧化钠）和无碱液（含氢氧化钙或氢氧化胍）。基于碱液的松弛剂pH值较高，起效快（仅20分钟即可拉直毛发），对发干的伤害较小，但可引起头皮刺激。它们必须由专业美容人士来操作。不含碱的松弛剂对头皮的刺激较小，但会残留矿物质，引起毛发干燥、脆弱。初次使用后，每6～8周将松弛剂再次涂抹于发根，作用于新生的毛发。

碱液和无碱液松弛剂与角蛋白胱氨酸基团发生反应，产生羊毛硫酰残基，这是一种稳定的硫醚交联键。二硫键断裂后，用梳子将毛发机械拉直，以重组新多肽角蛋白之间的二

M. F. R. G. Dias (✉)
Antonio Pedro University Hospital, Department of Dermatology, Rio de Janeiro, Brazil

R. Pirmez
Department of Dermatology Santa Casa da Misericordia, Rio De Janeiro, Brazil

H. Dutra
Center for Dermatology and Hair Diseases Professor Trüeb, Department of Dermatology, Zurich, Switzerland

A. Tosti
Fredric Brandt Endowed Professor of Dermatology, Dr. Phillip Frost Department of Dermatology and Cutaneous Surgery, University of Miami Miller School of Medicine, Miami, FL, USA

© Springer Nature Switzerland AG 2020
A. Tosti et al. (eds.), *Hair and Scalp Treatments*, https://doi.org/10.1007/978-3-030-21555-2_19

硫键位置。

适用于高加索人和卷发的松弛剂含有巯基乙酸及其衍生物，如7.5% ~ 11%的巯基乙酸铵和亚硫酸氢盐，pH在9 ~ 10。它们比氢氧化物松弛剂温和，不作为非洲人头发的首选。相同的化学物质也可用于永久卷发。通过断开角蛋白丝之间的半胱氨酸二硫键，形成半胱氨酸，可获得期望的发型。但是，该过程会丢失大量的键，导致毛发强度和蛋白质的永久性降低。拉直发时，先将烫发乳涂抹于毛发上，然后热熨烫处理；烫卷发时，根据需要的效果，选择不同尺寸的卷筒，将毛发缠绕其上，再涂抹烫发乳。角蛋白键断裂后，使用含有氧化剂比如过氧化氢的中和乳液，以重组二硫键，形成新的发型。

这个过程需要很精细，因为当二硫键断裂时，发干变得十分脆弱，容易断裂。引起毛发断裂最常见的因素包括温度突然变化和机械损伤。烫发过度、中和能力差或烫发后当晚或几天内洗发而形成新的不完全结合也可能造成毛发损伤。毛发断裂发生在靠近头皮的位置，通常在化学处理的几天后出现。即使合理使用化学松弛剂，毛发纤维仍会因蛋白质流失、18-MEA脂质膜的去除而受损。刺激性和过敏性接触性皮炎是其他可能出现的并发症。

通常需要每12 ~ 24周重复使用化学松弛剂拉直毛发。只需要处理新长出来的毛发。因为反复使用松弛剂会导致毛发断裂，而且断裂经常发生在新生发和之前处理的毛发连接处。

避免毛发损伤的技巧见表19-1。

表19-1 避免毛发受损的小贴士

永久松弛或永久卷发后至少3天内不洗发
漂白特别伤发干，漂白后毛发会变得更薄
漂白后的毛发对日光损伤特别敏感。切勿在夏日假期前漂白毛发
切勿拉直漂白的毛发。漂白后的毛发对松弛剂很敏感，易断裂
切勿混合使用两种类型的毛发松弛剂。用巯基乙酸盐松弛过后的毛发再用胍处理时，会断裂
松弛之前，先将产品试用于一束毛发上，等待观察毛发是否能抵抗压力
如果您的毛发已经松弛过或永久烫卷发，仅对发根进行处理即可
将毛发染成自然色或更深；这将有助于最小化毛发损伤
对PPD过敏者需进行甲苯二胺硫酸盐的斑贴试验，可能作为一种安全的替代选择
先永久烫卷发或拉直发，等待至少2周以后再染发
漂白处理后，需要使用深层护发素
如果您的自然发色是深色的，请不要染成浅金色，否则毛发会严重受损

巴西角蛋白护理[12-14]

自2003年以来，甲醛配方变得十分流行，第一个开始使用甲醛配方的为巴西的里约热内卢市。甲醛的作用方式与松弛剂不同，因为甲醛和其他醛类不是矫直产品。在定期吹干过程中，水会打破角蛋白分子的氢键，毛发得以重塑、变直。甲醛可以使角蛋白纤维完美交联，经过重新设计的角蛋白得以永久保持新形状，赋予毛发纤维光泽和柔软度。大多数国家/地区的监管机构都禁止使用甲醛，因此，目前的角蛋白护理会使用其他试剂，如亚甲基二醇和乙醛酸，在吹干和热熨烫加热过程中会释放甲醛。巴西角蛋白护理越来越受欢迎，因为它可与漂白剂和碱性松弛剂兼容，赋予毛发自然光滑、亮丽的外观，而化学松弛剂则无法获得这种效果。

角蛋白护理的局部不良反应包括头皮屑、瘙痒、红斑和休止期脱发。接触性皮炎和银屑病样脱发也有报道。

美发师和客户均需考虑致癌性的安全隐患。一项针对沙龙工作人员和客户在角蛋白护理期间甲醛暴露的研究表明，专业的毛发护理（甚至是标有"无甲醛"的护理）都有可能产生达到或超出目前职业暴露限值浓度的甲醛[15]。

染发[11,16-22]

在欧洲和美国，超过1/3的18岁以上女性和约10%的40岁以上男性使用染发剂，以修饰自然发色或在出现白发后用以恢复自然发色。染发还可以保护毛发免受光损伤。

染发剂根据其维持时间和持久性，分为暂时性、半永久性、不完全永久性和永久性。根据白发比例和想要的颜色来选择最合适的染发剂。

暂时性和半永久性染发剂不能完全覆盖白发或淡化毛发颜色。

暂时性染发可以维持到下一次洗发前。暂时性染发剂含有高分子量的离子碱性染料（纺织染料），主要包裹在毛干的外层，不能渗透毛小皮。它们主要用于提亮发色。植物性染料也是暂时性染发剂，一般认为其是天然和安全的，所以比较受欢迎。最常用的植物性染料就是指甲花henna，常与其他植物性染料如靛蓝和决明子（欧莱雅Botanea®）或核桃提取物混合使用。

半永久染料具有一定的白发遮盖能力，可用于白发比例小于30%的个体，但它们并不能使毛发颜色变浅。半永久性染发剂含有低分子量的染料，可以渗透进入毛小皮的中层，但由于它们没有被氧化，不与毛发蛋白结合，一般会在4～6个周期后褪色。

不完全永久性和永久性染发剂含有无色的染料前体（对苯二胺、对甲苯二胺、对氨基苯酚），他们与毛干内的过氧化氢发生化学反应，形成有颜色的分子。

不完全永久性染料的优点是可以耐受数次洗涤，并与新生发的色差较小。不完全永久性染料不含氨，但以乙醇酰胺作为碱化剂。碱化剂可以激活系统，以获得淡化发色的效果。当仅用过氧化氢处理毛发时，似乎观察不到漂白效果。含有乙醇酰胺的产品也常被称为无氨产品，最大的好处是没有强烈的气味。乙醇胺对发干的伤害比氨要小。

永久性染发可以使原始发色的色调更浅和更深。通过增加过氧化氢浓度，与氨或乙醇酰胺结合，可以达到漂白效应。氨/乙醇酰胺和过氧化氢的含量决定了漂白的程度。最终的颜色取决于所用的各种中间体的比例及其总浓度。

碱化剂可以让染料穿透毛小皮，进入到毛干的皮质层。但是，氨和过氧化氢会氧化18-MEA的天然脂质层，并氧化半胱氨酸，导致毛发结构的不可逆损伤。18-MEA的去除会降低毛发的疏水性，允许更多的水分摄入，增加毛糙度。半胱氨酸的氧化会导致蛋白流失。

漂白剂[21,22]

由于缺乏色素，漂白可以淡化原始发色以及让白发看起来不太明显。浅金色挑染可以让灰白发最不明显。这些产品含有过氧化氢、氨和过硫酸盐，可提供永久性浅色发。过氧化氢通过溶解黑素颗粒和在皮质层中形成微小裂隙来使原始毛发漂白。pH8.4～9.6时漂白力最大，8以下则可忽略不计。反复漂白会增加毛发的孔隙，引起毛发风化。"上"或"提升"指的是淡化发色，"下"为加深发色。发色变浅时，会经历从红色到橙色，最后到金色和黄色几个不同的阶段。毛发呈现橙色时，提示漂白的时间不充分，需要继续漂染一段时间。

不良事件

不良事件可以只局限于皮肤和/或毛干（比如接触性皮炎、毛发断裂）或是系统性的，从单纯头痛到可能增加致癌风险不等。

皮肤反应是染发后最常见的不良反应之一，对苯二胺（p-phenylenediamine，PPD）及其衍生物是引起过敏性接触性皮炎的罪魁祸首。最近，许多制造商已经开始用对甲苯二胺硫酸盐（para-toluenediamine sulfate，PTDS）代替PPD生产永久性和不完全永久性染发产品。这对于对PPD过敏的患者来说是一个极好的替代方案，57%的PPD过敏患者可以耐受基于PTDS的染发产品。

染发剂与癌症之间的可能相关性存在争议。IARC将芳香胺分类为对职业暴露人士，如美发师和理发师可能有致癌性（2A风险类别），但不会对使用芳香胺产品的个人造成威胁。

由于接触过敏的可能性以及一定程度的致突变性芳香胺物质渗透，妊娠期妇女使用染发剂是有争议的。由于内分泌干扰风险，不建议16岁以下的青少年儿童使用不完全永久性和永久性染料。

（倪春雅　译，齐思思　校）

参考文献

[1]　Robbins CR. Chemical and physical behavior of human hair. 4th ed. New York: Springer; 2013.

[2] de Sá Dias TC, Baby AR, Kaneko TM, Robles Velasco MV. Relaxing/straightening of Afroethnic hair: historical overview. J Cosmet Dermatol. 2007; 6: 2–5.

[3] Syed AN, Naqvi AR. Comparing the irritation potential of lye and no-lye relaxers. Cosmet Toiletries. 2000; 115: 47–52.

[4] Harris RT. Hair relaxing. Cosmet Toiletries. 1979; 94: 51–6.

[5] Wong M, Wis-Surel G, Epps J. Mechanism of hair straightening. J Soc Cosmet Chem. 1994; 45: 347–52.

[6] Kolar G, Miller A. Hair straighteners. In: Balsam MS, Sagarin E, editors. Cosmetics science and technology. 2nd ed. New York: Interscience; 1972; p. 150–277.

[7] Shetty VH, Shetty NJ, Nair DG. Chemical hair relaxers have adverse effects a myth or reality. Int J Trichology. 2013; 5: 26–8.

[8] Cannell DW. Permanent waving and hair straightening. Clin Dermatol. 1988; 6: 71–82.

[9] Lee AE, Bozza JB, Huff S, de la Mettrie R. Permanent waves: an overview. Cosmet Toiletries. 1988; 103: 37–56.

[10] Draelos ZK. Hair cosmetics. Dermatol Clin. 1991; 9(1): 19–27.

[11] Alessandrini A, Piraccini BM. Essential of hair care cosmetics. Cosmetics. 2016; 3: 1–10.

[12] Weathersby C, McMichael A. Brazilian keratin hair treatment: a review. J Cosmet Dermatol. 2013; 12: 144–8.

[13] Anderson SE, Ham JE, Munson AE. Irritancy and sensitization potential of glyoxylic acid. J Immunotoxicol. 2008; 5: 93–8.

[14] Gavazzoni-Dias MF, Rochael M, Vilar E, Tanus A, Tosti A. Eczema-like psoriasiform skin reaction due to Brazilian keratin treatment. Skin Appendage Disord. 2016; 1(3): 156–62.

[15] Pierce JS, Abelmann A, Spicer LJ, Adams RE, Glynn ME, Neier K, et al. Characterization of formaldehyde exposure resulting from the use of four professional hair straightening products. J Occup Environ Hyg. 2011; 8: 686–99.

[16] Draelos DZ. Hair care and dyeing in Ioannides D, Tosti A (eds). Alopecia — practical evaluation and management. Curr Probl Dermatol. 2015; 47: 121–7.

[17] Scheman A, Cha C, Bhinder M. Alternative hair-dye products for persons allergic to para-phenylenediamine. Dermatitis. 2011; 22(4): 189–92.

[18] Patel D, Narayana S, Krishnaswamy B. Trends in use of hair dye: a cross-sectional study. Int J Trichology. 2013; 5(3): 140–3.

[19] Dias MFRG. Hair cosmetics: an overview. Int J Trichology. 2015; 7(1): 2–15.

[20] International Agency for Research on Cancer. Some aromatic amines, organic dyes, and related exposures, IARC monographs on the evaluation of carcinogenic risks to humans, Vol. 99. Lyon: International Agency for Research on Cancer; 2010. Accessed at http: //monographs. iarc.fr/ENG/Monographs/vol99/index.php.

[21] Guerra-Tapia A, Gonzalez-Guerra E. Hair cosmetics: dyes. Actas Dermosifiliogr. 2014; 105: 833–9.

[22] Grey J. The world of hair colour: a scientific companion. 1st ed. Boston: Thompson Learning; 2005.

第20章 如何进行毛发疾病的疗效评价

How to Evaluate Treatment Response in Hair Diseases

Maria Abril Martinez-Velasco, Norma Elizabeth Vazquez-Herrera, and Antonella Tosti

引言

治疗头皮疾病时，很关键的是能够评估疗效。疗效将决定下一步的治疗决策，例如增加或减少治疗剂量、改变治疗手段、改变治疗药物或增加辅助治疗。

若治疗无效，首要考虑因素为患者的依从性。听取患者对症状、不良反应及精神负担的担忧。

对于瘢痕性秃发而言，最重要的是要向患者解释治疗目标是阻止疾病进展并维持剩余毛发的健康。比较常见的是，瘢痕性秃发患者往往有不切实际的期望，并在每次随访时抱怨未见任何改善。

毛发疾病通常有多种病因，因此，治疗是否有效不仅受到治疗处方的影响，还受生活习惯改变的影响，例如体育锻炼、饮食、新药或补剂、患者毛发日常护理、头发沙龙护理、深层护理、睡眠方式或身体状况如疾病、手术或妊娠等。

不仅应总是倾听患者的反馈，还要使用客观的方法评价疗效，只有客观的参数才能真正显示出治疗是否起效。

疗效评估工具

手持式皮肤镜

手持式皮肤镜具有10倍与20倍（手持镜）的标准放大倍数，可分为三组：接触式、偏振光接触式和偏振光非接触式。混合式皮肤镜具有接触或非接触两种工作模式[1]。

M. A. Martinez-Velasco (✉)
National University of Mexico, Department of Onco-dermatology and Trichology Clinic, Mexico City, Mexico

N. E. Vazquez-Herrera
Tecnológico de Monterrey, Hospital San José, Monterrey, Nuevo León, Mexico

A. Tosti
Fredric Brandt Endowed Professor of Dermatology, Dr. Phillip Frost Department of Dermatology and Cutaneous Surgery, University of Miami Miller School of Medicine, Miami, FL, USA

© Springer Nature Switzerland AG 2020
A. Tosti et al. (eds.), *Hair and Scalp Treatments*, https://doi.org/10.1007/978-3-030-21555-2_20

影像皮肤镜

影像皮肤镜由于其高放大倍数与高质量图片可用于并排比较图片，最适用于文档处理。FotoFinder系统的放大倍数为14 ~ 100倍，可使其他设备无法看清的毛发与头皮结构特征充分的可视化。另外，这些设备具有专门的软件可以手动测量毛发密度、毛囊单位数量、毳毛与终毛的直径和比例，有助于评估疗效（Folliscope）[1]。自动测量需要进行剃发才能实现，这是临床试验的金标准，但在日常实践中并不实用。FotoFinder还提供了一种专项服务，称为TrichoLAB毛发镜实验室，用户可发送不剃发的照片并获取所有测量信息。该服务还提供了专业的毛发镜图片评估并给予准确诊断。

横截面毛发测量法

横截面毛发测量仪为一种手持式毛发质量测量设备，用J型卡槽固定2 cm×2 cm头皮区域的一束头发，测量该发束的横截面面积。然后可显示毛发测量指数（trichometric index，TMI），这由毛发纤维的数量（密度）和毛发直径决定。TMI数值可反映指定区域一定时间内的毛发质量，通过以下公式计算[2]。

$$TMI = \frac{毛发横截面面积（mm^2）}{头皮面积（cm^2）} \times 100$$

毛发图像分析仪

该设备可测量头发密度（头发数/cm²）、毛发直径（μm）、毛发长度（mm），并可根据3天内1 cm²特定头皮区域的数据计算出线性生长率（mm/d）。定期测量同一头皮区域的数据，可客观评价疗效。但需要进行头皮文色定点、剪短毛发，且每次评估都需要到访诊所2次，并非所有患者都愿意接受此检查[1]。

毛发脱落视觉量表

毛发脱落视觉量表（hair-shedding visual scale，HSVS）是一种视觉模拟量表，用于评估女性脱发患者毛发脱落的严重程度。该视觉量表适用于不同长度的细发与粗发的女性[3]。对于毛发较细的女性，可分为6个等级：1 ~ 4级为正常，5 ~ 6为过度脱落；对于毛发较粗的女性，可分为9个等级：1 ~ 4级为正常，5 ~ 9级为过度脱落。毛发脱落量表有助于临床上快速区分毛发的正常脱落和过度脱落。合理使用此评分量表可有助于疗效评估[4]（图20-1）。

FFA严重度指数

FFA严重度指数（frontal fibrosing alopecia severity index，FFASI）为结合皮肤镜引导下活检的毛发镜视觉量表，与毛周管型的厚度及炎症程度相关。

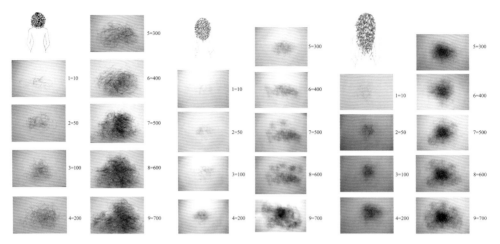

图 20-1　毛发脱落视觉量表

根据毛周管型的厚度及淋巴细胞浸润程度可将其分为 3 个等级。毛周管型的严重度分级对于视觉上评价不同区域头皮的疾病活动度非常有效，对于选择治疗方式和随访监测疗效也非常重要[5]（表 20-1）。

表 20-1　FFA 严重度指数

分级	定量数值	定性程度	毛周管型厚度与淋巴细胞浸润相关性 [a]		毛发镜 vs. 组织学相关性
			每 40 倍视野下淋巴细胞计数	结果（中位数）[b,c]	（敏感性/一致性）
1 级	＜ 0.2 mm	轻度/薄	＜ 5	0.12 ～ 0.16 mm（0.15 mm）	54/56（91%/0.83）
2 级	0.2 ～ 0.44 mm	中度/薄到厚	5 ～ 10	0.2 ～ 0.44 mm（0.40 mm）	64/70（91%/0.80）
3 级	＞ 0.44 mm	重度/厚	＞ 10	0.50 ～ 0.70 mm（0.60 mm）	14/14（100%/1.0）

注：[a] 毛周管型厚度对应为头皮受累部位毛干根部到最远端距离。[b] Kruskal-Wallis $P ＜ 0.000\ 1$。[c] Spearman 相关性为 0.905，$P ＜ 0.000\ 1$。

FFA 严重度指数

该指数考虑了发际线后移程度（1 ～ 5 级）、前额带状炎症、非头皮处脱发（眉毛、睫毛、四肢体毛及腋毛等）及相关特征（面部丘疹、皮肤/甲/黏膜 LPP 及头皮泛发的毛发 LPP）。该指数的最高评分为 100 分[6]。

FFA严重度评分

FFA严重度评分（frontal fibrosing alopecia severity score，FFASS）考虑了前额与颞部发际线后移的等级（1～5级）、眉毛脱落的等级（无、部分或全部）、毛囊周围红斑与过度角化的严重程度与范围，以及FFA相关瘙痒与疼痛的严重程度和频率。评分为0～25分，评分越高表明症状越严重。FFASS包含的临床特征主要分为两类：秃发程度（最高21分）与炎症（最高4分）[7]。

毛发扁平苔藓活动度指数

毛发扁平苔藓活动度指数（lichen planopilaris activity index，LPPAI）可评价症状（瘙痒、疼痛、烧灼感）、临床体征（红斑、毛周红斑、毛周鳞屑）、活动度（生长期拉发试验）和病情蔓延程度。症状和体征按四分量表记录：0=无，1=轻度，2=中度，3=重度，然后在以下等式进行计算[8]：

$$LPPAI（0～10）=（瘙痒+疼痛+烧灼感）/3$$
$$+（头皮红斑+毛周红斑+毛周鳞屑）/3$$
$$+（生长期拉发阳性）2.5+（蔓延/2）+1.5$$

Tosti医师炎症量表

该量表用于评估脂溢性皮炎与银屑病的炎症程度。放大倍数20倍下所见分支状血管或肾小球状血管占头皮的百分比，量表分6级：5级，100%；4级，75%；3级，50%；2级，25%；1级，25%～10%；0级，少于10%。

秃发严重度评分

秃发严重度（severity of alopecia tool，SALT）评分为计算脱发范围百分比的严重度分数。将头部分为四个区域：顶部、后部与两个侧面。使用评分公式，可以确定指定象限中头皮脱发的百分比并乘以该象限占总头皮的百分数，并将每个象限所得乘积相加即可获得全头皮脱发的总分数。也需要评估者必要情况下绘制秃发的面积图，便于在随访评估中比较头皮脱发百分比的变化[9]。

全头照相

对于临床研究而言，非常重要的是使用立体定位设备以固定患者的下巴与额部，并在其上方安装带有闪光灯的相机，以保证每次随访时图像显示的放大倍数与光线相一致。患者应保持相同的发型与发色。建议四个标准视图（顶部、头皮中部、额部与颞部），以便进行治疗后的全头照相比较[1]。

然而，这在日常实践中并不总是可行。因此可利用普通相机进行拍摄存档，但是必须在相同的条件下（光线、颜色和距离）进行拍照，以进行随访比较。没有拍照存档就无法对毛发疾病患者进行随访记录。

动态毛发镜

动态或序贯毛发镜检查有助于长期观察头皮疾病，可用于监测瘢痕性秃发与非瘢痕性秃发的治疗情况。有助于明确病情分期和进展的特定线索，加深对头皮疾病病理生理变化上的认识。其还可识别需要治疗干预的区域，并向患者展示治疗是否有效[10]。

评估特定头皮疾病的疗效

非瘢痕性秃发

AGA

■ 治疗目标

● 停止脱发。增加平均毛发直径和一根以上毛发的毛囊单位数。减少毛干变异程度、细发比例以及每个视野下黄点征的数量。

● 患者需要了解只有依从性好，治疗才会起效。

■ 评估工具

● 全头照相。

● 影像皮肤镜。

● 毛囊镜。

● 动态毛发镜。

● 横截面毛发测量法。

■ 疾病进展 vs. 改善的毛发镜征象（图 20-2）

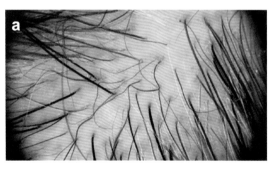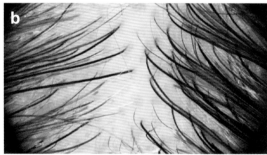

图 20-2　a. 毛干粗细变异（超过 20% 微小化毛囊），黄点征。b. 5% 米诺地尔与非那雄胺 2.5 mg 治疗 6 个月后。注意毛发直径增加、毛干粗细变异减少及单毛发毛囊单位数减少

● 进展中：变异率（超过 20% 微小化毛囊），黄点征，细短新生发。

● 改善：发干变异程度减少，正常粗细的短新生发。

■ 毛发脱落视觉量表

该量表对于监测女性患者的疗效非常有效，有利于减少患者的焦虑，因为她们可以看

到毛发脱落减少。

■ 期待什么

头发密度和直径增加。

■ 如果患者对治疗无效该怎么办

接触性皮炎是米诺地尔常见的不良反应，可考虑做斑贴试验，这可能是由丙二醇或米诺地尔引起。当丙二醇过敏时，泡沫剂为一个很好的选择。因此，需要对患者的护体乳、含30%丙二醇的水溶液与Rogaine泡沫剂进行斑贴试验。对泡沫起反应者才是对米诺地尔本身过敏。

这种情况下，可考虑其他方案，例如口服米诺地尔、外用拉坦前列素或纳诺地尔[R]。纳诺地尔为吡咯烷基二氨基嘧啶氧化物（pyrrolidine diaminopyrimidine oxide，PDPO）的专有名称，为一种钾通道开放剂，其分子结构类似于米诺地尔，但对钾通道的亲和力更高，分子量更低。

如果患者对1 mg非那雄胺无效，可考虑改用0.5 mg度他雄胺，并联合辅助治疗[11,12]。

明确是否存在合并的头皮疾病为AGA治疗期间首要考虑的事项。TE不会导致雄激素性秃发；然而，其肯定会使情况加重。

询问患者近期是否使用新药（包括避孕药，如左炔诺孕酮）和"营养补充剂"，包括维生素A、小麦蛋白粉、DHEA睾酮、饮食摄入低于1200 kcal以及新运动项目（切记：无氧运动会增加睾酮水平；而有氧运动会增加氧化应激）。同时，头皮炎症会影响疗效，如脂溢性皮炎或银屑病，因此，在AGA治疗期间控制炎症非常重要。若毛发镜检查显示有多个黄点征或环形（猪尾）发，鉴别诊断需考虑隐匿性AA，建议行头皮活检明确诊断。

TE

■ 治疗目标

● 明确并避免诱因，停止毛发脱落。

● 对于没有合并头皮疾病的TE，心理安慰非常重要。应向患者解释，即使毛发继续脱落，也不会导致秃发。皮肤镜照片显示有新生毛发会有帮助。但是，请勿忘记TE会加重AGA，若皮肤镜检查发现存在毛囊微小化，则必须努力控制住TE[13]。

■ 评估工具

● 影像皮肤镜。

● 毛囊镜。

● 全头照相。

● 动态毛发镜。

● 横截面毛发测量法。

■ 活动期的毛发镜表现（图20-3）

活动期：短新生毛发，单毛发毛囊单位，无毛干的毛囊开口。

■ 期待什么

最初的3个月内毛发脱落停止，在第6个月可见临床上明显的恢复，包括毛发密度增

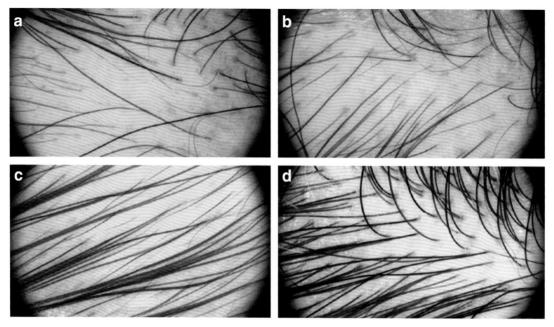

图20-3　a. 产后3个月的TE，注意存在大量短新生毛发、黄点征和单毛发毛囊单位。b. 产后5个月随访。c. 产后7个月随访。d. 产后12个月随访

加和无空置的毛囊。

■　活动度量表

HSVS。

■　如果患者对治疗无效该怎么办

重新检查患者新近使用的药物、饮食、减重锻炼安排、情绪压力、消脂霜、草药治疗、非处方补剂、近期手术、含角质溶解剂的洗发水、维生素A服用情况、过度日晒、染发产品的改变、新的护发治疗以及中断口服避孕药。

须考虑头皮炎症性疾病，例如接触性皮炎、银屑病或脂溢性皮炎也可导致或加剧休止期脱发。当诱因被去除时，外用或系统使用糖皮质激素有助于控制过多的毛发脱落。

如果确定了病因并给予了治疗，应再次进行实验室检查以评估药物是否已解决问题。

另外很重要的一点是需考虑存在慢性TE的可能性，慢性TE的定义为持续6个月以上的弥漫性TE。其病因通常为多重因素，难以明确，目前认为是由毛发周期间歇性的病理同步、生长期变短或早期细胞凋亡引起。其仍只能作为排除性的诊断，应切记，多种病因可与此类型脱发有关，包括季节交替相关的毛发生长于脱落，以及部分可能同时合并AA。当季节性脱发来临时，大部分患者都会感到苦恼，因此，非常关键的一点是帮助这些患者为每年这段时间的到来做准备（部分患者在毛发脱落前可能会有头皮疼痛感）[14,15]。

AA

■　治疗目标

● 通过免疫抑制或免疫调节获得全头或部分毛发再生。

- 情绪应对技巧至关重要，有益于患者的依从性和总体健康状况，使治疗效果更好。

■ 评估工具

- 皮肤镜。
- 动态毛发镜。
- 全头照相。
- SALT分数。

■ 毛发镜活动度表现（疾病活动期或非活动期）（图20-4）

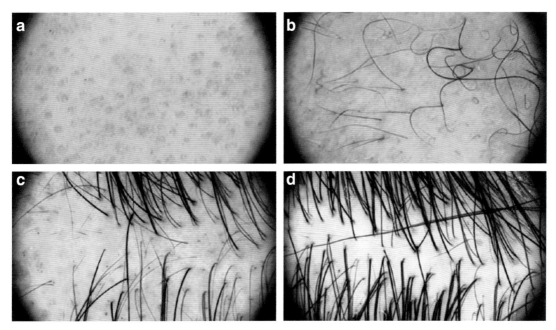

图20-4　a. 免疫治疗前具有6年病程的全秃患者的黄点征。b. 3个月时随访，出现黄点征，圈状发和新生短发。c. 6个月时随访，出现部分黑点征与较多新生短发。d. 9个月时随访，无AA活动表现

- 疾病活动表现：黄点征/黑点征，感叹号发，断发，圈状发和念珠样发。
- 疾病非活动期，毛发镜显示规则分布的黄点征和特征性的毛发再生，例如直立再生的毛发。

■ 期待什么

- 疗效与复发的可能性是无法预测的。
- 我们建议疾病活动时每3个月检查一次患者。
- 9～12个月的治疗无效，则认为治疗失败。
- 从治疗的第1个月起即可观察到阳性结果；然而多数情况下，至少需要3～6个月。
- 如果实现完全生长，必须每3个月进行一次随访以观察是否复发。若检测发现复发表现，应建议患者尽快回来复诊。
- 如果复发确实发生，应尽快重启或改变治疗方案。

■ 如果患者对治疗无效该怎么办

目前有多种治疗选择手段。选定一种治疗方案需考虑患者的年龄、合并症以及秃发程度。逐步增加单药免疫抑制剂的强度，免疫抑制剂的联合治疗或增加辅助治疗手段可有助于获得更好的效果。另外，须评估从免疫抑制剂调整为免疫调节剂的治疗方案；反之亦然，以实现毛发生长。与患者讨论假发套方案以改善生活质量[16-18]。

瘢痕性秃发

FFA

■ 治疗目标

- 控制炎症并阻止脱发和纤维化的进展。
- 减轻与疾病相关的症状，例如烧灼感与瘙痒感。
- 帮助患者理解治疗依从性的重要性，以避免瘢痕进展。
- 帮助患者恢复正常生活。这些患者的美容效果至关重要，因此，一旦疾病得到控制，必须使患者有舒适感与安全感。

■ 评估工具

- 全头照相。
- 发际线后退的测量。
- 影像皮肤镜。
- 动态毛发镜。

■ 疾病活动的临床表现

- 额部瘢痕带的进展。
- 面部丘疹。
- 眉间红点征。
- 身体其他部位的脱发。

■ 毛发镜下活动度表现

活动度：毛周管型与毛囊周围红斑是炎症阶段的表现，但并不是特有的。不仅限于炎症期（尤其是对红斑的判定，因为纤维化过程会产生代偿性深丛血管扩张，产生红斑）。在疾病早期阶段，可见黑点征或断发（图20-5）。

■ 活动量表

- FFASI三镜视觉量表[5]。
- 前额纤维化性秃发严重度评分[7]。
- 额肌FFASI[6]。

■ 期待什么

每3个月进行一次随访，以评估瘢痕性秃发的进展与活动度（毛周管型）。毛周管型是最特异、最敏感的活动度指标，也是唯一可作为调整治疗方案的活动度指标，即使瘢痕性秃发处于稳定期，如果患者表现有毛周管型，则认为疾病处于活动期。

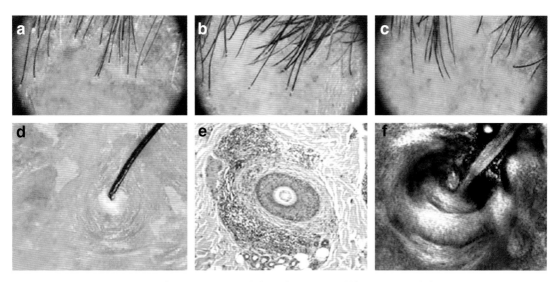

图20-5 a. 在用5 mg/kg他克莫司和plaquenil治疗之前的3级毛周管型。b、c. 治疗后3个月和6个月随访时的毛周管型。d ~ f. 毛发镜、病理组织学和激光共聚焦与3级毛周管型的相关性（ > 10个淋巴细胞/视野/40×）

减轻症状有助于提高生活质量。

在极早期的病例中可能很少会观察到毛发再生，但通常很少。不建议与患者讨论毛发再生的可能性，除非其确实发生[19]。

值得明确的是毛发LPP不会伴发FFA。鉴于其他部分头皮也出现毛周管型、红斑及毛囊开口缺失，应考虑行活检并给予相应的治疗。多数情况下，当活动度表现超出瘢痕条带时，非常重要的是向患者解释外用治疗范围应超出瘢痕条带。

■ 如果患者对治疗无效该怎么办

首先，应询问患者治疗的依从性。其次，询问他们如何使用外用药治疗，如局部外用他克莫司软膏必须按摩头皮直至全部吸收。在某些情况下，患者会忘记需要超出瘢痕条带或沿着瘢痕条带（鬓角）局部外用。由于他克莫司软膏太油腻，有些患者往往不愿使用，将他克莫司配成溶液可能会是一种选择。

若患者抱怨使用钙调神经磷酸酶抑制剂会刺激皮肤，可以建议其先在皮肤上使用保湿乳液以减轻刺激。

羟氯喹最大治疗剂量可加至5 mg/（kg·d）[20]。同时使用他莫昔芬治疗的患者应密切监测肾功能。开始羟氯喹治疗前应进行眼科评估。尤为重要的是，羟氯喹至少需要3 ~ 4个月才产生效果，且患者必须了解吸烟可能会降低疗效并增加疾病的活动性[21-23]。若患者对此治疗无效，可考虑联合其他治疗方法，例如非那雄胺或度他雄胺、异维A酸、吡格列酮、低剂量纳曲酮及光疗。如果某个特定区域对治疗无反应，局部皮损内注射曲安奈德可作为一种选择；然而，不推荐将其作为一线治疗，因为疾病本身也会发生皮肤萎缩[24-26]。

毛发LPP

- 治疗目标
- 控制炎症，阻止疾病进展，保护剩余原生发。
- 缓解症状。
- 评估工具
- 全头照相。
- 影像皮肤镜。
- 手持式皮肤镜。
- 毛发LPP活动度评分系统[8]。
- 疾病活动的临床表现
- 瘢痕面积扩大。
- 红斑。
- 脱屑。
- 瘙痒/烧灼感。
- 生长期毛发拉发试验阳性。
- 疾病活动的毛发镜表现（活动或静止）（图20-6）
- 活动期表现：红斑，毛周管型。
- 进展期表现：毛囊开口进一步消失。

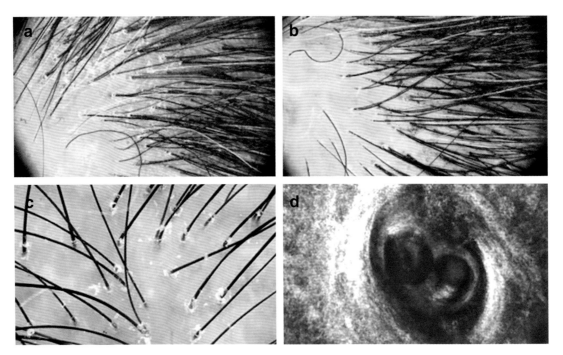

图20-6　a. 毛周管型评分为3级的患者在治疗前表现。b. 外用他克莫司和羟氯喹200 mg，每天2次，治疗3个月后毛周管型降为2级。c、d. 毛发LPP在毛发镜下与共聚焦显微镜下的对应表现

- 静止期表现：毛周管型减少。

■ 疾病活动量表

- 毛周管型鳞屑。
- LPPAI 区域。
- 拉发试验（拉发试验为生长期毛发）。

■ 期待什么

每 3 个月进行评估，以评估毛周管型面积、红斑及瘙痒的减轻程度。

■ 如果患者对治疗无效该怎么办

如果疾病活动表现持续存在，考虑联合不同的治疗。每 4 ～ 6 周在有毛周管型表现的头皮部位注射一次激素。系统性激素治疗会有帮助，推荐在一定时间段内行脉冲式治疗。

请记住，前 4 ～ 6 个月往往看不到羟氯喹（5 mg/kg）的治疗效果[20,23]。其他治疗药物包括吡格列酮、四环素及免疫抑制剂如霉酚酸酯或环孢霉素。最近的一项研究表明托法替布也有效。对其他治疗有禁忌的患者可使用低剂量依诺肝素作为替代治疗。低剂量纳曲酮也可以作为一种选择，尽管有效性数据有限。也可联合使用准分子激光用于减轻炎症。

抗组胺药，例如西替利嗪或羟嗪可有助于缓解瘙痒。

以下事实必须引起重视：诊断为毛发 LPP 的皮损部位可能会由于引发苔藓样反应的药物而导致疾病再激活[27-30]（表 20-2）。

表 20-2　毛发 LPP 相关药物（粗体字药物为最常见者）

药物分类	药 物 名 称
抗生素	氨基水杨酸钠、乙胺丁醇、灰黄霉素、酮康唑、链霉素、四环素、曲伐沙星、异烟肼
降压药/抗心律失常药	血管紧张素转化酶抑制剂（卡托普利、依那普利）、多沙唑嗪、**β 受体阻滞剂**（普萘洛尔、拉贝洛尔、索他洛尔）、**甲基多巴**、哌唑嗪、硝苯地平、**奎尼丁**
抗疟药	**氯喹**、羟氯喹、奎宁
抗抑郁药/抗焦虑药/抗精神病药/抗惊厥药	阿米替林、卡马西平、氯丙嗪、左旋丙嗪、甲氧丙嗪、丙咪嗪、劳拉西泮、苯妥英
利尿剂	**噻嗪类利尿剂**（氯噻嗪和氢氯噻嗪）、呋塞米、螺内酯
降糖药	磺脲类（氯丙酰胺、格列美脲、甲苯磺酰胺、甲苯磺丁酰胺、格列本脲）
金属	**金盐**、砷、铋、汞、钯、锂
非甾体抗炎药	乙酰水杨酸、贝诺酯沙、双氟尼沙尔、芬氯芬酸、氟比洛芬、布洛芬、吲哚美辛（消炎痛）、萘普生、舒林酸
HMG-CoA 还原酶抑制剂	普伐他汀、辛伐他汀、吉非贝齐、氟伐他汀、洛伐他汀

（续表）

药物分类	药 物 名 称
TNF-α 拮抗剂	英夫利昔单抗、阿达木单抗、依那西普、来那西普（lenercept）
其他	别嘌呤醇、博来霉素、肉桂利嗪、氰胺、氨苯砜、羟基脲、乙肝疫苗、伊马替尼、免疫球蛋白、α-干扰素、左旋甲状腺素、左旋咪唑、美沙拉敏、甲基苯丙氨酸、青霉素、普鲁卡因酰胺、乙胺嘧啶、乙氧嘧啶、*喹吖因*、西地那非、柳氮磺吡啶、特比萘芬、三己基苯基、熊去氧胆酸、奥美拉唑、兰索拉唑、泮托拉唑、雷尼替丁

秃发性毛囊炎

▧ 治疗目标

● 停止炎症并阻止向纤维化进展。

● 缓解症状、疼痛和瘙痒。

▧ 评估工具

● 影像皮肤镜。

● 手持式皮肤镜。

▧ 疾病活动期的临床表现

● 头皮水肿与红斑。

● 丘疹脓疱皮损，渗出结痂区域和簇状的毛囊炎。

▧ 疾病活动期的毛发镜表现（活动期 vs. 静止期）（图 20-7）

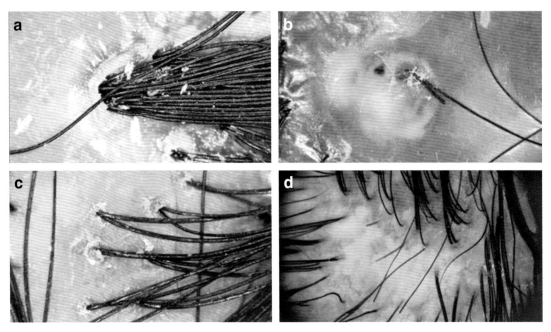

图 20-7　a. 伴有渗出的红黄色结痂区域。b. 脓疱。c. 簇状毛囊炎。d. 使用甲氧苄啶磺胺甲噁唑与氯倍他索局部外用治疗 1 个月后脓疱与黄红色结痂消退

- 静止期：毛周管型消失/减少，毛囊周围发夹样血管减少，渗出液减少及脓疱。
- 活动期：毛周管型显著，红黄色结痂区域持续渗出。

■ 期待什么

- 红斑、结痂和渗出控制。
- 毛周管型减少。

■ 如果患者对治疗无效该怎么办

考虑更换抗生素方案，不要犹豫使用系统性或皮损内糖皮质激素治疗以减轻炎症，也可选择使用异维A酸和阿达木单抗[31-35]。

分割性蜂窝织炎

■ 治疗目标

- 阻断炎症，阻止纤维化进展。
- 准确识别疾病早期表现，有时易误诊为AA。

■ 评估工具

- 影像皮肤镜。
- 手持式皮肤镜。

■ 疾病活动的毛发镜表现（活动期vs.静止期）（图20-8）

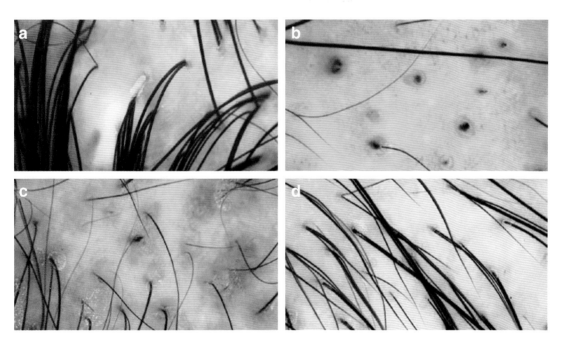

图20-8　a. 红斑和毛囊周围脓疱。b. 黑点征。c. 治疗前黑点征、红斑和脓疱。d. 使用甲氧苄啶磺胺甲噁唑和泼尼松（强的松）1 mg/kg治疗1个月后，在之前秃发斑块上出现短的再生发、黑点征消退

- 静止期：既往秃发斑上的短再生发，无黑点征，疼痛性结节和隆起的斑块。
- 活动期：黑点征，隆起的秃发斑块，角质栓。

■ 期待什么

● 减轻疼痛。

● 脓疱和渗出清除，红斑减少和黑点征消失。

● 早期毛发再生。

● 疾病瘢痕化进展的中断。

■ 如果患者对治疗无效应该怎么办

考虑更改抗生素方案并增加系统性与局部糖皮质激素，以避免因炎症过程造成永久性毛发损伤。可建议使用异维A酸[31]或阿达木单抗[35]。

炎症性头皮疾病

银屑病

■ 治疗目标

● 减轻炎症。

● 控制瘙痒。

● 停止因炎症反应造成的脱发。

● 预防瘢痕性秃发（罕见）。

■ 评估工具

● 影像皮肤镜。

● 手持式皮肤镜。

■ 活动期毛发镜表现（图20-9）

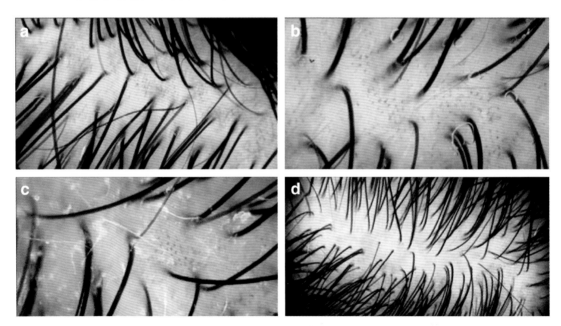

图20-9　a～c.红色毛细血管袢，毛囊间鳞屑，红斑。d.使用卡泊三醇与倍他米松凝胶治疗2个月后红色毛细血管袢消退

红色扭曲的毛细血管袢，毛囊间鳞屑，红斑。

■ 活动度量表

Tosti医师炎症量表。

■ 期待什么

● 红色扭曲的毛细血管袢减少或消失。

● 毛囊间鳞屑和瘙痒减轻。

● 若累及关节，转诊给风湿科医师治疗控制。

■ 如果患者对治疗无效应该怎么办

● 考虑窄波UVB光疗。可供家用设备，且不贵。

● 考虑系统治疗，包括甲氨蝶呤或阿普斯特。考虑TNF-α抑制剂或抗IL-17A药物，其显示出令人可喜的结果并具有良好的安全性[36,37]。

脂溢性皮炎

■ 治疗目标

● 减少炎症和脱屑。

● 控制瘙痒和脱发。

■ 评估工具

● 影像皮肤镜。

● 手持式皮肤镜。

■ 活动期毛发镜表现（活动期vs.静止期）（图20-10）

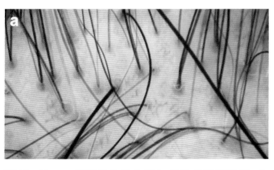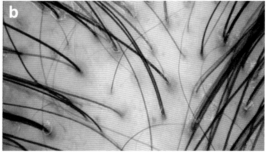

图20-10　a. 多发分支状血管与黄色毛囊间鳞屑。b. 口服伊曲康唑100 mg/d，15天联合外用酮康唑2个月治疗后分支状血管与黄色毛囊间鳞屑减少

● 静止期：缺乏黄色的毛囊间鳞屑、脓疱和结痂。

● 活动期：分支状血管数量增加，存在毛囊间鳞屑、脓疱和抓痕。

■ 活动度量表

Tosti医师炎症量表。

■ 期待什么

● 分支状血管消失或减少。

● 毛囊间鳞屑消失或减少。

- 给患者提供两个不同阶段的治疗策略：首先是活动期的治疗，聚焦于减轻炎症与脱屑，同时减少真菌定植。
- 其次是终身维持治疗，主要针对微生物菌群与皮肤屏障维持，作为防止加重的最佳方法。
- 多数情况下，抗炎洗发水与抗真菌治疗对脂溢性皮炎有效。使用氟康唑或伊曲康唑2周为控制真菌定植的最佳方法。随后，患者可每个月服用单剂治疗[38,39]。

■ 如果患者对治疗无效该怎么办

如果经过正确的治疗后炎症仍持续存在，考虑其他可能的诊断如接触性皮炎、头皮玫瑰痤疮或头皮银屑病。较罕见的鉴别诊断包括红斑型天疱疮或寻常型天疱疮。皮肌炎也可引起头皮瘙痒与脱发，但是血管是迂回且扩大的，而不是分支状的。

接触性皮炎

■ 治疗目标

- 明确致敏原。
- 帮助患者找到不含致敏原的产品。
- 阻止炎症并减少随后的脱发。

■ 评估工具

- 影像皮肤镜。
- 手持式皮肤镜。

■ 活动期毛发镜表现（活动期 vs. 静止期）

- 活动期：分支状血管持续存在，毛囊间鳞屑。
- 静止期：减少分支状血管的数量。

■ 活动度量表

Tosti 医师炎症量表。

■ 期待什么

- 分支状血管消失或减少。
- 毛囊间鳞屑减少。
- 控制瘙痒。
- 减轻脱发。
- 由于苔藓化程度减轻致毛囊开口增生变少。

■ 如果患者对治疗无效应该怎么办

- 调查患者是否正在使用含有致敏原的新产品。询问首诊时可能未提及的日用产品，并询问是否在镍过敏或丙烯酸过敏的情况下使用过金属发梳[40]。
- 重复斑贴试验以识别是否有新的过敏原，并考虑进行活检以排除其他隐匿的炎症性疾病。

盘状红斑狼疮

■ 治疗目标

停止发炎，避免瘢痕改变。

- ▣ 评估工具
- ● 影像皮肤镜。
- ● 手持式皮肤镜。
- ▣ 活动期毛发镜表现（活动期 vs. 静止期）（图 20-11）

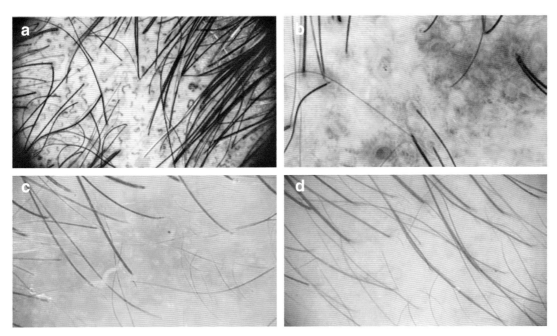

图 20-11　a. 多形性巨毛细血管。b. 角栓、色素失禁和红斑。c. 色素失禁和红斑。d. 每天 2 次 200 mg 羟氯喹和局部外用氯倍他索治疗 3 个月后红斑消退

- ● 活动性炎症：红点征（预后好），浓密而巨大的毛细血管，角栓，红斑。
- ● 瘢痕性改变：毛囊开口消失，色素失禁。
- ● 静止期：红斑减少，在某些情况下毛发再生。
- ▣ 期待什么
- ● 红斑减少。
- ● 浓密而巨大的毛细血管减少 / 消失。
- ● 在某些部位毛发再生，尤其是那些有早期改变的部位。皮肤镜下红点征与毛发再生可能呈正相关。
- ● 角栓减少[41]。
- ▣ 如果患者对治疗无效该怎么办

增加羟氯喹剂量（最大剂量为 5 mg/kg）[22]。将氯倍他索乳膏改为氯倍他索软膏。考虑病灶皮损内注射或口服糖皮质激素。加强防晒。

尽管罕见（仅 5% 病例），很重要的是要排除系统性疾病。

感染性疾病

头癣

■ *治疗目标*

清除真菌感染

■ *评估工具*

- 影像皮肤镜。
- 手持式皮肤镜。
- 伍德灯皮肤镜。
- 真菌直接镜检与培养。

■ *活动期的毛发镜表现（活动期 vs. 静止期）（图20-12）*

- 静止期：无鳞屑/断发。
- 活动期：鳞屑与断发，包括Z形发、螺旋样发、逗号样发及条形码样发。

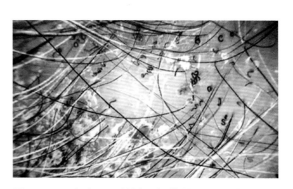

图20-12 头癣。逗号样和螺旋样发（皮肤镜下放大20倍）

■ *期待什么*

- Z形发、螺旋样发、逗号样发及条形码样发消退。
- 无瘙痒。
- 健康的毛发再生。成功治愈后，发干异常消失。
- 如果是脓癣，由于其炎症反应剧烈，可导致永久性的瘢痕性秃发。

■ *如果患者对治疗无效该怎么办*

- 考虑重复直接镜检与培养。
- 确保患者的依从性及药物剂量正确。
- 考虑更换抗真菌药，并与外用抗真菌药联合治疗。
- 确保密切接触者接受抗真菌洗发剂的治疗；对于动物源性皮肤癣菌感染者，相应地对宠物进行诊断和治疗是必不可少的。
- 临床缓解后治疗仍须持续3～4周[42]。

头虱

■ *治疗目标*

清除活虫与幼虱。

■ *评估工具*

- 影像皮肤镜。
- 手持式皮肤镜。

■ *活动期毛发镜表现（图20-13）*

静止期：无成虫或幼虫。

活动期：沿着毛干存在成虫和幼虫。

■ *期待什么*

- 清除成虫与幼虫。

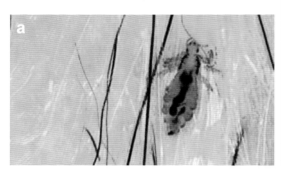
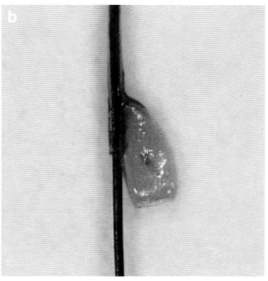

图 20-13 头虱。a. 存在虱子。b. 治疗后见幼虱空壳（皮肤镜下放大 70 倍）

■ 如果患者对治疗无效该怎么办

考虑口服伊维菌素，并在第 2 周重复一剂。必须使用器械清除幼虱。检查感染患者的密切接触者，若存在幼虫或成虫须给予治疗。

毛发移植

■ 治疗目标

提高植入毛发的存活率。

■ 评估工具

● 影像皮肤镜。

● 手持式皮肤镜。

■ 预后良好或不良的毛发镜表现（图 20-14）

● 预后良好指标：移植后健康再生发。

● 预后不良指标：植发 1 年后再生毛发数量少，脓疱，内生发，毛周管型，白色区域和持续性红斑。

■ 期待什么

移植毛囊单位存活至少 80%。

■ 如果患者对治疗无效该怎么办

非常值得注意的是，在进行植发手术之前，务必使用毛发镜仔细评估；不幸的是，一些潜在的病理性改变很难通过肉眼识别，例如毛发 LPP、银屑病、弥漫性 AA 或隐匿性 AA，这可能是导致手术失败的原因之一。毛发移植的最终效果应在术后 1 年进行客观评估；医师应向患者解释术后 3 个月，所有植入的毛囊单位都会脱落；术后 6 个月，患者会开始注意到有新的再生毛发；术后 1 年，进行最终评估。如果效果不如预期，毛发移植手

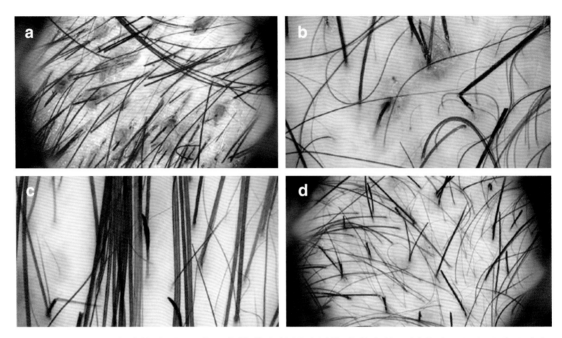

图20-14　a、b. 毛发移植术后7天的毛发镜检查结果（围绕移植发的毛周黄痂、红斑及内生发）。c、d. 毛发移植术后3个月，移植发开始再生及感叹号样发

术医师应评估是否植发手术过程中所有步骤都严格操作执行，另外是否存在可能的潜在疾病，例如毛发LPP。同时，非常重要的是要向患者宣教应继续局部外用药物与口服药物治疗，有部分患者会误以为毛发移植为雄激素性秃发的永久解决方案。

总结

对于头皮疾病治疗的随访必须包括全头照相和毛发镜记录，以及询问患者的应对措施和期望。必须向患者阐明治疗目标。始终需要想到患者可能存在多种疾病。而且在治疗期间，可能会发生一种新的疾病，例如接触性皮炎、脓疱疮或皮肤癣菌。若患者治疗3～6个月后仍未改善，且患者依从性良好，以毛发镜引导下的活检可提示有价值的信息。有些时候，即使是最训练有素的医师，仍可能会把瘢痕性秃发误诊为非瘢痕性秃发。始终记住，瘢痕性秃发往往具有初始炎症期，而非瘢痕性秃发无此病期。

动态毛发镜检查可评估疾病活动期的毛发镜表现，为评估疗效更准确的方法，有利于治疗方案的决策和活检部位的选定。

（林尽染　译，吴文育　校）

参考文献

[1]　Dhurat R, Saraogi P. Hair evaluation methods: merits and demerits. Int J Trichology [Internet]. 2009 [cited 2018 Jul 30]; 1(2): 108−19. Available from: http://www.ncbi.nlm.nih.gov/pubmed/20927232.

[2]　Cohen B. The cross-section trichometer: a new device for measuring hair quantity, hair loss, and hair growth.

Dermatol Surg [Internet]. 2008 [cited 2018 Jul 25]; 34(7): 900−11. Available from: http: //www.ncbi.nlm.nih.gov/pubmed/18384368.

[3] Sinclair R. Hair shedding in women: how much is too much? Br J Dermatol [Internet]. 2015 [cited 2018 Sep 30]; 173(3): 846−8. Available from: http: //www.ncbi.nlm.nih.gov/pubmed/25914081.

[4] Martínez-Velasco MA, Vázquez-Herrera NE, Maddy AJ, Asz-Sigall D, Tosti A. The hair shedding visual scale: a quick tool to assess hair loss in women. Dermatol Ther (Heidelb) [Internet]. 2017 [cited 2018 Jul 25]; 7(1): 155−65. Available from: http: //www.ncbi.nlm.nih. gov/pubmed/28220468.

[5] Martínez-Velasco MA, Vázquez-Herrera NE, Misciali C, Vincenzi C, Maddy AJ, Asz-Sigall D, et al. Frontal fibrosing alopecia severity index: a trichoscopic visual scale that correlates thickness of Peripilar Casts with severity of inflammatory changes at pathology. Skin Appendage Disord [Internet]. 2018 [cited 2018 Jul 30]; Available from: https: //www.karger.com/Article/FullText/487158.

[6] Holmes S, Ryan T, Young D, Harries M, British Hair and Nail Society. Frontal Fibrosing Alopecia Severity Index (FFASI): a validated scoring system for assessing frontal fibrosing alopecia. Br J Dermatol [Internet]. 2016 [cited 2018 Aug 2]; 175(1): 203−7. Available from: http: //www.ncbi.nlm.nih.gov/pubmed/26847608.

[7] Saceda-Corralo D, Moreno-Arrones ÓM, Fonda-Pascual P, Pindado-Ortega C, Buendía-Castaño D, Alegre-Sánchez A, et al. Development and validation of the Frontal Fibrosing Alopecia Severity Score. J Am Acad Dermatol [Internet]. 2018 [cited 2018 Aug 2]; 78(3): 522−9. Available from: http: //www.ncbi.nlm.nih.gov/pubmed/28947289.

[8] Chiang C, Sah D, Cho BK, Ochoa BE, Price VH. Hydroxychloroquine and lichen planopilaris: efficacy and introduction of Lichen Planopilaris Activity Index scoring system. J Am Acad Dermatol [Internet]. 2010 [cited 2018 Sep 30]; 62(3): 387−92. Available from: http: //www.ncbi. nlm.nih.gov/pubmed/20061052.

[9] Olsen EA, Hordinsky MK, Price VH, Roberts JL, Shapiro J, Canfield D, et al. Alopecia areata investigational assessment guidelines — Part II. J Am Acad Dermatol [Internet]. 2004 [cited 2018 Dec 31]; 51(3): 440−7. Available from: http: //www.ncbi.nlm.nih.gov/pubmed/15337988.

[10] Trüeb RM, Rezende HD, Diaz MFRG. Dynamic trichoscopy. JAMA Dermatol [Internet]. 2018 [cited 2018 Jul 30]; Available from: http: //archderm.jamanetwork.com/article. aspx?doi=10.1001/jamadermatol.2018.1175.

[11] Olszewska M, Rudnicka L. Effective treatment of female androgenic alopecia with dutas-teride. J Drugs Dermatol [Internet]. [cited 2018 Jul 30]; 4(5): 637−40. Available from: http: //www.ncbi.nlm.nih.gov/pubmed/16167423.

[12] Kelly Y, Blanco A, Tosti A. Androgenetic Alopecia: an update of treatment options. Drugs [Internet]. 2016 [cited 2018 Aug 2]; 76(14): 1349−64. Available from: http: //www.ncbi.nlm.nih. gov/pubmed/27554257.

[13] Perez-Mora N, Goren A, Velasco C, Bermudez F. Acute telogen effluvium onset event is associated with the presence of female androgenetic alopecia: potential therapeutic implications. Dermatol Ther [Internet]. 2014 [cited 2018 Aug 2]; 27(3): 159−62. Available from: http: //www. ncbi.nlm.nih.gov/pubmed/24850277.

[14] Perera E, Sinclair R. Treatment of chronic telogen effluvium with oral minoxidil: a retrospective study. F1000Res [Internet]. 2017 [cited 2018 Aug 2]; 6: 1650. Available from: http: //www. ncbi.nlm.nih.gov/pubmed/29167734.

[15] Torres F, Tosti A. Female pattern alopecia and telogen effuvium: figuring out diffuse alopecia. Semin Cutan Med Surg [Internet]. 2015 [cited 2018 Aug 2]; 34(2): 67−71. Available from: http: //www.ncbi.nlm.nih.gov/pubmed/26176282.

[16] Vázquez-Herrera NE, Tosti A. Current and future pharmacotherapy for alopecia areata. Expert Opin Orphan Drugs. 2015; 3(4).

[17] Falto-Aizpurua L, Choudhary S, Tosti A. Emerging treatments in alopecia. Expert Opin Emerg Drugs. 2014: 1−12.

[18] Shapiro J. Current treatment of alopecia areata. J Investig Dermatol Symp Proc [Internet]. 2013 [cited 2014 Nov 21]; 16(1): S42−4. Available from: http: //www.ncbi.nlm.nih.gov/pubmed/24326551.

[19] Donovan JC. Finasteride-mediated hair regrowth and reversal of atrophy in a patient with frontal fibrosing alopecia. JAAD case reports [Internet]. 2015 [cited 2018 Aug 2]; 1(6): 353−5. Available from: http: //www.ncbi.nlm.nih.gov/pubmed/27051778.

[20] Hydroxychloroquine and chloroquine retinopathy: recommendations on screening [Internet]. 2018 [cited 2018 Dec 31]. Available from: https: //www.rcophth.ac.uk/wp-content/uploads/2018/07/Hydroxychloroquine-and-Chloroquine-Retinopathy-Screening-Guideline-Recommendations.pdf.

[21] Ezra N, Jorizzo J. Hydroxychloroquine and smoking in patients with cutaneous lupus erythe-matosus. Clin Exp Dermatol [Internet]. 2012 [cited 2018 Dec 31]; 37(4): 327−34. Available from: http: //doi.wiley.com/10.1111/j.1365−2230.2011.04266.x.

[22] Abdulaziz N, Shah AR, McCune WJ. Hydroxychloroquine. Curr Opin Rheumatol [Internet]. 2018 [cited 2018 Sep 30]; 30(3): 1. Available from: http: //www.ncbi.nlm.nih.gov/pubmed/29517495.

[23] Kowalski T, Baker C, Mack HG. Hydroxychloroquine retinal toxicity in two patients with der-matological conditions. Australas J Dermatol [Internet]. 2018 [cited 2018 Dec 31]; 59(4): e266−8. Available from: http: //doi.wiley.com/10.1111/ajd.12827.

[24] Samrao A, Chew AL, Price V. Frontal fibrosing alopecia: a clinical review of 36 patients. Br J Dermatol. 2010; 163(6): 1296−300.

[25] Banka N, Mubki T, Bunagan MJK, McElwee K, Shapiro J. Frontal fibrosing alopecia: a ret-rospective clinical review of 62 patients with treatment outcome and long-term follow-up. Int J Dermatol [Internet]. 2014 [cited 2018 Aug 1]; 53(11): 1324-30. Available from: http: //www. ncbi.nlm.nih.gov/pubmed/24738979.

[26] Rácz E, Gho C, Moorman PW, Noordhoek Hegt V, Neumann HAM. Treatment of frontal fibrosing alopecia and lichen planopilaris: a systematic review. J Eur Acad Dermatology Venereol [Internet]. 2013 [cited 2018 Aug 1]; 27(12): 1461-70. Available from: http: //www. ncbi.nlm.nih.gov/pubmed/23531029.

[27] Lyakhovitsky A, Amichai B, Sizopoulou C, Barzilai A. A case series of 46 patients with lichen planopilaris: demographics, clinical evaluation, and treatment experience. J Dermatolog Treat. 2015; 26(3): 275-9.

[28] Rácz E, Gho C, Moorman PW, Noordhoek Hegt V, Neumann HAM. Treatment of frontal fibrosing alopecia and lichen planopilaris: a systematic review. J Eur Acad Dermatology Venereol [Internet]. 2013 [cited 2018 Aug 1]; 27(12): 1461-70. Available from: http: //doi.wiley. com/10.1111/jdv.12139.

[29] Chieregato C, Zini A, Barba A, Magnanini M, Rosina P. Lichen planopilaris: report of 30 cases and review of the literature. Int J Dermatol. 2003; 42(5): 342-5.

[30] Zhang X, Qi S, Zhao Y, Zhang X, Li S, Cao H. Clinical features of primary cicatricial alopecia in Chinese patients. Indian J Dermatol Venereol Leprol. 2014; 80(4): 306.

[31] Gemmeke A, Wollina U. Folliculitis decalvans of the scalp: response to triple therapy with isotretinoin, clindamycin, and prednisolone. Acta dermatovenerologica Alpina, Pannonica, Adriat [Internet]. 2006 [cited 2018 Aug 1]; 15(4): 184-6. Available from: http: //www.ncbi.nlm. nih.gov/pubmed/17982613.

[32] Tietze JK, Heppt MV, von Preußen A, Wolf U, Ruzicka T, Wolff H, et al. Oral isotretinoin as the most effective treatment in folliculitis decalvans: a retrospective comparison of different treatment regimens in 28 patients. J Eur Acad Dermatol Venereol [Internet]. 2015 [cited 2018 Aug 1]; 29(9): 1816-21. Available from: http: //www.ncbi.nlm.nih.gov/pubmed/25712452.

[33] Xingqi Z, Sillani C, Bin Z, Ying Z, Zeming C, Jian Y. Effective treatment of folliculitis decalvans using selected antimicrobial agents. Int J Trichology [Internet]. 2010 [cited 2018 Aug 1]; 2(1): 20. Available from: http: //www.ncbi.nlm. nih.gov/pubmed/21188019.

[34] Paquet P, Piérard G-E. [Dapsone treatment of folliculitis decalvans]. Ann Dermatol Venereol [Internet]. 2004 [cited 2018 Aug 1]; 131(2): 195-7. Available from: http: //www.ncbi.nlm.nih. gov/pubmed/15026749.

[35] Kreutzer K, Effendy I. Therapy-resistant folliculitis decalvans and lichen planopilaris successfully treated with adalimumab. J Dtsch Dermatol Ges [Internet]. 2014 [cited 2018 Aug 1]; 12(1): 74-6. Available from: http: //www.ncbi. nlm.nih.gov/pubmed/24124928.

[36] Schlager JG, Rosumeck S, Werner RN, Jacobs A, Schmitt J, Schlager C, et al. Topical treatments for scalp psoriasis: summary of a cochrane systematic review. Br J Dermatol [Internet]. 2017 [cited 2018 Aug 1]; 176(3): 604-14. Available from: http: //www.ncbi.nlm.nih.gov/pubmed/27312814.

[37] Frieder J, Kivelevitch D, Menter A. Secukinumab: a review of the anti-IL-17A biologic for the treatment of psoriasis. Ther Adv Chronic Dis [Internet]. 2018 [cited 2018 Jul 30]; 9(1): 5-21. Available from: http: //www.ncbi.nlm.nih.gov/pubmed/29344327.

[38] Berk T, Scheinfeld N. Seborrheic dermatitis. P T [Internet]. 2010 [cited 2018 Aug 2]; 35(6): 348-52. Available from: http: //www.ncbi.nlm.nih.gov/pubmed/20592880.

[39] Borda LJ, Wikramanayake TC. Seborrheic dermatitis and dandruff: a comprehensive review. J Clin Investig Dermat [Internet]. 2015 [cited 2018 Aug 2]; 3(2). Available from: http: //www. ncbi.nlm.nih.gov/pubmed/27148560.

[40] Aleid NM, Fertig R, Maddy A, Tosti A. Common allergens identified based on patch test results in patients with suspected contact dermatitis of the scalp. Skin Appendage Disord [Internet]. 2017 [cited 2018 Aug 2]; 3(1): 7-14. Available from: http: //www.ncbi.nlm.nih.gov/pubmed/28611994.

[41] Bolduc C, Sperling LC, Shapiro J. Primary cicatricial alopecia. J Am Acad Dermatol [Internet] . 2016 [cited 2018 Aug 1] ; 75(6): 1081-99. Available from: http: //www.ncbi.nlm.nih.gov/pubmed/27846944.

[42] Tosti A, Piraccini BM. Infezioni e infestazioni. In: Tricologia ambulatoriale [Internet]. Milano: Springer Milan; 2014 [cited 2018 Aug 2]. p. 147-54. Available from: http: //link.springer. com/10.1007/978-88-470-5229-1_20.

第21章 患者常见问题及解答

Most Common Patient Hair Questions and Answers

Brandon Burroway, Jacob Griggs, and Antonella Tosti

1. 我的毛发生长多快?
   - 总体上讲,毛发的平均生长速度约为每天0.38 mm[1]。毛发的生长速度因人和种族而异,非洲人种毛发生长较慢,而亚洲人毛发生长较快[2]。

2. 每天洗头会损伤我的毛发吗?
   - 这是一个常见的错误观念。频繁地洗头并不会伤害你的毛发,而且可能是有帮助的。患者洗发的频率受其毛发、文化背景、性别和经济条件影响[3]。只要您定期保养头发,就没有每周最多洗几次头发的限制[3]。你可能会在洗发时发现毛发掉落,然而这是完全正常的。处于毛发生长周期中静止期的毛囊会脱落以让位给新生发萌出。过度按摩头发会损伤毛干。

3. 理发可以让毛发变得更加强韧吗?
   - 理发可以减少毛发分叉,会使头发看起来更加健康。然而你的头发并不会因为理发而更加强韧。理发对毛发变稀或变细的状况并没有改善的作用。

4. 我的毛发脱落正常吗?
   - 每天有一定量毛发掉落是完全正常的情况。女性平均每天掉落50～150根头发[4],男性平均每天掉落25～100根。在持续的毛发生长周期中,掉落的毛发就会被新生毛发替代。每个毛囊的活动呈周期性,在生长期和休止期之间循环更替直到完全脱落并被新毛发取代,且一般与其他毛囊无关。正常情况下大约90%的毛囊处于生长阶段(生长期),10%的毛囊处于静息状态(静止期)。在患病的情况下,毛发所处的生长周期会改变,这可能导致脱发。

B. Burroway · J. Griggs
Dr. Phillip Frost Department of Dermatology and Cutaneous Surgery, University of Miami, Leonard M. Miller School of Medicine, Miami, FL, USA

A. Tosti (✉)
Fredric Brandt Endowed Professor of Dermatology, Dr. Phillip Frost Department of Dermatology and Cutaneous Surgery, University of Miami Miller School of Medicine, Miami, FL, USA
e-mail: atosti@med.miami.edu

© Springer Nature Switzerland AG 2020
A. Tosti et al. (eds.), *Hair and Scalp Treatments*, https://doi.org/10.1007/978-3-030-21555-2_21

5. 睫毛和眉毛脱落是正常的吗？

- 是的，就像头发一样，睫毛和眉毛脱落也是完全正常的，这些毛发也遵循生长周期，但是在这些部位的毛发，生长周期每个阶段的时间窗会有一些不同。这些毛发的生长期可以持续1～4个月，而相比之下头发的生长期可以持续多年[5]。并且，睫毛生长速度也要更慢，最大长度达6～7 mm[5,6]。

6. 脱落多少毛发算是过度脱发（非正常脱发）？

- 女性平均每天掉落50～150根头发[4]。绝大多数头发在梳头和洗发时掉落。每日脱落大于200根头发为非正常情况[7]。最好可以应用有效的视觉指标将脱发可视化（见第220页）[8]。过度的毛发脱落需要进行医学评估，因为这也是一系列毛发和头皮疾病的首要症状。

7. 为什么我脱发的数量超过了正常范围？

- 许多疾病都会导致毛发脱落数量的增加，包括生长期脱发、休止期脱发、AA以及AGA；然而，也可能是因为对毛发问题本身的关注增加[4]。毛发长度的变化、浴室光线、淋浴间地面甚至对脱发的焦虑，都可能导致对脱发的重视[7]。

8. 我脱发并不多，为什么我的头发还是变稀了？

- 伴有或不伴有毛发脱落的增加，AGA都会导致毛发变细。这是因为毛囊生长周期中生长期缩短，并导致毛囊微小化，于是头发会变得短且稀少[9]。

9. 脱发与季节有关吗？

- 研究显示，相较于其他季节，脱发在秋天会加重[10,11]。这是因为在七月，更多毛囊的生长周期进入休止期[10]。这个阶段在掉发前的100天就已发生[10]。毛发脱落的季节变化可能源于一种进化优势——毛发只在冬季保证头皮温暖和夏季过度日晒过后才会脱落[10]。

10. 为什么一些掉下来的头发的根部会有白色球状物？

- 不必担心，这是完全正常的情况。白色小球体是毛发中最靠近根部的一部分。这意味着头发在根部脱失，并且没有沿轴断裂。它们是处于毛发循环静止期的毛发，脱落是正常现象。

11. 我的头发为什么白了？这正常吗？

- 在生命中的某个时期，几乎每个人的头发都会开始变白。发生这种变化是由于黑色素细胞的变化，而黑色素细胞是导致您头发变色的原因。它们和负责决定肤色的细胞是同一种类[12]。对这些细胞的损害会导致它们产生的色素减少，从而导致头发失去其原始颜色并变白。白色和有色头发混合起来形成了灰白色的外观。

12. 我的头发何时变白，为什么我头发白得比别人早？

- 由于每个人的头发都不同，很难估计头发何时会变色。遗传学在时间上起着重要作用。非洲人和亚洲人后裔通常比白种人晚出现。此外，吸烟、过量饮酒、吸毒、情绪紧张、身体疾病和肥胖等环境因素都可能造成比预期更早变白[13,14]。经验指出，到50岁时，有50%的人是50%的灰色。但是，最近的研究表明，到50岁时，有6%～23%的人是50%的灰色[15]。

13. 头发变白是永久性的吗？还可能变回原来的颜色吗？
- 头发变白几乎总是永久的和渐进的。但是，很少有报道称，在染发的早期阶段，发色会保持并部分逆转。目前没有任何逆转白发的治疗方法[16]。

14. 吸烟对头发有影响吗？
- 头发是受吸烟影响的众多身体部位之一。吸烟会对皮肤和头发产生负面影响，导致头发的质量和数量减少[17]。吸烟与早衰[14]和AGA的严重程度[18]有关。

15. 日晒对头发有害吗？
- 阳光及相关的紫外线辐射对头发和头皮均造成损害，和对皮肤一样。研究表明，长时间暴露在阳光下可能会加剧AGA，并导致休止期脱发[19,20]。另外，已知来自太阳的紫外线会引起光老化，这会对头发的颜色和质量产生负面影响[21]。防止日晒对头发造成伤害的最简单方法是戴帽子。

16. 我的焦虑和高压力会导致我掉发吗？
- 这可能是一个诱发因素。压力的增加导致皮质醇的产生增加，对毛发周期功能和调节产生负面影响[22]。该反应可导致压力性脱发。休止期脱发是一种由于身体和精神压力而导致脱发的例子[23]。此外，心理压力还会导致头发过早变白[13]。

17. 服用维生素或补剂对缓解脱发有效果吗？
- 维生素、微量元素和氨基酸缺乏会导致头发结构变化，色素沉着，甚至导致脱发[24]。这些因素的替代可以帮助某些头发疾病的恢复。但是，脱发也可能是由于某些物质如维生素A或硒的过量[24]。在采取任何针对脱发的非处方疗法之前，应咨询您的医师。

18. 是否可以通过饮食来纠正脱发？
- 包括肉、禽、鱼，水果和蔬菜在内的均衡饮食是头发健康的关键。肉和鱼是锌的良好来源。肉、家禽和鱼是铁的最佳来源。鱼是必需脂肪酸的最佳来源之一。水果和蔬菜提供抗氧化剂。所有这些物质对头皮和头发都有益[25]。多尝试吃有机食品，以避免肉、蛋和奶制品中可能含有的激素。

19. 我是个素食者，我会脱发吗？
- 素食或纯素食饮食可能会导致铁摄入不足。缺铁会对您的健康（包括头发）产生许多负面影响。您可能需要补充铁或吃富含铁的食物，以确保饮食中有足够的铁。富含铁的食物包括菠菜、豆类、藜麦和西兰花。补充赖氨酸可以帮助改善铁的吸收。如果您认为自己可能铁缺乏，可以请您的医师评估铁水平。

20. 避孕药是否会导致脱发？
- 激素避孕药的突然中断可能会导致脱发，类似于分娩后出现的休止期脱发。

另外，据报道脱发是某些激素控制方法的不良反应。脱发被列为对含有孕激素的口服避孕药的不良反应[26]。此外，它被列为左炔诺孕酮宫内节育器（intrauterine devices，IUD）的罕见不良反应（0.1%～1.0%），而芬兰的一项大规模研究发现，使用左炔诺孕酮IUD的女性脱发率接近16%[27,28]。数量上的巨大差异可能是由于研究方法的差异。芬兰的研究是一项问卷调查，而引用的0.1%～1.0%是基于临床医师的发现[28]。最近的一项研究表明，左炔诺孕酮IUD和脱发没有关联[29]。

21. 绝经对头发有什么影响？

- 更年期激素的变化会导致毛发直径减小、生长速度减慢以及处于毛发周期中生长期的百分比降低[30]。绝经后女性中雄激素性秃发的患病率增加。

22. 甲状腺疾病会导致脱发吗？

- 是的，甲状腺可能是脱发的原因。患有脱发的患者应常规检查甲状腺功能（TSH、T3、T4）。休止期脱发是甲状腺功能异常导致脱发的一种类型。甲状腺功能减退还可以导致头发粗糙、发脆[31]。在进行这些检查之前，如果您正在服用生物素补充剂，请告知您的医师。生物素会影响这些测试的结果，因此，您可能需要在进行测试之前约2天停止服用生物素[32]。

23. 毛发矿物（微量元素）分析可以帮助明确脱发原因吗？

- 很不幸，不能。头发分析在诊断脱发原因方面尚未展现出作用。研究表明，即使同一人提供样本，结果的差异也很大[33]。

24. 如何诊断我脱发的原因？

- 脱发有许多不同的原因。第一步是与您的皮肤科医师进行医学咨询。医师将了解您全面的医学和家族病史，并进行有针对性的身体检查，其中应包括毛发检查。另外，医师可以根据怀疑的诊断选择进行其他检查，包括但不限于活检和血液检查。

25. 为什么我的头皮是油腻的但是头发依然干枯？

- 干燥的头发可能是头发受损的迹象。这种损伤最有可能发生在发干的脂质外层，当脂质外层丢失时，会使头发感到干燥。干燥的头发是受损头发的迹象，通常与皮脂合成减少（使皮肤油腻）无关。

26. 我的头皮为何会敏感？

- 头皮疼痛或敏感是一个相对普遍的问题，大约20%的女性和9%的男性因头发相关问题而寻求关注[34]。这种感觉可能散布在整个头皮中，或者会影响头皮的特定区域[35]。这似乎是由于释放了一种称为P物质的分子[36]。焦虑也可能在疼痛的感知中起作用[34]。患有脱发的患者头皮疼痛的发生率增加，尤其是休止期脱发、AA和AGA[37-39]。

27. 我为什么留不了长发？

- 无法留长发的原因通常是由于发干的脆弱性增加，这可能是由环境因素（如过度染烫，造型和加热）引起的。

28. AA可治愈吗？

- AA有一个可变的、复发性的、持续的过程，特别是当脱发广泛时[40]。由于疾病过程不会破坏毛囊，患有AA的患者有可能在其整个一生中长年复生[40]。根据一项研究，大约50%的患者最初发作持续不到1年，但所有患者最终都复发[41]。同一项研究显示，在青春期之前开始发病的患者中有50%会发展为普秃，而在青春期之后才开始发病的患者中最终有23%会发展为普秃[41]。而根据韩国最近的一项研究[42]，普秃或全秃的患者有约41%的概率会发生90%的头发再生长。

29. AA与其他疾病有关吗？

- AA与多种合并症相关。然而，AA的患者通常是健康的[40]。AA患者的抑郁症、焦虑症、自身免疫性疾病、皮肤炎症性疾病、指甲改变和特应性疾病的发生率增加[43-48]。

30. 我得了AA，我的孩子也会罹患AA吗？

- 概率很小。一项中国研究发现，AA患者的子女中约1.1%受到该疾病的影响[49]。较早年龄被诊断为AA的患者的一级亲属发生AA的机会更高[49]。

31. 重新长出来的头发为什么是白色的？

- AA病例中，起初头发再生有时可能是白色的。头发通常（但不总是）逐渐恢复其自然色。

32. 什么是隐匿性AA？

- 隐匿性AA在1987年被首次提出[50]。它是AA的一种变体，没有典型的秃发斑块，其特征为休止期毛发会迅速扩散脱落。它经常被误诊为休止期脱发或AGA[51]。

33. 为什么会掉短又细的毛发？

- 短于3 cm的头发脱落是AGA的征兆。雄激素可缩短毛发周期的生长期的持续时间。这导致称为毛囊微小化的过程，从而导致头发更短、更细[9]。如果不进行干预，这种疾病是进行性的。

34. 男性型/女性型秃发的原因是什么？

- 男性和女性型秃发是最常见的脱发形式。这些疾病也被称为"AGA"，因为脱发是由两个主要因素引起的：雄激素（雄性激素）和遗传易感性。青春期开始后雄激素的产生增加，因此，AGA的第一个明显迹象通常始于青春期。导致这种脱发的最重要激素是双氢睾丸激素（dihydrotestosterone，DHT），它是一种非常有效的雄激素。DHT通过睾酮的转化在毛囊局部产生。睾酮向DHT的转化受5α还原酶的调节。该酶是用于治疗脱发的常见药物非那雄胺的靶标。与不受影响的毛囊相比，易患AGA的毛囊会产生更多的DHT[52]。

35. 男性型秃发是否和内分泌紊乱有关？

- 相反，它们对毛囊水平上雄激素的作用更敏感。秃顶头皮毛囊中的细胞比非秃顶头皮中含有更多的雄激素受体[53]。不建议患男性型秃发的男性常规进行性激素水平检查。

36. 常规雄激素检查可以排除女性型秃发吗?

- 雄激素水平正常的女性仍可诊断为AGA中的女性型脱发。实际上,大多数患有AGA女性的雄激素水平都正常[54]。

37. 秃发是可遗传的吗?

- 秃发是遗传性的,但尚不清楚导致秃发的确切基因。我们了解到秃发是多基因的,这意味着它受许多不同基因的影响[52]。不能确定一个人是否会因某个有血缘关系的特定家庭成员出现秃发而发展成秃发;然而,秃顶家庭成员的增加使这个人面临更大的风险。较高的遗传易感性使此人在年轻时出现严重秃发的风险增加。

38. 我的发际线形状有变化,我会变秃吗?

- 多数男性在青春期后太阳穴上方出现发际线的轻微后移。随着"美人尖"的形成,女性也可能表现出正常的发际线变化[55]。这被称为发际线成熟。像幼儿时期一样的直发际线很少见。

39. 男性型/女性型秃发的标志是什么?

- 在男性中,男性脱发的最初迹象包括在太阳穴处发际线后移和在头皮顶点变薄[52]。在女性中,女性脱发的第一个迹象是头顶中央的头发逐渐稀疏。妇女可能会抱怨她们的"中缝"越来越宽。

40. 男性型/女性型秃发(AGA)会导致全部毛发掉光吗?

- AGA仅影响头皮的某些区域,称为"雄激素依赖性区域"。这些区域(位于额颞发际线和头部的上部)的毛囊细胞中雄激素受体水平高,因此特别容易秃顶[52,56]。头皮的某些区域可抵抗AGA,即使出现严重脱发也不会秃发。毛发移植医师利用这些区域来收集毛囊。

41. 秃发是因为皮脂堵住毛囊吗?

- 不,这不会导致脱发。然而,雄激素刺激皮脂的产生[57],因此,秃发患者也可能在皮脂分泌过多的情况下患有脂溢性皮炎。

42. 儿童和青少年也会得AGA吗?

- 是的,多达15%的青春期男孩可能显示出AGA的早期征兆[58]。在极少数情况下,青春期前的孩子甚至可能出现AGA的迹象[59]。这些病例大多数以该疾病的明显家族病史为特征。

43. AGA可治愈吗?

- 我们没有办法治愈AGA,但是可以通过治疗阻止进展,促进头发生长,并使微小化的毛囊恢复正常。毛发移植可以在一些患者中获得出色的美容效果。

44. AGA不及时治疗会怎样?

- AGA不治疗的话几乎一定会导致脱发和毛发变稀变细的状况加重[60]。治疗对于防止疾病进一步进展至关重要。

45. 瘢痕性秃发是什么？

- 瘢痕性秃发是对毛囊造成不可逆损害的一类疾病。由于损害发生在头皮表面之下，在头皮上通常没有可见的瘢痕。

46. 有没有针对瘢痕性秃发的治疗？

- 由于瘢痕性秃发对毛囊造成不可逆的损害，因此，瘢痕性秃发的治疗不能逆转损害并且只能阻止其发展。此外，由于疾病过程造成的损害，在瘢痕性秃发患者中进行头发移植很困难，但并非不可行[61]。

47. 头皮屑会导致脱发吗？

- 脂溢性皮炎会导致头皮炎症，头屑是其中表现之一。头屑问题可能会加速秃发进程[62]。应使用合适的洗发水来解决头屑问题。

48. 为什么会掉头皮屑？

- 头屑是脂溢性皮炎对头皮影响中较轻的一种。不同于身体其他部位脂溢性皮炎中有相对明显的炎症表现，头屑患者常常仅有瘙痒、皮屑剥落但不伴有明显的炎症表现。头屑问题主要是由马拉色菌酵母菌定植于头皮引起，但许多其他因素（包括皮脂腺分泌和个人易感性）也起作用[63]。

49. 米诺地尔是否会导致掉发？

- 有报道显示一些患者在刚开始使用米诺地尔的一段时间出现了掉发增加的情况。然而，这个现象是暂时的，2～8周后通常会恢复正常[64]。脱落的头发为休止期的毛囊，提示药物正在刺激毛囊产生新发。米诺地尔停用后3个月左右掉发也会增加[64]。

50. 米诺地尔需要终身使用吗？

- 这个问题最好的解答是米诺地尔被用于治疗哪种疾病。米诺地尔用于治疗如AA、休止期脱发和牵拉性秃发等一系列疾病时，一旦病情得到控制或发量恢复正常，都可以安全地停药[65]。至于男性型/女性型脱发，由于这种疾病本身就是慢性疾病，患者必须持续使用才能保持疗效并获益[65]。

51. PRP是什么，可以治疗脱发吗？

- PRP从自体的静脉血中提取出，含有大量生长因子，包括血小板来源的生长因子、转化生长因子、血管内皮生长因子以及表皮生长因子[66,67]。它在某种程度上通过延长毛发生长周期中生长期起效[68]。已被证明对AGA、AA以及休止期脱发等不同类型的脱发有效[66,69-71]。

（朱逸飞　译，杨凯　校）

参考文献

[1] Baque CS, Zhou J, Gu W, Collaudin C, Kravtchenko S, Kempf JY, et al. Relationships between hair growth rate and

morphological parameters of human straight hair: a same law above ethnical origins? Int J Cosmet Sci. 2012; 34(2): 111–6. https: //doi. org/10.1111/j.1468–2494.2011.00687.x.

[2] Loussouarn G, El Rawadi C, Genain G. Diversity of hair growth profiles. Int J Dermatol. 2005; 44(s1): 6–9. https://doi. org/10.1111/j.1365–4632.2005.02800.x.

[3] Gray J. Hair care and hair care products. Clin Dermatol. 2001; 19(2): 227–36. https: //doi. org/10.1016/S0738–081X(00)00133–4.

[4] Sinclair R. Diffuse hair loss. Int J Dermatol. 1999; 38(Suppl 1): 8–18. http: //www.ncbi.nlm.nih. gov/pubmed/10369535.

[5] Thibaut S, de Becker E, Caisey L, Baras D, Karatas S, Jammayrac O, et al. Human eyelash characterization. Br J Dermatol. 2010; 162(2): 304–10. https: //doi. org/10.1111/j.1365–2133.2009.09487.x.

[6] Na JI, Kwon OS, Kim BJ, Park WS, Oh JK, Kim KH, et al. Ethnic characteristics of eyelashes: a comparative analysis in Asian and Caucasian females. Br J Dermatol. 2006; 155(6): 1170–6. https: //doi.org/10.1111/j.1365–2133.2006.07495.x.

[7] Sinclair R. Hair shedding in women: how much is too much? Br J Dermatol. 2015; 173(3): 846–8. https: //doi. org/10.1111/bjd.13873.

[8] Martínez-Velasco MA, Vázquez-Herrera NE, Maddy AJ, Asz-Sigall D, Tosti A. The hair shedding visual scale: a quick tool to assess hair loss in women. Dermatol Ther (Heidelb). 2017; 7(1): 155–65. https: //doi.org/10.1007/s13555–017–0171–8.

[9] Ramos PM, Miot HA. Female pattern hair loss: a clinical and pathophysiological review. An Bras Dermatol. 2015; 90(4): 529–43. https://doi.org/10.1590/abd1806–4841.20153370.

[10] Kunz M, Seifert B, Trüeb RM. Seasonality of hair shedding in healthy women complaining of hair loss. Dermatology. 2009; 219(2): 105–10. https: //doi.org/10.1159/000216832.

[11] Randall VA, Ebling FJ. Seasonal changes in human hair growth. Br J Dermatol. 1991; 124(2): 146–51. http: //www.ncbi. nlm.nih.gov/pubmed/2003996.

[12] Mirmirani P. Age-related hair changes in men: mechanisms and management of alopecia and graying. Maturitas. 2015; 80(1): 58–62. https: //doi.org/10.1016/J.MATURITAS.2014.10.008.

[13] Akin Belli A, Etgu F, Ozbas Gok S, Kara B, Dogan G. Risk factors for premature hair graying in young turkish adults. Pediatr Dermatol. 2016; 33(4): 438–42. https: //doi.org/10.1111/pde.12881.

[14] Shin H, Ryu HH, Yoon J, Jo S, Jang S, Choi M, et al. Association of premature hair graying with family history, smoking, and obesity: a cross-sectional study. J Am Acad Dermatol. 2015; 72(2): 321–7. https: //doi.org/10.1016/j.jaad.2014.11.008.

[15] Panhard S, Lozano I, Loussouarn G. Greying of the human hair: a worldwide survey, revisiting the '50' rule of thumb. Br J Dermatol. 2012; 167(4): 865–73. https: //doi. org/10.1111/j.1365–2133.2012.11095.x.

[16] Pandhi D, Khanna D. Premature graying of hair. Indian J Dermatol Venereol Leprol. 2013; 79(5): 641–53. https: //doi. org/10.4103/0378–6323.116733.

[17] Trüeb RM. Effect of ultraviolet radiation, smoking and nutrition on hair. Curr Probl Dermatol. 2015; 47: 107–20. https: // doi.org/10.1159/000369411.

[18] Fortes C, Mastroeni S, Mannooranparampil TJ, Ribuffo M. The combination of overweight and smoking increases the severity of androgenetic alopecia. Int J Dermatol. 2017; 56(8): 862–7. https: //doi.org/10.1111/ijd.13652.

[19] Trüeb RM. Is androgenetic alopecia a photoaggravated dermatosis? Dermatology. 2003; 207(4): 343–8. https: //doi. org/10.1159/000074111.

[20] Camacho F, Moreno JC, García-Hernández MJ. Telogen alopecia from UV rays. Arch Dermatol. 1996; 132(11): 1398. https: //doi.org/10.1001/archderm.1996.03890350142037.

[21] Lee WS. Photoaggravation of hair aging. Int J Trichology. 2009; 1(2): 94–9. https: //doi. org/10.4103/0974–7753.58551.

[22] Thom E. Stress and the hair growth cycle: cortisol-induced hair growth disruption. J Drugs Dermatol. 2016; 15(8): 1001–4. http: //www.ncbi.nlm.nih.gov/pubmed/27538002. Accessed 13 Jan 2019.

[23] Phillips TG, Slomiany WP, Allison R. Hair loss: common causes and treatment. Am Fam Physician. 2017; 96(6): 371–8. http: //www.ncbi.nlm.nih.gov/pubmed/28925637. Accessed 13 Jan 2019.

[24] Finner AM. Nutrition and hair. Dermatol Clin. 2013; 31(1): 167–72. https: //doi.org/10.1016/j. det.2012.08.015.

[25] Goldberg LJ, Lenzy Y. Nutrition and hair. Clin Dermatol. 2010; 28(4): 412–9. https: //doi. org/10.1016/J.CLINDERMATOL.2010.03.038.

[26] Ornstein RM, Fisher MM. Hormonal contraception in adolescents. Pediatr Drugs. 2006; 8(1): 25–45. https: //doi. org/10.2165/00148581–200608010–00003.

[27] Backman T, Huhtala S, Blom T, Luoto R, Rauramo I, Koskenvuo M. Length of use and symptoms associated with premature removal of the levonorgestrel intrauterine system: a nation-wide study of 17, 360 users. BJOG. 2000; 107(3): 335–9. https: //doi.org/10.1111/j.1471–0528.2000. tb13228.x.

[28] Paterson H, Clifton J, Miller D, Ashton J, Harrison-Woolrych M. Hair loss with use of the levo-norgestrel intrauterine device. Contraception. 2007; 76(4): 306–9. https: //doi.org/10.1016/J. CONTRACEPTION.2007.06.015.

[29] Lullo JJ, Ethington E, Arshanapalli A, Reserva J, Jiang A, Adams W, et al. Incidence of andro-genic dermatologic side

effects following placement of a levonorgestrel intrauterine device for menorrhagia: a survey-based study. J Am Acad Dermatol. 2018; 79(2): 364–5. https: //doi. org/10.1016/J.JAAD.2017.12.051.

[30] Mirmirani P. Hormonal changes in menopause: do they contribute to a 'midlife hair crisis' in women? Br J Dermatol. 2011; 165: 7–11. https://doi.org/10.1111/j.1365–2133.2011.10629.x.

[31] Lause M, Kamboj A, Fernandez Faith E. Dermatologic manifestations of endocrine disorders. Transl Pediatr. 2017; 6(4): 300–12. https://doi.org/10.21037/tp.2017.09.08.

[32] Samarasinghe S, Meah F, Singh V, Basit A, Emanuele N, Emanuele MA, et al. Biotin interference with routine clinical immunoassays: understand the causes and mitigate the risks. Endocr Pract. 2017; 23(8): 989. https: //doi.org/10.4158/EP171761.RA.

[33] Kempson IM, Lombi E. Hair analysis as a biomonitor for toxicology, disease and health status. Chem Soc Rev. 2011; 40(7): 3915. https://doi.org/10.1039/c1cs15021a.

[34] Willimann B, Trüeb RM. Hair pain (Trichodynia): frequency and relationship to hair loss and patient gender. Dermatology. 2002; 205(4): 374–7. https: //doi.org/10.1159/000066437.

[35] Sulzberger M, Witten V, Kopf A. Diffuse alopecia in women. Its unexplained apparent increase in incidence. Arch Dermatol. 1960; 81: 556–60. http: //www.ncbi.nlm.nih.gov/pubmed/13835674. Accessed 13 Jan 2019.

[36] Rebora A. Trichodynia: a review of the literature. Int J Dermatol. 2016; 55(4): 382–4. https://doi.org/10.1111/ijd.13204.

[37] Baldari M, Montinari M, Guarrera M, Rebora A. Trichodynia is a distinguishing symptom of telogen effluvium. J Eur Acad Dermatol Venereol. 2009; 23(6): 733–4. https: //doi. org/10.1111/j.1468–3083.2009.03201.x.

[38] Kivanç-Altunay I, Savaş C, Gökdemir G, Köşlü A, Ayaydin EB. The presence of trichodynia in patients with telogen effluvium and androgenetic alopecia. Int J Dermatol. 2003; 42(9): 691–3. http: //www.ncbi.nlm.nih.gov/pubmed/12956679. Accessed 13 Jan 2019.

[39] Grimalt R, Ferrando J, Grimalt F. Trichodynia. Dermatology. 1998; 196(3): 374. http: //www. ncbi.nlm.nih.gov/pubmed/9621162. Accessed 13 Jan 2019.

[40] Pratt CH, King LE, Messenger AG, Christiano AM, Sundberg JP, Sundberg JP. Alopecia areata. Nat Rev Dis Primers. 2017; 3: 17011. https://doi.org/10.1038/nrdp.2017.11.

[41] Walker SA, Rothman S. A statistical study and consideration of endocrine influences. J Invest Dermatol. 1950; 14(6): 403–13. https://doi.org/10.1038/jid.1950.52.

[42] Jang YH, Hong NS, Moon SY, Eun DH, Lee WK, Chi SG, et al. Long-term prognosis of Alopecia Totalis and Alopecia Universalis: a longitudinal study with more than 10 years of follow-up: better than reported. Dermatology. 2017; 233(2–3): 250–6. https: //doi. org/10.1159/000477458.

[43] Saylam Kurtipek G, Cihan FG, Erayman Demirbaş Ş, Ataseven A. The frequency of autoimmune thyroid disease in alopecia areata and vitiligo patients. Biomed Res Int. 2015; 2015: 1–4. https://doi.org/10.1155/2015/435947.

[44] Villasante Fricke AC, Miteva M. Epidemiology and burden of alopecia areata: a systematic review. Clin Cosmet Investig Dermatol. 2015; 8: 397–403. https://doi.org/10.2147/CCID. S53985.

[45] Koo JY, Shellow WV, Hallman CP, Edwards JE. Alopecia areata and increased prevalence of psychiatric disorders. Int J Dermatol. 1994; 33(12): 849–50. http: //www.ncbi.nlm.nih.gov/pubmed/7883407. Accessed 14 Jan 2019.

[46] Chu SY, Chen YJ, Tseng WC, Lin MW, Chen TJ, Hwang CY, et al. Comorbidity profiles among patients with alopecia areata: the importance of onset age, a nationwide population-based study. J Am Acad Dermatol. 2011; 65(5): 949–56. https: //doi.org/10.1016/j.jaad.2010.08.032.

[47] Garzorz N, Alsisi M, Todorova A, Atenhan A, Thomas J, Lauffer F, et al. Dissecting susceptibility from exogenous triggers: the model of alopecia areata and associated inflammatory skin diseases. J Eur Acad Dermatol Venereol. 2015; 29(12): 2429–35. https: //doi.org/10.1111/jdv.13325.

[48] Ranawaka R. An observational study of alopecia areata in Sri Lankan adult patients. Ceylon Med J. 2014; 59(4): 128. https: //doi.org/10.4038/cmj.v59i4.7865.

[49] Yang S, Yang J, Liu JB, Wang HY, Yang Q, Gao M, et al. The genetic epidemiology of alopecia areata in China. Br J Dermatol. 2004; 151(1): 16–23. https: //doi. org/10.1111/j.1365–2133.2004.05915.x.

[50] Rebora A. Alopecia areata incognita: a hypothesis. Dermatology. 1987; 174(5): 214–8. https: //doi.org/10.1159/000249182.

[51] Tosti A, Whiting D, Iorizzo M, Pazzaglia M, Misciali C, Vincenzi C, et al. The role of scalp der-moscopy in the diagnosis of alopecia areata incognita. J Am Acad Dermatol. 2008; 59(1): 64–7. https://doi.org/10.1016/j.jaad.2008.03.031.

[52] Lolli F, Pallotti F, Rossi A, Fortuna MC, Caro G, Lenzi A, et al. Androgenetic alopecia: a review. Endocrine. 2017; 57(1): 9–17. https://doi.org/10.1007/s12020–017–1280–y.

[53] Hibberts NA, Howell AE, Randall VA. Balding hair follicle dermal papilla cells contain higher levels of androgen receptors than those from non-balding scalp. J Endocrinol. 1998; 156(1): 59–65. http: //www.ncbi.nlm.nih.gov/pubmed/9496234. Accessed 15 Jan 2019.

[54] Olsen EA. Female pattern hair loss. J Am Acad Dermatol. 2001; 45(Suppl 3): S70–80. http: //www.ncbi.nlm.nih.gov/

pubmed/11511856.

[55] Rassman WR, Pak JP, Kim J. Phenotype of normal hairline maturation. Facial Plast Surg Clin North Am. 2013; 21(3): 317−24. https: //doi.org/10.1016/j.fsc.2013.04.001.

[56] Hibberts NA, Howell AE, Randall VA. Balding hair follicle dermal papilla cells contain higher levels of androgen receptors than those from non-balding scalp. J Endocrinol. 1998; 156(1): 59−65.

[57] Rocha MA, Bagatin E. Skin barrier and microbiome in acne. Arch Dermatol Res. 2018; 310(3): 181−5. https: //doi. org/10.1007/s00403−017−1795−3.

[58] McDonough PH, Schwartz RA. Adolescent androgenic alopecia. Cutis. 2011; 88(4): 165−8.. http: //www.ncbi.nlm.nih. gov/pubmed/22106721.

[59] Tosti A, Iorizzo M, Piraccini BM. Androgenetic alopecia in children: report of 20 cases. Br J Dermatol. 2005; 152(3): 556−9. https: //doi.org/10.1111/j.1365−2133.2004.06279.x.

[60] Rushton DH, Ramsay ID, Norris MJ, Gilkes JJ. Natural progression of male pattern baldness in young men. Clin Exp Dermatol. 1991; 16(3): 188−92. http: //www.ncbi.nlm.nih.gov/pubmed/1934570.

[61] Dlova NC, Salkey KS, Callender VD, McMichael AJ. Central centrifugal Cicatricial Alopecia: new insights and a call for action. J Investig Dermatology Symp Proc. 2017; 18(2): S54−6. https: //doi.org/10.1016/J.JISP.2017.01.004.

[62] Piérard-Franchimont C, De Doncker P, Cauwenbergh G, Piérard GE. Ketoconazole shampoo: effect of long-term use in Androgenic Alopecia. Dermatology. 1998; 196(4): 474−7. https: //doi. org/10.1159/000017954.

[63] Borda LJ, Wikramanayake TC. Seborrheic dermatitis and dandruff: a comprehensive review. J Clin Investig Dermatol. 2015; 3(2) https: //doi.org/10.13188/2373−1044.1000019.

[64] Blumeyer A, Tosti A, Messenger A, Reygagne P, Del Marmol V, Spuls PI, et al. Evidence-based (S3) guideline for the treatment of Androgenetic Alopecia in women and in men. J Dtsch Dermatol Ges. 2011; 9: S1−S57. https: //doi. org/10.1111/j.1610−0379.2011.07802.x.

[65] DiMarco G, McMichael A. Hair loss myths. J Drugs Dermatol. 2017; 16(7): 690−4. http: //www.ncbi.nlm.nih.gov/pubmed/28697221. Accessed 14 Jan 2019.

[66] Giordano S, Romeo M, Lankinen P. Platelet-rich plasma for androgenetic alopecia: does it work? Evidence from meta analysis. J Cosmet Dermatol. 2017; 16(3): 374−81. https: //doi. org/10.1111/jocd.12331.

[67] Marx RE. Platelet-rich plasma: evidence to support its use. J Oral Maxillofac Surg. 2004; 62(4): 489−96. https: //doi. org/10.1016/J.JOMS.2003.12.003.

[68] Schiavone G, Raskovic D, Greco J, Abeni D. Platelet-rich plasma for androgenetic alopecia. Dermatol Surg. 2014; 40(9): 1010−9. https: //doi.org/10.1097/01.DSS.0000452629.76339.2b.

[69] El Taieb MA, Ibrahim H, Nada EA, Seif Al-Din M. Platelets rich plasma versus minoxidil 5% in treatment of alopecia areata: a trichoscopic evaluation. Dermatol Ther. 2017; 30(1): e12437. https: //doi.org/10.1111/dth.12437.

[70] Garg S, Manchanda S. Platelet-rich plasma-an "Elixir" for treatment of alopecia: personal experience on 117 patients with review of literature. Stem Cell Investig. 2017; 4: 64. https: //doi. org/10.21037/sci.2017.06.07.

[71] Fakahany H, Raouf HMW. Using automated microneedling with platelet rich plasma for treating cicatricial alopecia, recalcitrant alopecia areata and traction alopecia, case report. J Am Acad Dermatol. 2016; 74(5): AB140. https: //doi. org/10.1016/J.JAAD.2016.02.551.

第22章 治疗秃发的新药

New Drugs for Alopecias

Jacob Griggs, Rodrigo Pirmez, and Antonella Tosti

引言

秃发的治疗一直是研究的热点和值得开发的领域。在本书其他章节中，我们已经讨论了新兴的治疗方法，包括PRP、微针、干细胞和光疗。本章将集中于开发中的新药，重点关注研究最多的两种类型秃发：雄激素性秃发（androgenetic alopecia，AGA）和斑秃（AA）。

雄激素性脱发

概述

AGA，也被称为男性型秃发或女性型秃发，是进行性脱发最常见的形式[1]。治疗的目标是阻止毛囊微小化，并诱导头发变粗和再生[2,3]。现有的治疗方法主要为局部外用米诺地尔和口服非那雄胺，长期每日使用这两种药物对治疗秃发是有效的。这些治疗基本上需要终身治疗才能看到持续的效果，患者经常担心不良反应，尤其是口服非那雄胺的性功能不良反应。因此，需要新的治疗方案，并开展相关研究。

PGF2类似物

比马前列腺素是一种PGF2类似物，目前其0.03%溶液制剂已获得FDA批准用于睫毛减少的治疗[4]，商品名称为Latisse®。拉坦前列腺素是另一种PGF2类似物，已用于滴眼液以刺激睫毛生长[5]。PGF2类似物可以诱导毛发生长的机制尚不清楚，但提出的机制包括延

J. Griggs (✉)
Dr. Phillip Frost Department of Dermatology and Cutaneous Surgery, University of Miami, Leonard M. Miller School of Medicine, Miami, FL, USA
e-mail: jwg63@med.miami.edu

R. Pirmez
Department of Dermatology Santa Casa da Misericordia, Rio De Janeiro, Brazil

A. Tosti
Fredric Brandt Endowed Professor of Dermatology, Dr. Phillip Frost Department of Dermatology and Cutaneous Surgery, University of Miami Miller School of Medicine, Miami, FL, USA

© Springer Nature Switzerland AG 2020
A. Tosti et al. (eds.), *Hair and Scalp Treatments*, https://doi.org/10.1007/978-3-030-21555-2_22

长生长期和将休止期毛囊转化为生长期[6]。治疗AGA的PGF2类似物的外用配方研究结果并不一致，部分研究显示其效果优于安慰剂，但另有部分研究结果显示疗效无差异[5,7-10]。外用PGF2类似物和外用米诺地尔相比较的研究似乎表明，PGF2类似物的疗效不如外用米诺地尔[8,10]。表22-1总结了外用PGF2类似物治疗AGA的临床试验。

Setipiprant

Setipiprant是PGD2受体的选择性拮抗剂[11]。PGD2在男性AGA患者秃发头皮中高表达，而在小鼠中，高水平的PGD2已被证明可诱导毛囊微小化、皮脂腺增生以及秃发[12]。Setipiprant已在过敏性疾病的临床试验中被研究，并被证实是安全的且耐受性良好的[13]。口服Setipiprant治疗男性AGA的2A期临床研究已完成（NCT02781311），但结果尚未公布。

SM04554

SM04554为Wnt信号通路的小分子激活剂，参与调控毛发生长。Wnt通路的异常调控会导致AGA脱发，增加Wnt信号可延长毛囊生长期并延迟向退行期的转变[14]。表22-2展示了两项外用SM04554治疗AGA的2期临床试验研究，这两个研究的最终结果尚未公布，但初步结果已经公布。根据该制药公司的网站（Samumed），近期已启动一项涉及625名患者的3期临床试验[15]。

CB-03-01

CB-03-01（又称为皮质酮17α-丙酸酯、Clascoterone、Breezula™）为一种选择性雄激素受体拮抗剂。CB-03-01的系统性生物利用度低，具有非常好的安全性。目前有两项2期临床试验（表22-3）在研究外用CB-03-01治疗AGA，其中一项正在进行中。目前的证据支持较安慰剂优效，尽管外用米诺地尔似乎更有效[18]。

外用JAK抑制剂

在小鼠和人类皮肤上，局部外用JAK抑制剂会使生长期迅速出现，促进毛发生长[20]。AGA是一种脱发性疾病，病因涉及毛囊停滞在休止期；因此，局部外用JAK抑制剂治疗可通过促进毛囊进入生长期来诱导毛发生长。ATI-50002（也称为ATI-502）是一种外用JAK1/3抑制剂，目前正在进行2期开放性临床研究，评估其对男性和女性AGA患者的安全性、可耐受性和有效性（NCT03495817）。口服JAK抑制剂对雄激素依赖性头皮没有作用[21]。

外用非那雄胺

口服非那雄胺非常有效，已被广泛用于治疗AGA；但一些患者可能出现不良反应，特别是性功能的不良反应。由于担心这些可能的不良反应，许多患者在开始治疗时犹豫不

表 22-1　PGF2 类似物治疗 AGA 的临床试验研究

药物	临床试验 ID	受试者	研究设计	研究结果
0.03% 比马前列腺素溶液[7]	NCT02170662	9 名男性（年龄 18～45 岁）	2 期，随机、双盲、交叉试验（16 周疗程，间隔 10 天洗脱剪）	观察部位毛发总数变化百分比（target area total hair count, TAHC）： 安慰剂在前，比马前列腺素在后（n=3）：第 0～17 周：-2.6；第 17～34 周：4.9 比马前列腺素在前，安慰剂在后（n=6）：第 0～17 周：27.4；第 17～34 周：-5.8
比马前列腺素溶液[10]	NCT01325350	306 名女性（年龄 18～59 岁）	2 期，随机、双盲。以 2% 米诺地尔溶液和安慰剂为对照，比较比马前列腺素溶液的 3 种剂型（A，B，C）。疗程 6 个月	TAHC 相较基线的变化 剂型 A（n=61）：-0.4 剂型 B（n=60）：-3.5 剂型 C（n=60）：4.3 安慰剂（n=61）：1.1 2% 米诺地尔（n=61）：13.6
比马前列腺素溶液[8]	NCT01325337	307 名男性（年龄 18～49 岁）	2 期，随机、双盲。以 5% 米诺地尔溶液和安慰剂为对照，比较丁比马前列腺素溶液的 3 种剂型（A，B，C）。疗程 6 个月	TAHC 相对于基线的变化 剂型 A（n=60）：13.1 剂型 B（n=61）：6.1 剂型 C（n=61）：6.3 安慰剂（n=61）：4.1 5% 米诺地尔（n=61）：21.9
比马前列腺素溶液[9]	NCT01904721	244 名男性（年龄 18～49 岁）	2 期、随机、双盲。受试者每天 2 次使用比马前列腺素溶液剂型 1，剂型 2 或安慰剂，治疗 6 个月	TAHC 相对于基线的变化 剂型 1（n=62）：12.7 剂型 2（n=63）：9.3 安慰剂（n=60）：5.8
0.1% 拉坦前列腺素溶液[5]	N/A	16 名男性（年龄 25～35 岁）	随机双盲。同一患者不同部位头皮局部外用拉坦前列腺素与安慰剂，治疗 24 周	基于对头发密度、长度、直径和色素沉着的临床评估： 临床反应良好（拉坦前列腺素组＞安慰剂）：8/16（50%） 临床反应无（拉坦前列腺素组＝安慰剂）：7/16（44%） 临床反应差（拉坦前列腺素组＜安慰剂）：1/16（6%）

表22-2　SM04554治疗AGA的2期临床试验研究

临床试验 ID	受试者	研究设计	研究结果
NCT02275351[16]	302名男性（年龄18～55岁）	2期，随机、安慰剂对照、双盲。分3组：外用0.15% SM04554、外用0.25% SM04554和安慰剂对照组。90天疗程	在第135天，0.15% SM04554的外用配方与赋形剂对照组相比，平均毛发数量和平均毛发密度显著增加
NCT02503137[17]	49名男性（年龄18～65岁）	2期，随机、安慰剂对照、双盲，单中心研究。分3组：外用0.15% SM04554、外用0.25% SM04554和赋形剂对照组。90天疗程	0.25% 外用制剂治疗组第90天和第135天毛囊总数显著增加。0.15% 外用制剂治疗的第135天毛囊总数显著增加

表22-3　CB-03-01治疗AGA的临床试验研究

临床试验 ID	受试者	研究设计	研究结果
NCT02279823[18]	95名男性（年龄18～50岁）	2期，双盲，随机。三组平行对照：CB-03-01 5% 溶液、米诺地尔5% 溶液、安慰剂溶液。每天2次，共26周	6个月时：毛发总数增加米诺地尔：18.8 CB-03-01：12.7 安慰剂：2.9
2016-003733-23[19]	404名男性（年龄18～55岁）	2期，双盲，随机，多中心。分5组，共12个月：2.5% CB-03-01溶液 每天2次 5.0% CB-03-01溶液 每天2次 7.5% CB-03-01溶液 每天2次 7.5% CB-03-01溶液 每天1次 安慰剂溶液 每天2次	目前正在进行中 6个月中期分析 TAHC与基线的平均变化 2.5% 每天2次：13.01 5% 每天2次：12.21 7.5% 每天2次：20.79 7.5% 每天1次：11.52 安慰剂：−0.11

决。有些国家/地区允许使用局部外用非那雄胺治疗，既可单独使用，也可以与米诺地尔联合使用。非那雄胺的外用制剂可最大限度地减少系统吸收，降低不良反应的风险。一种名为P-3074的0.25%非那雄胺外用制剂已被证实对头皮DHT水平的影响比对血清DHT水平的影响大得多，理论上降低了不良反应的风险[22]。有一项已完成的3期、多中心、随机、双盲临床试验，研究P-3074与安慰剂对照在AGA男性患者中的作用，结果显示观察区域的毛发数量在治疗第6个月时增加。

斑秃

AA为一种自身免疫性的非瘢痕性秃发，典型特征为突然起病的脱发进程。目前还没有具有长期疗效和永久缓解症状的AA治疗方法[23,24]。但是，许多非常有希望的新疗法目前正在研究中。

口服JAK抑制剂

Janus激酶信号转导和转录激活因子（Janus kinase-signal transducer and activator of transcription，JAK-STAT）通路参与许多促炎途径[25]。到目前为止，JAK抑制剂治疗AA的研究很有前景[26]。JAK抑制剂治疗AA的疗效可能在于其能抑制使CD8$^+$NKG2D$^+$T细胞活化的相关细胞因子，CD8$^+$NKG2D$^+$T细胞是AA皮损处浸润毛囊的一种主要细胞类型[27]。此外，JAK抑制剂可能通过促进毛囊进入生长期直接影响毛发生长[20]。对AA有效的JAK抑制剂包括鲁索替尼、托法替布和巴瑞替尼（更多信息见表22-4）[26]。鲁索替尼和托法替布已被FDA批准用于治疗多种血液病和风湿性疾病[28]。

表22-4　口服JAK抑制剂治疗AA的研究

名称（品牌）	主要靶点	临床试验	研究设计	研究结果
鲁索替尼（Jakafi）	JAK1/3	NCT01950780[29]	12名受试者（年龄14～41岁），开放标签；中至重度AA；每天2次，每次20 mg，疗程3～6个月	9/12：至少50%毛发再生（有效者平均92%毛发再生；7/9再生达＞95%）；3/12无反应
托法替布（Xeljanz）	JAK1/2	NCT02312882[30] NCT02197455[30]	66名受试者（年龄19～65岁）。双中心，开放标签，单臂。适用于秃发＞50%的AA、全秃和普秃。每天2次，每次5 mg，疗程3个月	32%的受试者在SALT评分^{a}上有50%以上的改善。停药后疾病在8.5周内复发
		NCT02299297[31]	12名受试者，开放标签初步研究，中至重度AA，全秃和普秃。每天2次，每次5～10 mg，疗程6～18个月	8/12：＞50%再生 3/12：＜50%再生 1/12：无再生
巴瑞替尼（Olumiant）	JAK1.2	NCT03570749	725名受试者（年龄18～70岁），安慰剂对照组，重度或极重度AA	研究正在招募

注：^{a}SALT评分：评估秃发严重程度的工具[32]。

JAK抑制剂是强效免疫抑制剂，感染为其可能的不良反应，应谨慎使用其口服制剂。目前为止，尚无AA患者发生严重感染的报道，但托法替布相关的呼吸道感染和带状疱疹发生并不少见[33]。有证据表明巴瑞替尼可能比鲁索替尼或托法替布有更好的安全性[26]。口服JAK抑制剂治疗可能会升高血脂水平[34]。目前的证据尚不支持口服JAK抑制剂会增加淋巴增生性疾病或其他癌症的风险，但缺乏长期数据证实[35,36]。

外用 JAK 抑制剂

外用JAK抑制剂在动物研究中显示出治疗AA的前景[20]；然而，在人类实验中的结果令人失望，可能是因为药物渗透性差以及需要延长治疗期[37,38]。有两个新的研究外用JAK抑制剂ATI-50002（也称为ATI-502）治疗AA的临床试验，包含了全秃和普秃患者，均未达到主要终点（NCT03354637和NCT03315689）。

BNZ-1

BNZ-1是细胞因子IL-2、IL-9和IL-15的抑制剂。在AA中这些细胞因子上调，并参与细胞毒性T细胞和自然杀伤细胞的病理性活化[27]。这种方法可以治疗AA，而不引起免疫抑制。静脉注射BNZ-1治疗中度至重度AA（NCT03532958），目前正处于2期临床试验中。

外用二苯基环丙烯酮（diphencyclopropenone，DPCP）

DPCP为一种强效的接触性变应原，已在临床超适应证使用多年，具有良好的疗效和安全性[39,40]。其治疗AA的机制尚不清楚，但研究表明其能够改变毛囊周围CD41/CD81 T淋巴细胞的比率，调节炎性细胞因子，从而造成自身反应性T细胞凋亡，并引发抗原竞争[41]。一项3期开放性临床试验正在招募患者，该试验评估一种治疗重度AA的专用DPCP软膏疗效（NCT03651752）。

BMD1141

BMD1141是由BiologicsMD公司生产的重组融合蛋白，由甲状旁腺激素与来自ColH胶原酶的胶原结合域融合而成。在AA的小鼠模型中，BMD1141通过刺激毛囊的β-连环蛋白来促使毛囊进入生长期，从而显著防止脱发[42]。患者的临床试验还没有开始。

富马酸酯

富马酸是一种不饱和的脂肪族二碳酸。富马酸酯抑制INF-γ、IL-2、IL-12和TNF-α，从而抑制T抑制细胞和T辅助细胞。此外，还能阻止细胞间黏附分子（intercellular adhesion molecule，ICAM）和角质形成细胞增殖[43]。小样本、对照不严格的回顾性和前瞻性研究支持富马酸酯治疗AA的疗效。一项开放性初步研究设计的2期临床试验正在研究富马酸酯治疗难治性AA的疗效（2011-000659-18）。

阿巴西普

阿巴西普是细胞毒性T淋巴细胞相关抗原4（cytotoxic T-lymphocyte-associated antigen 4，CTLA-4）和IgG1部分片段（CTLA-4Ig）的融合蛋白，目前被FDA批准用于治疗类风湿性关节炎、多关节型幼年特发性关节炎和银屑病性关节炎[26,44]。阿巴西普与CD80和CD86结合，通过阻止这些受体与CD28的结合来抑制T细胞的活化，从而减少炎性细胞因子如TNF-α和INF-γ的产生[45]。一项研究阿巴西普治疗AA疗效的开放性单臂2期临床试验正在进行中（NCT02018042）。

阿普斯特

阿普斯特是磷酸二酯酶4（phosphodiesterase 4，PDE4）的一种小分子抑制剂，目前已获得FDA批准用于治疗银屑病和银屑病性关节炎[46]。抑制PDE4会导致cAMP水平升高，从而减少某些促炎介质的产生[26]。一项使用带有人头皮皮肤的AA人源化小鼠模型的研究表明，阿普斯特具有保护毛囊和下调炎症标记物的能力[47]。然而，阿普斯特治疗AA的病例报告和病例系列研究结果并不一致[46,48]。目前正在进行一项随机、安慰剂对照、单中心的初步研究，旨在了解中度至重度AA患者使用阿普斯特治疗的安全性与有效性（NCT02684123）。

Th2拮抗作用

鉴于特应性皮炎与AA有很强的相关性，AA头皮皮损中Th2型细胞上调，以及AATh2相关易感性的基础，有理由相信抑制Th2的药物可用于治疗AA。已经有研究报道了度普利尤单抗和Tralokinumab单抗对AA的治疗。

度普利尤单抗

度普利尤单抗是一种阻断IL-4受体α亚基（IL-4 receptor α，IL-4Rα）的Th2拮抗剂，抑制IL-4和IL-13，已被证明是治疗特应性皮炎的有效药物[49]。一例伴发特应性皮炎和全秃的患者接受了度普利尤单抗治疗，结果显示度普利尤单抗对特应性皮炎和全秃都有效[50]。有趣的是，据报道度普利尤单抗治疗开始后不久会出现AA，这被认为是由于Th1通路的扩增活化[51]。一项度普利尤单抗治疗伴或不伴特应性皮炎AA患者的2期随机、双盲、安慰剂对照初步研究目前正在招募中（NCT03359356）。

Tralokinumab单抗

Tralokinumab单抗是一种人源化IgG4单克隆抗体，可结合Th2通路的成员IL-13并使其失活[26]。该药最初被开发用于治疗哮喘，但由于疗效差而未能通过临床试验[52]。但是研究证实了Tralokinumab单抗治疗特应性皮炎的有效性，特别是那些具有生物标志物证据支持IL-13活性增加的研究[53]。目前已完成了一项研究使用Tralokinumab单抗治疗AA的临床试验，但结果尚未公布（NCT02684097）。

结论

许多治疗AGA和AA的新疗法正在研究中。在AGA中，许多新的外用治疗正在开展研究，但尚未被证明比米诺地尔有效。Setipiprant作为一种潜在新型口服治疗药物，具有AGA治疗新机制，并且在以往的过敏性疾病研究中展现了良好的安全性，目前用于AGA治疗的临床试验结果尚未公布。对于AA，最有前景的治疗新药为JAK抑制剂，许多发表的研究已表明其具有显著的再生毛发疗效和可耐受的安全性，但需要进一步的研究来证明这些新型免疫治疗药物的长期有效性与安全性。

（叶亚琦　译，林尽染　校）

参考文献

[1] Lolli F, Pallotti F, Rossi A, Fortuna MC, Caro G, Lenzi A, et al. Androgenetic alopecia: a review. Endocrine. 2017; 57(1): 9−17. https://doi.org/10.1007/s12020−017−1280−y.

[2] Blumeyer A, Tosti A, Messenger A, Reygagne P, Del Marmol V, Spuls PI, et al. Evidence-based (S3) guideline for the treatment of androgenetic alopecia in women and in men. J Dtsch Dermatol Ges. 2011; 9: S1−S57. https://doi.org/10.1111/j.1610−0379.2011.07802.x.

[3] Jaworsky C, Kligman AM, Murphy GF. Characterization of inflammatory infiltrates in male pattern alopecia: implications for pathogenesis. Br J Dermatol. 1992; 127(3): 239−46. http://www.ncbi.nlm.nih.gov/pubmed/1390168. Accessed 3 Nov 2018.

[4] Law SK. Bimatoprost in the treatment of eyelash hypotrichosis. Clin Ophthalmol. 2010; 4: 349−58. http://www.ncbi.nlm.nih.gov/pubmed/20463804. Accessed 3 Nov 2018.

[5] Blume-Peytavi U, Lönnfors S, Hillmann K, Garcia Bartels N. A randomized double-blind placebo-controlled pilot study to assess the efficacy of a 24−week topical treatment by latano-prost 0.1% on hair growth and pigmentation in healthy volunteers with androgenetic alopecia. J Am Acad Dermatol. 2012; 66(5): 794−800. https://doi.org/10.1016/j.jaad.2011.05.026.

[6] Johnstone MA, Albert DM. Prostaglandin-induced hair growth. Surv Ophthalmol. 2002; 47(Suppl 1): S185−202. http://www.ncbi.nlm.nih.gov/pubmed/12204716. Accessed 29 Nov 2018.

[7] Duke University. Topical Bimatoprost effect on androgen dependent hair follicles. In: ClinicalTrials.gov. Bethesda: National Library of Medicine (US); 2000. https://clinicaltrials. gov/ct2/show/NCT01325350 NLM Identifier: NCT01325350. Accessed 3 Nov 2018.

[8] Allergan. Safety and efficacy study of Bimatoprost in the treatment of men with Androgenic Alopecia. In: ClinicalTrials. gov. Bethesda: National Library of Medicine (US); 2000. https://clinicaltrials.gov/ct2/show/results/NCT01325337 NLM Identifier: NCT01325337. Accessed 3 Nov 2018.

[9] Allergan A. Safety and efficacy study of Bimatoprost in men with Androgenic Alopecia (AGA). In: ClinicalTrials.gov. Bethesda: National Library of Medicine (US); 2000. https://clinicaltrials.gov/ct2/show/results/NCT01904721 NLM Identifier: NCT01904721. Accessed 3 Nov 2018.

[10] Allergan. Safety and efficacy study of Bimatoprost in the treatment of women with female pattern hair loss. In: ClinicalTrials.gov. Bethesda: National Library of Medicine (US); 2000. https://clinicaltrials.gov/ct2/show/results/NCT01325350 NLM Identifier: NCT01325350. Accessed 3 Nov 2018.

[11] Talavera-Adame D, Newman D, Newman N. Conventional and novel stem cell based therapies for androgenic alopecia. Stem Cells Cloning. 2017; 10: 11−9. https://doi.org/10.2147/SCCAA. S138150.

[12] Garza LA, Liu Y, Yang Z, Alagesan B, Lawson JA, Norberg SM, et al. Prostaglandin D2 inhibits hair growth and is elevated in bald scalp of men with androgenetic alopecia. Sci Transl Med. 2012; 4(126): 126ra34. https://doi.org/10.1126/scitranslmed.3003122.

[13] Ratner P, Andrews CP, Hampel FC, Martin B, Mohar DE, Bourrelly D, et al. Efficacy and safety of setipiprant in seasonal allergic rhinitis: results from phase 2 and phase 3 randomized, double-blind, placebo- and active-referenced studies. Allergy, Asthma Clin Immunol. 2017; 13(1): 18. https://doi.org/10.1186/s13223−017−0183−z.

[14] Premanand A, Reena Rajkumari B. Androgen modulation of Wnt/β -catenin signaling in androgenetic alopecia. Arch Dermatol Res. 2018; 310(5): 391−9. https://doi.org/10.1007/s00403−018−1826−8.

[15] Samumed. Monthly Newsletter, August 2018. https://www.samumed.com/medium/image/monthly-newsletter−2018−7_387/view.aspx. Accessed 2 Nov 2018.

[16] Yazici Y, Swearingen CJ, Simsek I, DiFrancesco A, Hood JD. Safety, tolerability and efficacy of a topical treatment (SM04554) for Androgenetic Alopecia (AGA): results from a phase 2 trial. In: Poster session presented at: American Academy of Dermatology (AAD). Washington, D.C; 2016 March 04−08.

[17] Seykora J, Simsek I, DiFrancesco A, Swearingen C, Yazici Y. Safety and biopsy outcomes of a topical treatment (SM04554) for Male Androgenetic Alopecia (AGA): results from a phase 2, multicenter, randomized, double-blind, vehicle-controlled trial. In: Poster session presented at: American Academy of Dermatology (AAD). Orlando; 2017 March 03−07.

[18] Cassiopea. Creating Innovation in Dermatology. In: Presented at: Jefferies global health care conference; 2016 June 9; New York. http://www.cassiopea.com/ ～ /media/Files/C/Cassiopea/presentations/Jefferies_GHCC_Jun2016.pdf.

[19]   Cassiopea. Breezula. http: //www.cassiopea.com/activities/product-pipeline/breezula.aspx. Accessed 2 Nov 2018.

[20]   Harel S, Higgins CA, Cerise JE, Dai Z, Chen JC, Clynes R, et al. Pharmacologic inhibition of JAK-STAT signaling promotes hair growth. Sci Adv. 2015; 1(9): e1500973. https: //doi. org/10.1126/sciadv.1500973.

[21]   Liu LY, Craiglow BG, Dai F, King BA. Tofacitinib for the treatment of severe alopecia areata and variants: a study of 90 patients. J Am Acad Dermatol. 2017; 76(1): 22−8. https: //doi. org/10.1016/j.jaad.2016.09.007.

[22]   Caserini M, Radicioni M, Leuratti C, Terragni E, Iorizzo M, Palmieri R. Effects of a novel finasteride 0.25% topical solution on scalp and serum dihydrotestosterone in healthy men with androgenetic alopecia. Int J Clin Pharmacol Ther. 2016; 54(1): 19−27. https: //doi.org/10.5414/CP202467.

[23]   Strazzulla LC, Wang EHC, Avila L, Lo Sicco K, Brinster N, Christiano AM, et al. Alopecia areata: disease characteristics, clinical evaluation, and new perspectives on pathogenesis. J Am Acad Dermatol. 2018; 78(1): 1−12. https: //doi. org/10.1016/j.jaad.2017.04.1141.

[24]   Messenger AG, McKillop J, Farrant P, McDonagh AJ, Sladden M. British Association of Dermatologists' guidelines for the management of alopecia areata 2012. Br J Dermatol. 2012; 166(5): 916−26. https: //doi.org/10.1111/j.1365−2133.2012.10955.x.

[25]   Damsky W, King BA. JAK inhibitors in dermatology: the promise of a new drug class. J Am Acad Dermatol. 2017; 76(4): 736−44. https: //doi.org/10.1016/j.jaad.2016.12.005.

[26]   Renert-Yuval Y, Guttman-Yassky E. The changing landscape of Alopecia Areata: the therapeutic paradigm. Adv Ther. 2017; 34(7): 1594−609. https: //doi.org/10.1007/s12325−017−0542−7.

[27]   Xing L, Dai Z, Jabbari A, Cerise JE, Higgins CA, Gong W, et al. Alopecia areata is driven by cytotoxic T lymphocytes and is reversed by JAK inhibition. Nat Med. 2014; 20(9): 1043−9. https: //doi.org/10.1038/nm.3645.

[28]   Ghoreschi K, Gadina M. Jakpot! New small molecules in autoimmune and inflammatory diseases. Exp Dermatol. 2014; 23(1): 7−11. https: //doi.org/10.1111/exd.12265.

[29]   Mackay-Wiggan J, Jabbari A, Nguyen N, Cerise JE, Clark C, Ulerio G, et al. Oral ruxolitinib induces hair regrowth in patients with moderate-to-severe alopecia areata. JCI Insight. 2016; 1(15): e89790. https: //doi.org/10.1172/jci. insight.89790.

[30]   Kennedy Crispin M, Ko JM, Craiglow BG, Li S, Shankar G, Urban JR, et al. Safety and efficacy of the JAK inhibitor tofacitinib citrate in patients with alopecia areata. JCI Insight. 2016; 1(15): e89776. https: //doi.org/10.1172/jci. insight.89776.

[31]   Jabbari A, Sansaricq F, Cerise J, Chen JC, Bitterman A, Ulerio G, et al. An open-label pilot study to evaluate the efficacy of Tofacitinib in moderate to severe patch-type Alopecia Areata, Totalis, and Universalis. J Invest Dermatol. 2018; 138(7): 1539−45. https: //doi.org/10.1016/j. jid.2018.01.032.

[32]   Olsen E, Hordinsky M, McDonald-Hull S, Price V, Roberts J, Shapiro J, et al. Alopecia areata investigational assessment guidelines. National Alopecia Areata Foundation. J Am Acad Dermatol. 1999; 40(2): 242−6. https: //doi.org/10.1016/ S0190−9622(99)70195−7.

[33]   Almohanna HM, Perper M, Tosti A. Safety concerns when using novel medications to treat alopecia. Expert Opin Drug Saf. 2018; 17(11): 1115−28. https: //doi.org/10.1080/14740338.2018.1533549.

[34]   Papp KA, Krueger JG, Feldman SR, Langley RG, Thaci D, Torii H, et al. Tofacitinib, an oral Janus kinase inhibitor, for the treatment of chronic plaque psoriasis: long-term efficacy and safety results from 2 randomized phase-III studies and 1 open-label long-term extension study. J Am Acad Dermatol. 2016; 74(5): 841−50. https: //doi.org/10.1016/ j.jaad.2016.01.013.

[35]   Curtis JR, Lee EB, Kaplan IV, Kwok K, Geier J, Benda B, et al. Tofacitinib, an oral Janus kinase inhibitor: analysis of malignancies across the rheumatoid arthritis clinical development programme. Ann Rheum Dis. 2016; 75(5): 831−41. https: //doi.org/10.1136/annrheumdis−2014−205847.

[36]   Yamanaka H, Tanaka Y, Takeuchi T, Sugiyama N, Yuasa H, Toyoizumi S, et al. Tofacitinib, an oral Janus kinase inhibitor, as monotherapy or with background methotrexate, in Japanese patients with rheumatoid arthritis: an open-label, long-term extension study. Arthritis Res Ther. 2016; 18(1): 34. https: //doi.org/10.1186/s13075−016−0932−2.

[37]   Bayart CB, DeNiro KL, Brichta L, Craiglow BG, Sidbury R. Topical Janus kinase inhibitors for the treatment of pediatric alopecia areata. J Am Acad Dermatol. 2017; 77(1): 167−70. https: //doi.org/10.1016/j.jaad.2017.03.024.

[38]   Ocampo-Garza J, Griggs J, Tosti A. New drugs under investigation for the treatment of alopecias. Expert Opin Investig Drugs. 2019. In Press; https: //doi.org/10.1080/13543784.2019.1568989.

[39]   Happle R, Hausen BM, Wiesner-Menzel L. Diphencyprone in the treatment of alopecia areata. Acta Derm Venereol. 1983; 63(1): 49−52. http: //www.ncbi.nlm.nih.gov/pubmed/6191489. Accessed 3 Nov 2018.

[40]   Lamb RC, Young D, Holmes S. Retrospective review of diphencyprone in the treatment of alopecia areata. Clin Exp Dermatol. 2016; 41(4): 352−8. https: //doi.org/10.1111/ced.12776.

[41]   Gilhar A, Etzioni A, Paus R. Alopecia areata. N Engl J Med. 2012; 366(16): 1515−25. https: //doi.org/10.1056/ NEJMra1103442.

[42] Katikaneni R, Seymour AW, Gulati R, Ponnapakkam T, Gensure RC. Therapy for Alopecia Areata in mice by stimulating the hair cycle with parathyroid hormone agonists linked to a collagen-binding domain. J Investig Dermatol Symp Proc. 2015; 17(2): 13−5. https: //doi. org/10.1038/jidsymp.2015.32.

[43] Venten I, Hess N, Hirschmüller A, Altmeyer P, Brockmeyer N. Treatment of therapy-resistant Alopecia areata with fumaric acid esters. Eur J Med Res. 2006; 11(7): 300−5. http: //www.ncbi. nlm.nih.gov/pubmed/16899425. Accessed 3 Nov 2018.

[44] Ursini F, Russo E, De Giorgio R, De Sarro G, D'Angelo S. Current treatment options for psoriatic arthritis: spotlight on abatacept. Ther Clin Risk Manag. 2018; 14: 1053−9. https: //doi. org/10.2147/TCRM.S148586.

[45] Blair HA, Deeks ED. Abatacept: a review in rheumatoid arthritis. Drugs. 2017; 77(11): 1221−33. https: //doi.org/10.1007/s40265−017−0775−4.

[46] Magdaleno-Tapial J, Valenzuela-Oñate C, Sánchez-Carazo JL, Alegre-de Miquel V. Improvement of alopecia areata with apremilast. Australas J Dermatol. 2018; https: //doi. org/10.1111/ajd.12934.

[47] Keren A, Shemer A, Ullmann Y, Paus R, Gilhar A. The PDE4 inhibitor, apremilast, suppresses experimentally induced alopecia areata in human skin in vivo. J Dermatol Sci. 2015; 77(1): 74−6. https: //doi.org/10.1016/j.jdermsci.2014.11.009.

[48] Liu LY, King BA. Lack of efficacy of apremilast in 9 patients with severe alopecia areata. J Am Acad Dermatol. 2017; 77(4): 773−4. https: //doi.org/10.1016/j.jaad.2017.05.034.

[49] Beck LA, Thaçi D, Hamilton JD, Graham NM, Bieber T, Rocklin R, et al. Dupilumab treatment in adults with moderate-to-severe Atopic Dermatitis. N Engl J Med. 2014; 371(2): 130−9. https: //doi.org/10.1056/NEJMoa1314768.

[50] Penzi LR, Yasuda M, Manatis-Lornell A, Hagigeorges D, Senna MM. Hair regrowth in a patient with long-standing Alopecia Totalis and Atopic Dermatitis treated with Dupilumab. JAMA Dermatol. 2018; https: //doi.org/10.1001/jamadermatol.2018.2976.

[51] Mitchell K, Levitt J. Alopecia areata after dupilumab for atopic dermatitis. JAAD Case Rep. 2018; 4(2): 143−4. https: //doi.org/10.1016/j.jdcr.2017.11.020.

[52] Iftikhar IH, Schimmel M, Bender W, Swenson C, Amrol D. Comparative efficacy of Anti IL−4, IL−5 and IL−13 drugs for treatment of eosinophilic asthma: a network meta-analysis. Lung. 2018; 196(5): 517−30. https: //doi.org/10.1007/s00408−018−0151−5.

[53] Wollenberg A, Howell MD, Guttman-Yassky E, Silverberg JI, Kell C, Ranade K, et al. Treatment of atopic dermatitis with tralokinumab, an Anti-IL−13 mAb. J Allergy Clin Immunol. 2018; https: //doi.org/10.1016/j.jaci.2018.05.029.